"十二五"职业教育国家规划教材
经全国职业教育教材审定委员会审定

HULI MEIXUE

护理美学

（第3版）

程跃英 主编
李竞成 邹路琦 程朝晖 副主编

编 者（以姓氏汉语拼音为序）

程朝晖（黄冈职业技术学院医药卫生学院）
程跃英（湖北职业技术学院）
纪敬敏（河北中医学院）
李邦会（襄阳市护士学校）
李竞成（襄阳职业技术学院）
梁超兰（湖北职业技术学院）
孙 畅（哈尔滨市卫生学校）
严 松（湖北职业技术学院）
朱 琳（黄冈职业技术学院医药卫生学院）
邹路琦（哈尔滨医科大学大庆校区）

高等教育出版社·北京

内容简介

本书是“十二五”职业教育国家规划教材。本书编写以美学的基础理论和原理在护理实践中的应用为主线，突出护理审美和护士职业形象塑造的实用性宗旨，并列举医学护理美学临床案例，体现护理美学的实用性与重要性。与第2版相比，本书的内容更加完善，文字更加精炼准确。

本书共分10章，内容包括：绪论、美的分类、护理美的范畴、护理美感、护理审美、护理审美心理学、护理美育、护理美的培养与训练、美学护理和医学护理美案例。

本书可供高职高专护理及美容专业的学生使用，也可供各类成人高等教育护理和美容专业的学生及广大临床护理工作者使用和参考。

图书在版编目（CIP）数据

护理美学 / 程跃英主编 .--3 版 .-- 北京：高等教育出版社，2014.8（2020.8重印）
ISBN 978-7-04-040590-3

Ⅰ.①护… Ⅱ.①程… Ⅲ.①护理学－医学美学－高等职业教育－教材 Ⅳ.① R47-05

中国版本图书馆 CIP 数据核字（2014）第 160318 号

策划编辑 肖 娴　　责任编辑 肖 娴　　封面设计 李小璐　　版式设计 于 婕
插图绘制 郝 林　　责任校对 刁丽丽　　责任印制 耿 轩

出版发行 高等教育出版社
社　　址 北京市西城区德外大街4号
邮政编码 100120
印　　刷 北京鑫海金澳胶印有限公司
开　　本 787mm×1092mm 1/16
印　　张 13
字　　数 300千字
购书热线 010-58581118
咨询电话 400-810-0598
网　　址 http://www.hep.edu.cn
http://www.hep.com.cn
网上订购 http://www.landraco.com
http://www.landraco.com.cn
版　　次 2003年12月第1版
2014年 8 月第3版
印　　次 2020年 8 月第5次印刷
定　　价 24.00 元

物 料 号 40590-00

出版说明

教材是教学过程的重要载体，加强教材建设是深化职业教育教学改革的有效途径，推进人才培养模式改革的重要条件，也是推动中高职协调发展的基础性工程，对促进现代职业教育体系建设，切实提高职业教育人才培养质量具有十分重要的作用。

为了认真贯彻《教育部关于"十二五"职业教育教材建设的若干意见》（教职成〔2012〕9号），2012年12月，教育部职业教育与成人教育司启动了"十二五"职业教育国家规划教材（高等职业教育部分）的选题立项工作。作为全国最大的职业教育教材出版基地，我社按照"统筹规划，优化结构，锤炼精品，鼓励创新"的原则，完成了立项选题的论证遴选与申报工作。在教育部职业教育与成人教育司随后组织的选题评审中，由我社申报的1 338种选题被确定为"十二五"职业教育国家规划教材立项选题。现在，这批选题相继完成了编写工作，并由全国职业教育教材审定委员会审定通过后，陆续出版。

这批规划教材中，部分为修订版，其前身多为普通高等教育"十一五"国家级规划教材（高职高专）或普通高等教育"十五"国家级规划教材（高职高专），在高等职业教育教学改革进程中不断吐故纳新，在长期的教学实践中接受检验并修改完善，是"锤炼精品"的基础与传承创新的硕果；部分为新编教材，反映了近年来高职院校教学内容与课程体系改革的成果，并对接新的职业标准和新的产业需求，反映新知识、新技术、新工艺和新方法，具有鲜明的时代特色和职教特色。无论是修订版，还是新编版，我社都将发挥自身在数字化教学资源建设方面的优势，为规划教材开发配备数字化教学资源，实现教材的一体化服务。

这批规划教材立项之时，也是国家职业教育专业教学资源库建设项目及国家精品资源共享课建设项目深入开展之际，而专业、课程、教材之间的紧密联系，无疑为融通教改项目、整合优质资源、打造精品力作奠定了基础。我社作为国家专业教学资源库平台建设和资源运营机构及国家精品开放课程项目组织实施单位，将建设成果以系列教材的形式成功申报立项，并在审定通过后陆续推出。这两个系列的规划教材，具有作者队伍强大、教改基础深厚、示范效应显著、配套资源丰富、纸质教材与在线资源一体化设计的鲜明特点，将是职业教育信息化条件下，扩展教学手段和范围，推动教学方式方法变革的重要媒介与典型代表。

教学改革无止境，精品教材永追求。我社将在今后一到两年内，集中优势力量，全力以赴，出版好、推广好这批规划教材，力促优质教材进校园、精品资源进课堂，从而更好地服务于高等职业教育教学改革，更好地服务于现代职教体系建设，更好地服务于青年成才。

高等教育出版社

2014年7月

前　言

《护理美学》(第3版)是"十二五"职业教育国家规划教材。

本教材充分体现"实用、够用"的原则,在编写内容上做了调整,以现代美学和现代护理学为理论基础,系统而全面地介绍了护理美学的一般理论、实用价值和实际操作。本着"满足专业需要,突出学科融合"的理念,特别突出护理美学的实用性,将护理美学和美学护理融为一体,并与现实生活中的实例相结合;创立了护理美学的系统分类法,把护理美的培养与训练作为护理美的重要内容,理论联系实际,强调美学护理的实用性;同时还列举了医学护理美学的相关案例,使读者更容易理解。

本教材的编者是从全国各高校认真遴选的长期从事护理教学与科研工作的教师。编者团队以本书第2版教材为基础,查缺补漏,使表述更加精炼准确。通过本教材的学习,能够丰富学生美学知识,培养学生审美能力和审美情趣,同时能够把美学相关知识运用到专业角色中,提高学生的专业素质及综合素质。

在编写过程中,由于时间紧,水平有限,书中难免存在不当和疏漏之处,恳请广大读者批评指正。

程跃英

2014年6月

前言

目　录

第一章　绪　论

［学习要点］

了解什么是美，什么是美学及美学史上的几位代表人物的基本观点；了解有关美的基本问题；了解护理美学产生和发展的简要过程，在医学领域中的重要作用及护理美学研究的对象、内容，与其他相关学科之间的关系等；了解护士学习护理美学的意义及其方法。

第一节　护理美学概述

一、美学的基本含义

美学是一门研究现实美（自然美、社会美）和人对它的感知与艺术美的创造及其规律的科学。美学是在社会的物质与精神文明生活的基础上产生和发展起来的。美学作为一门独立的科学，是近代历史社会科学发展的产物，而其科学的渊源却可追溯到古希腊。1750 年，德国启蒙运动时期哲学家、理性主义者鲍姆加登（A. G. Baumgarten，1714—1762）在他所出版的《美学》第一卷中，正式以“Aesthetik”（美学）这个术语来阐明感觉和感情的理论以及表明对美感的认识，“Aesthetik”源于希腊语 α i σ q η σ is（感觉、知觉），鲍姆加登根据词源的意义，把美学规定为“感性认识的科学”。

鲍姆加登认为“美学的对象就是感性认识的完善，就是美，与此相反的就是感性认识的不完善，这就是丑。”“美教导人们怎样以美的方式去思维，是作为研究低级认识方式的科学，即作为低级认识论的美学的任务。”也就是说，作为低级认识论的美学，它的任务就是研究感性认识的完善，这就是美。在鲍姆加登的心目中“美学是以美的方式去思维的艺术，是美的艺术的理论”。由此可见，美学所研究的艺术是艺术中美的本质，美学所研究的规律可以指导和应用于一切艺术，这是美学的精髓。

康德、黑格尔等一批德国古典美学家将美学发展成为博大精深的系统理论形态。康德认为审美判断只是把对象的表象联系到主体的快与不快的情感，而并不涉及对象的客观存在，所以它与观念无关，是没有任何利害冲突的，他一再强调“美本身只涉及形式”“美是对象的合目的性的形式。”但康德并不认为美在物体的形式本身，相反，只有当这种没有目的而又合目的性的形式符合主观认识功能、引起它们的和谐活动，从而产生一种愉快的感觉，它才是美的。

黑格尔从理性主义立场上系统、详细地论证了“美是理念的感性显现”。“美是理念，即概念和体现概念的实在二者的直接的统一，但是这种统一须直接在感性的实在的显现中存在着，才是美的理念。”“感性的客观的因素在美里并不保留它的独立自在性，而是要把它存在的直接性否定掉，因为在美里这种感性存在只被看作概念的客观存在与客观性相对立，理念的感性显现运动是理念本身所包含的理性因素和感性因素。”①他认为，美是感性与理性、形式与内容的统一，在这种统一中，感性形式从属于理性内容，是理性内容的显现。同时，他还指出这种“统一”只有在艺术美的创造中才能真正达到。因此，黑格尔认为美学是研究美的艺术。黑格尔强调了人的主观能动性和创造活动与美的深刻联系，明确提出了把美的本质与“自然的人化”联系起来的思想。他通过人与自然的对立统一的辩证关系分析，认为在这一关系中，人不是消极地而是积极地、能动地对待世界，以实现自己的目的，于是，人在现实社会中打下了自己的意志和心灵的印记，从而认识自己。

俄国美学家车尔尼雪夫斯基（1828—1889）从感性的人的本质出发，来论证与理解美和艺术的联系与实质。他在批判黑格尔的“美是理念的感性显现”的唯心主义美学的基础上，提出了“美是生活”的论断。他从客观的人类社会生活中探索与追究美的根源。但是，由于历史的原因，当时他只能从生物学的观点认识“生活”，还不能理解社会实践才是人类生活的基本内容和真正实质，所以他的关于“美是生活”的定义还没有达到历史唯物主义的水平，仍不能对美的本质做出科学的说明。车尔尼雪夫斯基指出“从‘美的生活’这个定义却可以推论真正的最高的美正是人在现实世界所遇到的美，而不是艺术所创造的美。”这也可以看出他的观点在现实美和艺术美的关系上，存在着片面强调现实美而贬低艺术美的缺陷，他还没有看到艺术美是现实美的能动反映这个唯物论的反映论的重要特点。

历史事实表明，美学之所以能成为一门真正的科学，是在马克思主义产生以后。以辩证唯物主义和历史唯物主义为一般哲学基础的马克思主义美学的产生，是美学思想发展中的根本改革。

二、护理美学的定义

护理美学是运用美学的基本理论研究现代护理事业所涉及的各个领域中的美的内容、现象及其规律的科学。护理美学是现代护理学和现代美学相互作用、相互交叉、相互渗透、相互影响的产物，它属于职业美学的范畴。护理美学的研究重点是护理服务对象的环境美、健康美、康复（或临终）美以及护理职业审美观和美的素质修养。由此可见，护理美学是一门在护理专业中不可缺少的独立的学科。根据现代护理新观念，护理工作所涉及的范围非常广泛：护理是为人类健康服务的专业，它的服务对象不仅仅是患者，也还包括健康人；护理的任务是“诊断”和“处理”人类对健康问题的反应，这种“反应”是发生在具有生理的、心理的和社会的表象为特征的整体的人身上——“整体护理”；护理服务的范围由医院扩展到社区和家庭——“全科护理”；护理职业上的公共关系活动，必须具备良好和谐的人际关系，特别是医护关系、护际关系和护患（家属）关系；护理工作由简单的体力劳作（古代护理）到功能护理操作（近代护理），再到护理服务艺术（现代护理）；护理职业具有多功能性：护理职能的研究者，护理服务的决策者、管理者、实施者、代理人、沟通者。这些都充分说明与体现了护理美学所研究的领域之广泛及其与现代护理事业的密切关系。

① 黑格尔.《美学》.北京：商务印书馆，1979：145.

三、护理美学的性质、特征

一门学科的学科性质，应取决于该学科的任务、研究对象以及实现这一任务、目标的手段。护理美学具有鲜明的职业特色，它的任务在于运用正确的审美理想和审美标准去培养护理人员的审美意识，提高护理人员的审美素质和修养，以使其在临床护理实践和社会人群保健工作中，按照美的一般法则去体现美、创造美，以良好、完善的护理美促进服务对象的身心康复和提高整个社会人群的“健美”水平。由此可见，护理美学的研究对象是护理审美主体、客体的审美感受及其相互影响，也就是说，护理美学要研究的人是专业化和社会化的人，这就决定了护理美学必然又具有社会学科的性质特征。

护理美学是现代护理学和实用美学相互交叉与相互渗透的产物。现代护理学以“帮助人改善和适应环境，从而达到最佳的健康状态”为护理的宗旨。这就决定了现代护理学的任务是帮助患者恢复健康，帮助健康人不断提高健康水平与生命质量，由此可见，护理学与医学的根本任务是一致的。因此，完成护理美学所确定任务的手段和方法必须涉及人(健康人和患者)的美、环境(外环境——人类赖以生存的自然环境和社会环境；内环境——人体内部生理和心理环境)美、健康美和护理美，这也就是护理美学的护理职业特性，这又决定了护理美学必然具有自然学科的性质特征。

护理学的奠基人英国的佛罗伦斯·南丁格尔(Florence Nightingale，1820—1910)曾经指出“护理既是科学又是艺术，是精细的艺术中最精细者。”中国第一位南丁格尔奖章获得者王秀瑛说过“护理工作，可以发扬女性所有的力和美。”护理学是科学、艺术和爱心的结合。护理学本身就是艺术美的创造和发展的产物，并具有现实美的价值。同时，护理学是随着人类生命的延续和健康的需要而产生和发展的。从维护人类健康的意义上讲，护理就意味着平安与健康。健康的人体必然是美的形体，健康人体的生理结构、心理反应及其外部形态，都能高度符合对称均衡、和谐、统一的美学规律，同时还具有较强的社会环境适应能力，这一切都充分体现出健康蕴涵着人体自然美与社会美的特色。人们通常用“健美”二字把健康与美结合起来，这也充分表明健康的人体能给人以美感，人们对健康的向往也包含着对人体美的追求，而护理宗旨的核心恰恰是帮助人达到最佳的健康状态。因此，可以说护理理念中蕴涵着自然美和社会美，护理实践中体现着艺术美和创造美。这也是护理美学的学科性质特征之一。

综上所述，护理美学的学科性质应该是介于医学自然科学和医学社会科学之间的具有医学哲学性质的医学人文学科。

四、护理美学学科的产生

护理美学是美学的一个重要分支，确切地说，它是把美学原理应用到医疗、保健、护理实践中，解决美学问题的一个交叉学科。因此，护理美学是随着医学特别是护理学的产生和发展以及与实用美学的渗透与结合而自然地产生的，而现代护理学的形成和发展，是护理美学产生的前提与动力。“护理”是由简单的医疗辅助手段经过艰难而漫长的历程逐步发展成为现代的、独立的护理科学。由此可见，护理美学的产生，是由于人类社会生产生活和医疗保健服务对护理事业所提出的高层次、高消费的需要所决定的。

（一）护理学的萌芽和产生孕育着护理美学的形成

1. 护理学的萌芽

护理有着极为悠久的历史，其起源可以追溯到原始人类。自从有了人类，就有了医疗活动。护理最先是寓于医疗中的，因此，也可以说，自从有了人类，也就有了护理活动。原始人类以兽皮、树叶为衣，以森林、洞窑为居，遮羞御寒、避风躲雨，这难道不是最早的卫生护理？原始人用咬、舐、吸、打、揉、压等方法施于患处，或用石器、树棘刺破脓肿，以减轻或消除病痛。古人已经认识到熟食可以预防肠胃疾病。同时，很早就出现了包扎、固定及泥敷等护理技术。这些最古老的医疗保健活动，实际上也都包含着现代护理的最早萌芽。古老的医疗保健护理活动，尽管原始、简单，但足以说明人类对生命的珍惜和对健康的追求是人的本性，也充分表明爱美、求美是人的本性，这就是现代护理美学的萌芽。

2. 近代护理学的产生给护理美学提出了要求

在中国医学发展史上，医、药、护合为一体，持续了一个漫长的历史阶段。其实人们很早就认识到，对患者不仅仅需要正确的诊断和合理的治疗，更需要给予种种关心和照顾，提供正常生活必需的支持与帮助。如“凡欲诊病者，必问饮食居处，暴乐暴苦，始乐后苦，皆伤精气。精气竭绝，形体毁沮。暴怒伤阴，暴喜伤阳，厥气上行，满脉去形（《素问 · 疏五过论》）。“闭户塞牖，系之病者，素问其情，以从其意”（《素问 · 移精变气论》）。所有这些论述都指出饮食、精神状态与疾病的关系，并反复强调环境的安静、观察病情的变化以及与患者相互支持、合作的重要性。这就是中国医学历来提倡的“三分治，七分养”的思想，“七分养”实质上就是护理，这些观点也都符合现代护理学所提出的生理、生活和心理护理的要求。尽管如此，当时还没有专业护理人员，护理人员是由医生或家属来代替的。

据历史记载，护理从医疗中分离出来成为一种特殊的工作是从 4 世纪才开始的。这时所谓的看护是以劳作为主，并一直持续到 19 世纪初。护理作为一门职业，作为一门学科，起始于 19 世纪 60 年代。南丁格尔首创科学的护理专业，是近代护理学伟大的奠基人。她曾经指出“人是各种各样的，由于社会职业、地位、民族、信仰、生活习惯、文化程度的不同，所得的病与病情不同，要使千差万别的人都能达到治疗或康复所需要的最佳身心状态，本身就是一项最精细的艺术。”并明确地提出“护理既是科学又是艺术。”南丁格尔是第一个把护理学与美学、艺术科学地相互联系起来创立“护理艺术”的人，因此，她也是护理美学的奠基人。

（二）现代护理模式的转变是护理美学产生的动力

20 世纪 70 年代，随着社会生产工业化程度的提高，社会成员生活节奏的加快和生活方式的改变，与心理因素和社会因素有关的身心疾病显著增加，这种病因谱和疾病谱的变化与生物医学理论发生矛盾，生物医学模式已经不能满足社会医疗、护理、保健的需要，为了理解疾病的决定因素以及达到合理的治疗和卫生保健模式，医学模式必须也考虑到患者、患者生活的环境以及医护作用和卫生保健制度，这就要求一种生物心理社会模式。生物 – 心理 – 社会医学模式便应运而生。

生物 – 心理 – 社会医学模式是从人的个体局部、整体以及群体、生态系统诸方面来综合认识健康和疾病的本质，并特别强调社会因素或生物因素都必须通过个体的心理反应才能主动调节人际关系和自身的身心关系，而这两个关系的和谐程度在健康和疾病的问题上起着重要作用。新的医学模式带动了近代护理模式（功能护理）向现代护理模式——整体护理转变。

1979年美国护士协会将护理界定为“护理是诊断和处理人类对现存的和潜在的问题的反应。”这个定义突出了护理的专业性和独立性，并特别强调护理的服务对象是人的生命、人的健康问题。这些健康问题至少应该包括：① 个体生活自理能力受到限制；② 个体生理功能减退或发生障碍；③ 感觉不适或疼痛；④ 出现消极心理反应或心理障碍；⑤ 语言与体态语言交往功能改变或障碍；⑥ 形体美受到影响或缺陷；⑦ 判断与选择功能降低；⑧ 生活压力导致身心反应；⑨ 五官感觉适应功能减退；⑩ 社会适应能力不强，人际关系失调。这充分说明现代护理学的任务是从整体人的生理、心理、社会各个方面去研究所存在的健康问题，其本身也就充分体现“护理学是科学、艺术和爱心的结合”。现代护理学的新概念、新理论为护理美学的产生与发展提供了前提和动力。

第二节 护理美学的医学作用和地位

随着生物医学模式向生物－心理－社会医学模式的转变以及现代护理模式的出现，护理职业对护理人员的知识结构提出了更高、更新的要求，在这个过程中护理美学就显示出它的作用和地位。

一、提高医疗护理服务质量

护理美学具有鲜明的医学护理职业特色。它运用正确合理的审美观点和审美标准去规范、完善与增强医护人员的审美意识，不断提高医护人员的审美素质，以使其在临床医疗护理和社会人群预防保健服务工作中，遵照美的一般法则去体现美、创造美，以美的体态、美的心灵、美的环境，去不断提高和维护社会人群的健美水平与促进患者的康复。因此，护理美学在促进医护人员的审美能力和提高医疗护理服务质量过程中有着积极作用和重要地位。

二、完善护理人员素质修养

护理美学寓现代美学理论于护理实践全过程。它既对护理人员理解与掌握护理伦理学起着协同作用，又对护理专业技术教育具有催化作用。同时，还必须看到，护理美学修养能开阔护理人员的视野，增进他们对社会和自然的认识，陶冶医学职业情操，完善和加深护理人员职业素质修养，促进护理事业在高层次的优质服务上进行更好地开拓和发展。

三、促进医疗护理程序健康有效地实施

20世纪70年代初，为了适应近代生物医学模式向现代生物－心理－社会医学模式转变的需要，护理理念也随之由近代功能护理模式向现代整体护理模式转变。这一转变就必然使医疗护理服务从单纯生理功能服务扩展为生理－心理－社会服务，服务范围从医院护理扩展到社会人群护理，医疗护理服务对象从单纯生物属性上升为生物、社会双重属性，把患者看作是一个生物学上、心理学上和社会学上充满特色的、具体的、完整的人。因此，从这一新观念出发，医疗护理服务的一切活动，都应该看作是发现美、实践美、创造美的人类实践活动。这就要

求必须把美的观念和美的思想贯穿临床医疗护理服务和社会人群预防保健服务的全过程之中。医护人员高的职业道德情操和美好的精神境界,美的仪表、风度、语言和行为,优美的自然环境以及医、护、患之间美好和谐的人际关系和情感交流,都有利于促进现代医疗护理程序的实施和取得最佳的评价效果。

四、美化医疗护理人员自身

护理美学最直接体现在医护人员的自身美化上。医护人员在将美学理论应用于为社会人群医疗、保健、康复服务的过程中,同时自己也获得精神上的欣慰与美感。通过认识美、鉴赏美、创造美和表现美,从而美化自我心灵、陶冶情操、培养高尚的医学职业品格,使自身成为美的典范。

五、塑造护理人员美的形象

护理美学又一明显作用就在于能按照美的基本理论和法则,来塑造护理人员自身美的形象。高尚的职业道德、温和的性格、善良的心灵、高度的责任心和同情心、和蔼可亲的服务态度、亲切感人的语言、优雅的举止风度以及健美的身材体魄,是人类审美理想和现实的统一,是人类对至真、至善、至美的追求,是典型的“白衣天使”美的象征。

第三节　护理美学的研究对象、内容、原则与方法

一、护理美学的研究对象

任何一门独立的学科都有它自身独特的研究对象,而该学科的研究对象是由该学科的任务来决定的。我们在分析护理美学的学科性质、特征时,已经阐明了护理美学的任务,并初步确定了护理美学的研究对象是护理审美主体、客体的审美感受及其相互影响。根据现代护理的新概念以及护理宗旨的要求,护理美学的研究对象必须明确以“人”为核心,围绕人、环境、健康、护理四个基本要素展开研究,并在这个过程中,始终强调护理审美主体和客体的生理、心理、社会、文化、精神等方面的需要,只有这样才能真正体现护理美学学科的社会价值。

二、护理美学的研究内容

现代护理的新观念为护理美学提出了更新、更高的要求。护理美学的研究内容具体可分为两大部分。

(一)护理美学的基本原理

1. 护理美学概论

通过分析护理美学的定义、性质、任务、研究对象、研究内容和研究方法,阐明护理美学在医学上的作用与地位以及与相关学科的关系。

2. 护理美学的历史

通过追溯护理与医学、美学的关系及其发展历史,阐述护理美学产生的历史背景和现代护

理学之间的交叉关系。

3. 护理美学分类及其原则

依据普通美学关于美的分类及其原则，阐明护理美学中护理美的分类。护理美学主体美应包括护理心灵美、护理仪表美、护理语言美、护理行为美、护理人际美和护理环境美。护理美学客体美包括环境美、人际美（家庭美）、健康或康复（临终）美等。

4. 护理审美心理学的内容

因为美感的实质就是一种心理体验，因此，护理美学不仅要从理论上而且必须从实践中去研究护理审美心理现象和心理过程。

（二）护理审美教育与实践

护理美学是一门内容极为丰富且应用性很强的学科。护理美学是在护理实践活动中将护理美学的基本理论进行具体贯彻、灵活运用和开拓创新的学科，它应包括下列内容。

1. 护理审美教育

护理审美教育（简称护理美育）是护理美学中的重要内容，是护理人员护理美行为的一种规范性教育，包括家庭美育、学校美育和在职美育。其重点是学校护理美育，要特别研究学校护理美育的特点、意义及其与德育、智育、体育之间的关系以及学校护理美育的实施途径与方法。

2. 护理美的培养与训练

护理美的培养与训练是护理美学的重要组成部分，也是学校护理美育的重要内容。因为有其特殊性与独立性，所以护理美学把它作为一种重要内容来研究。

3. 护理美学的护理保健实施及其评价

这体现了护理美学在护理过程中的应用价值，包括音乐、漫画、书法、色彩、幽默和芳香等。

三、护理美学的研究原则与方法

护理美学同其他任何学科一样，其研究原则与方法有其共同性，也有其学科特殊性，而且其研究方法又必须在研究原则的指导下进行。

（一）护理美学的研究原则

1. 理论联系实际的原则

理论联系实际的研究原则是所有学科研究原则的共性，特别是像护理美学这种实用性很强的学科。从护理美学的产生历史完全可以看出它是在医疗护理实践的基础上产生和发展起来的。因此，护理美学的研究必须以护理实践为基础，同时其理论研究成果也必须为护理实践服务，并受护理实践的检验和评价。换句话说，研究护理美学必须坚持从客观实际出发，密切联系护理工作的实际，切实做到从实践中来到实践中去，只有这样，才能使护理美学沿着现代护理学的发展方向发展，也才能显示护理美学在现代护理事业中的学科应用价值。

2. 客观性原则

客观性原则是指在护理美学的研究过程中，必须坚持实事求是的科学态度，一切从实际出发，学科建设必须符合中国特色社会主义的国情和现实社会服务对象的物质与文化生活水平。

3. 广泛性原则

如果说医学美学是美学的分支,那么护理美学应该说是医学美学的重要分支。护理是为整个医学服务的,它与医学的总目标是完全一致的,都是为了全人类的健康和社会环境保护。社会是一个开放性网络系统,任何组织都在这个系统中生存、发展,医学卫生保健组织及其组织内的每一个科室也不例外,在医疗护理保健服务市场的竞争中显得十分激烈。因此,在研究护理美学时,必须考虑到护理服务市场的广泛性、系统性和复杂性。

(二) 护理美学的研究方法

根据护理美学的研究原则,护理美学的研究方法主要有以下几种。

1. 实验法

这是研究护理美学的基本方法。它是根据护理美学的基本原理和实务,经过周密实验设计,在一定时间和范围内进行实验,以获得各种科学数据来验证和发展护理美学的理论与指导思想以及经验成果。

2. 调查法

这种方法是采取有效的调查方式对护理美的表达形式、方式和各种各样的活动情况进行社会调查,包括医疗卫生保健组织机构内和机构外调查,然后收集各个层次、各个方面的与护理美的相关资料进行整理、分析研究,进一步探讨与发现护理美的内在规律和外部联系,以促进护理美学理论和实务的发掘、发展与发扬。

3. 分析法

护理美学研究的分析法是指对医学护理美案例(详见第十章)的整理与分析。这种方法是在调查法的基础上进行的,即用实验法或调查法搜集典型护理美事例,然后通过整理、分析,研究护理美的活动现象,找出其中的内在规律和外在联系,充实护理美的内容,推广护理美的实务经验。

第四节　护理美学与相关学科的关系

护理美学是一门内容丰富、涉及面广、综合性强的独立的学科,是任何其他学科所不能替代的。护理美学与医学哲学、护理伦理学、护理心理学和医学公共关系学等学科有着密切的联系,又有着明显的区别。

一、护理美学与医学哲学的关系

护理美学的基本问题——护理美的本质、护理审美意识与护理审美对象的关系问题是医学哲学基本问题在护理美学中的具体表现。医学哲学是一门研究医学主体、客体的本质及其相互作用的一般规律、一般方法的科学。医学哲学所研究和阐明的每一个基本问题都必须或可能涉及美学的基本理论和护理美学所研究的基本问题。比如说,医学哲学的基本理论——医学主体论,如果不能运用美学的审美标准去探讨、认识和阐明医学主体的本质及完美特征,那就必然违背辩证唯物论和自然辩证法原则,而护理美学研究和在护理实践中的应用,若违背医学哲学的基本原理与规律,也将误入歧途。由此可见,护理美学与医学哲学无论在理论上还是在实践中都有着十分密切的关系。

二、护理美学与护理伦理学的关系

任何社会现象,人类活动的任何行为或动机,一方面可以作为美或丑进行评价,另一方面可以作为善和恶进行评价。所以在社会意识和个人意识中,德行和美从来都被看作某种有机的统一。从人道主义的观点看,美是一种合乎道德的现象,是一种使人变得崇高和高尚的东西,而德行如果与美没有内在的联系,就不可能被承认是道德上的善。

护理伦理学是以伦理学的基本原理、原则和观点为指导,研究护理人员在护理实践中的行为道德规范,伦理道德对人的言语、行为起着导向作用,它属于职业道德的哲学范围。护理美学是以应用美学的基本理论,研究护理工作中的美学问题,以及护理人员在护理实践中的心灵、言语、行为、仪表等方面的美学意义,是属于职业美学范畴。二者在研究的范围、对象上都有各自的重点,但又相互联系、相互交融,都是为了达到真、善、美的统一,都是为了提高护理质量,保证人民健康。它们都是紧密地结合护理实践,来阐明护理工作中的伦理问题或美学问题,以提高护理人员道德修养或美的素质,因此,它们之间又是互相联系,密不可分的。

综上所述,护理美学与护理伦理学之间的关系,在于美与善之间有着自然的、本质的内在联系和现实生活中的高度统一。然而也必须看到,护理美学毕竟具有不同于护理伦理学的研究对象与内容。护理伦理学是研究护理职业道德、提高护理人员的职业道德素质和服务质量的一门科学,而护理美学则是研究在医疗护理保健社会服务实践基础上产生的现实美和对现实的审美观,并揭示护理人员自身美和社会服务中的审美活动的普遍规律。

三、护理美学与护理心理学的关系

护理美学与护理心理学的关系是十分密切的。因为人对客观世界的美的主观反映——审美意识,本质上属于一种特殊的心理活动。护理美学对于这种特殊的心理活动的研究势必丰富了护理心理学的内容,同时也必须借助护理心理学的学科成果来充实自身的研究内容。显而易见,护理美学与护理心理学有着密切的内在联系,但是,值得注意的是,既不能把护理美学研究中有关护理心理学方面的内容与之等同,更不能把护理美学所研究的范围完全归结为一般的心理现象。把对护理美学的研究完全归结为纯粹的护理心理学研究的所谓"护理心理美学"是完全错误的。

四、护理美学与医学公共关系学的关系

随着社会主义市场经济的繁荣和发展,以及现代医学模式的转变与医疗卫生体制改革的不断深入,医学公共关系学成为一门独立的学科。它的研究重点是医学主体和客体之间的信息传播、情感交流和协调沟通,以塑造医学组织的良好形象为目标,致力于改善、提高医疗护理保健服务质量,为社会造福、为组织创收。护理美学是运用美学的基本原理,培养和训练护理人员的审美意识和研究护理专业所涉及的医疗护理环境、患者、社会人群、护理技能及护理人员自身等领域中的美学问题,这正是护理人员在开展医学公共关系活动过程中所必须掌握和运用的基本理论与技艺。比如:护理人员与患者之间的交流沟通技巧,首

要条件就是要求护理人员必须具备美的形象、美的心灵和美的语言。从这个意义上讲，护理美学可以说是为医学公共关系活动服务的，反过来，医学公共关系活动的开展也必定为护理美学开拓更宽阔的医学现实视野和提供更丰富的医学现实美的素材，更加丰富和完善护理美学的研究对象与内容。

第五节　学习和研究护理美学的意义

一、美为人类而存在

人类在社会生活中发现了美，创造了美。鲁迅说"并非人为美而存在，而是美为人而存在。"创造美、欣赏美是人们社会生活中的一种特殊的精神需要。美，可以陶冶人的高尚情操。爱美是人的本性，美为人类而存在，但作为社会群体中的个体，必须具有较强的审美能力、迫切的审美愿望和执著的求美精神，才能真正得到美的享受。预防疾病、保护健康、减少痛苦、促进康复的护理过程中，就包含着深刻而丰富的美的因素。护生学习、掌握和运用护理美学的理论，就能发掘、开拓、创造和完善护理美，更好地为护理事业的发展服务。

二、美为"天使"所发扬

王秀瑛曾说过"护理工作，可以发扬女性所有的力和美。"人们出于对护理工作的敬仰，将护士比作"白衣天使"，"天使"是美的化身，这是护士美的"灵魂"，是护士心灵美和仪表美融为一体的象征。

众所周知，由于工作的需要，在医院，护理人员人数最多，分布最广，其人际交往，特别是护理人员与患者（患者家属）之间的交往频率最高，时间也最长。要想提供优质高效的医疗护理服务，必须营造一个良好、和谐、融洽的人际关系氛围，这就要求护生必须学习、掌握和运用护理美学的基本理论和操作技艺，只有这样才能真正展示"天使"之美。

三、护理因美而完善

现代系统化整体护理的核心是实施科学的护理程序，强调在合理进行生理功能护理的同时，必须重视对患者心理、行为的护理和美育的培养与训练，以提高患者的自理意识和生活能力，增进患者的免疫机能和提高主动康复能力。

美感是人类高层次的情感生活方式，是一种积极的情绪表露，它能使人们心情舒畅、欢欣愉悦、奋发向上，因此能对人体身心健康起着良性促进作用。护理人员学习和掌握美学理论，其目的是为了在实施现代护理程序中，以美的心灵、美的仪表、美的言行和美的护理技巧去感染服务对象，激发他（她）们对美的愿望与追求，产生美感，满足精神需要，协调心理平衡，促进疾病痊愈与康复。由此可见，真正的护理美就存在于维护健康和患者康复的和谐之中，它促使护理事业更加完善，并在广度、深度高层次的服务中得到开拓和发展。

思　考　题

1. 未学习本章前，你对"美"的认识如何？

2. 通过本章的学习，谈谈你对护理美学的初步认识。
3. 讨论护理美学与护理专业的关系。
4. 怎样认识护理美学与其他相关学科之间的关系？
5. 你计划怎样学好护理美学？

（程跃英　李邦会）

第二章 美的分类

［学习要点］

掌握自然美与社会美的基本特征、人体美与心灵美的主要表现。理解人际美的含义及其在护理美学中的意义。

“美”在客观世界所属的领域和范围是相当广阔的。对美的形态的多样性和复杂性，历代美学家做过各种区分和分类的研究，例如，在18世纪，英国美学家哈奇森（Francis Hutcheson，1694—1746）就将美分为绝对美与相对美，康德（Kant，1724—1804）将美分为纯粹美和依存美。从柏克（Burke，1729—1797）第一次阐释了美与崇高的区别后，美与崇高的异同成为美学家们着重探讨的内容。这些对美的分类研究，在揭示各种审美对象的基本特点上有着一定的价值和贡献。但是，所有这些大多侧重于经验现象的感受和划分，对美的形态及其内在本质缺乏深刻的阐释。本书编者根据对美的本质的基本理解和众多美学家对美的分类的基本理论将美分为如下两大类。

第一类是按照美的不同性质分为自然美、社会美和艺术美，前二者总称为生活美或现实美，而艺术美则是现实美的反映。社会美又分为人的美、人际美和家庭美。

第二类是按照美的不同状态、面貌和特征划分美的基本范畴，包括优美、崇高、滑稽与喜剧、悲剧、丑等。

不同性质的美或美的不同表现形态相互渗透、相互交错和相互补充，呈现为多种多样、广阔而复杂的美的本章主要介绍自然美、社会美和艺术美现象。

第一节 自然美

一、自然美的含义

自然美是指客观自然界中自然景物的美。如日月星辰、朝霞彩虹、高山流水、花鸟虫鱼等自然景物的美。自然美是现实美的基本构成成分，它所具有的丰富性和生动性，足以使其他一切美的形态相形见绌。

人类所感受的自然美千姿百态、丰富多彩、变化无穷，其最基本的形态是各种自然景物的形状、色彩的美，这是自然美的自然属性。

二、自然美的特征

自然美和社会美、艺术美相比，表现出如下几个方面的特征。

（一）自然美的双重属性

自然美离不开自然物的自然属性，但必须指出，自然物之所以美，不仅在于它的自然属性，而且还在于它与人类的关系，自然美是人类一定社会实践或社会生活实践的产物。

自然美的双重属性，经历了三个历史阶段。

第一阶段：在人类社会出现以前，自然界都是自然之物，形形色色的自然物的自然属性虽然早已存在，但这时的自然无所谓美，也无所谓丑，因为自然的美丑仅仅对于人类才有意义。可以设想，在人类出现以前，所谓朝霞的绚丽、月色的清澄，虽然一直作为自然物的自然属性存在着，但这种自然物的自然属性对于整个自然界本身来说是完全没有美的意义可言的。这是由于一方面没有人类存在便没有把自然作为观照对象的主体存在；另一方面一切自然现象本身“全是不自觉的，盲目的动力”，它们没有任何预期的自觉的目的，自然不能自觉形成美感。所以不能用今天人类对自然的审美感受，去推论或想象在人类社会出现以前已存在自然美。

第二阶段：人类刚从动物界分离出来的时候，许多自然物对于人类来说，还是一种自然的、盲目的甚至是对立的力量。比如，“那时的高山并没有以它特有的美被人们所认识，只是把它看成行走或捕猎的障碍。在这种情况下，人类不可能从自然物中直观自己的本质力量，这些自然物并不显得美。”“自然界起初是作为一种完全异己的、有无限威力的和不可制服的力量与人们对立，人们同它的关系完全像动物同它的关系一样，人们就像牲畜一样服从它的权力……”①显然，自然作为一种异己的对立现象，是绝对不可亲的，因此，原始人类对这种具有无限威力并神秘的自然物不可能感到美。高尔基说“在环绕着我们并且仇视着我们的自然界中是没有美的。”

第三阶段：在人类社会出现以后，随着人类社会实践的发展，人类在适应和改造自然中，自然不再是作为与人对立的因素而存在，成了人的对象所存在时，自然事物才越来越多地成为人类可亲的对象，只有在这时才有自然美可言。

（二）自然美的形式特征

与社会美相比，自然美的特征表现在形式上而胜于内容。这是因为自然美的内容通常比较笼统、概括、隐晦曲折、模糊而具有不确定性；自然美的形式往往鲜明触目，引人入胜。比如，你可以尽情欣赏江河湖海、花鸟鱼虫、雾雨虹霞的形式美，却很难明确说出它们所蕴涵的内容美。

人们在多种形式的社会生产、生活中，深深感受到自然物形式美的鲜明清晰。正如北宋郭熙所言“春山烟云连绵人欣欣，夏山嘉木繁阴人坦坦，秋山明净摇落人肃肃，冬山昏霾翳塞人寂寂。”山以其四季景观的不同给人以不同的美感享受。自然景物绚丽的色彩、婀娜的姿态、悦耳的音调以及优美的线条与和谐的节律等鲜明的感性形象直接唤起人们的美感。如花的五彩缤纷、海的碧波万顷、鸟的千啼百啭、溪水的涓涓流淌、瀑布的轰鸣飞溅、高山的陡峭险峻、峰

① 《马克思恩格斯全集》第3卷.北京：人民出版社，1960：35.

峦的蜿蜒起伏以及潮水时涨时落等无不以美的色彩、形式、声音等使人赏心悦目。

自然美重于形式美是它主要的审美特征，这在人们的审美活动中表现得十分显著，人们多带有主观意识去审美，甚至会把内在美与外在美相脱离去鉴赏美。比如“癞蛤蟆想吃天鹅肉”这一俗语，鲜明、形象地表达了人们对自然物的形式美的强烈关注与赞赏，对其内容美的忽视与贬低。人们不去赞美癞蛤蟆的善捕害虫及其分泌物的药用价值，却对它的外形灰黑、体态笨丑厌恶而贬低它的“名誉”；相反，人们忽视天鹅的品性傲慢、排异性（不允许任何禽类靠近自己）的“心灵丑”，而对天鹅的羽毛洁白、形态典雅的形式美赞赏不已。这充分说明了自然美的形式胜于内容。

由此可见，自然美主要是以它的感性特征直接引起人们的美感，特别是自然的某些属性，如色彩、形状、质感等具有不可忽视的审美意义，它是自然美形成的必要条件，像泰山的雄伟、华山的险峻、黄山的奇特、峨眉山的秀丽、青城山的幽深等是我国名山大川所特有的自然美的特征。

（三）自然美的多面性

自然美具有多面性，这是自然美之所以丰富多彩的主要原因之一。一方面，自然界千姿百态，不同的自然物反映不同的社会生活内容，蕴涵着不同的意义。大自然按照一定的顺序，有节律地不停息地运转，而产生了层出不穷、千姿百态的美。潮涨潮落、昼夜交替等使我们从中欣赏到了春夏秋冬四季风光之美；“卷起千堆雪”的白、“日出江花红胜火”的红、“碧玉妆成一树高”的碧等，使我们欣赏到了色彩美。另一方面，同一自然物可以表现出不同的社会内容，因而可以引起人们各不相同的审美感受，如从黄山的地形，我们可以看到它的险峻之美、磅礴之美、奇秀之美等。正因为自然物具有多方面的属性，才使得自然美呈现出丰富多彩的性质。

自然物的多方面的属性可以与人类社会生活形成广泛而复杂的联系，由此决定自然物的美会得到不同侧面的显示。而且，同一自然物还可能具有美丑二重性，即有时是美的，而有时又是丑的。比如，人们对“久旱逢甘霖”的喜悦，对“屋漏偏逢连夜雨”的害怕就充分说明了对待同一种自然物，在不同时空条件人们会产生两种截然不同的态度。自然物的美丑二重性根源在于人类社会生活的多样性，自然现象的美与丑，都是人们把它们与不同的社会生活内容相联系而做出的不同的审美评价的结果。

（四）自然美的象征性

自然美有着与人类性格品质或社会生活相似的特征，因而成为人类性格品质或社会生活的一种暗示或象征，成为自然美的一种特殊形式的表现。人们都在称赞樱花的美，但它到底美在哪里？冰心在《樱花赞》中告诉我们：在日本，日本文人从美而易落的樱花里，感到人生的短暂，武士们就联想到为国捐躯的壮烈，至于一般的百姓，他们从早开的樱花里，看到了春天的消息。自然美的本质不仅在于其纯粹的自然特征，更在于它是对人积极向上的本质和人的丰富多彩生活的一种暗示和象征。

人们喜爱梅、兰、竹、菊，并称之为“四君子”，是因为梅的冰肌玉骨、兰的秀质清芬、竹的虚心有节、菊的傲霜斗雪。梅、兰、竹、菊，这些自然物都象征着美的人格和美的情操。

车尔尼雪夫斯基说过“自然美暗示生活。”自然美的“暗示”，应该是指由于自然与人类生活的客观联系，由自然美的特征可以唤起人们对生活的多种联想而获得审美享受，也充分说明自然美的本质不仅在于其纯粹的自然特征，而且在于它是对人的积极向上的本质和人的丰富多彩的生活的一种暗示和象征。

三、自然美的分类

按照自然与人类生产、生活实践的关系，从自然美的表现形式上，可以将自然美分为两种形式类型：塑造自然美和自然自然美；而从自然美的性质特征上，可以将自然美分为六种风格类型：雄伟、险峻、奇特、秀丽、幽深、开阔。

（一）自然美的形式类型

1. 塑造自然美

所谓塑造自然美，是指经过人们劳动直接改造加工、利用的自然对象（如土地、园林）所给予人类美的感受与欣赏。这种经过人工塑造和创造的自然美，通常主要是以人类社会活动内容的直接表露为特征。人类对自然物加工创作时，在自然物上打下了劳动创造的印记，这种自然物的某些特征，后来就成为人类的能动创造的特定标记，它作用于人们的感性和理性，唤起人们的审美愉悦。雄伟的长城、巍峨的金字塔、秀丽的苏州园林等，这类自然美的特点是直接表现为人类劳动塑造的美、创造的美。作家高尔基在欣赏与论述自然塑造美时感叹："打动我的并非山野风景中所形成的一堆堆的东西，而是人类想象力赋予它们的壮观。令我赞赏的是人如何轻易地与如何伟大地改变了自然。"

2. 自然自然美

自然自然美是指未经人类劳动直接改造加工的自然事物所表露的自然美。如浩瀚的大海、奔腾的江河、灿烂的晴空、绚丽的彩虹等，这类自然物并未刻上人类劳动的印记。因此，这类自然美的社会内容比较隐晦曲折，但这种美在自然美中却占有广大的领域和多种多样的形式。它们主要是以其自身的自然属性取悦于人，好像它们的美就在其自身的各种质料、规律和形式之中，与人类没有关系。实际上，自然的这些规律和形式都是在与人类社会生活发生长久紧密的关系时，才成为美的。一定的自然质料如色彩、声音、形体，一定的自然规律如整齐划一、对称均衡、变化统一等，在长期与人类社会实践发生密切的联系，被人们所熟悉、习惯、掌握、运用后，才逐渐成为人们的审美对象的。由此可见，自然形式所具有的各种不同的美的本质和性能，归根结底都是来源于种种复杂曲折的客观关系。所以，自然并不需要完全改变其外在面貌、形式、规律，并不需要与某个特定的狭隘社会功利目的直接联系起来，便能以其与社会生活的长久、普遍的联系而成为人们的审美对象。

在现实社会生活中，上述自然美的两种形态类型，通常是难以截然划分的，相反，在更多的情况下，它们是相互渗透、相互转化或巧妙融会、相映成趣的。北宋大文学家苏轼出任杭州地方官时，看到西湖虽然宽阔，但由于淤泥堆积，蓄水不多，不利农作。于是他亲自实地考察，设计造湖蓝图，号召村民对西湖进行改造。在他的组织与管理下，将原来里湖与外湖沟通联结起来，用湖中清除的泥土建造长堤（后称苏堤）和小岛，并在湖面上建起三座石塔，作为禁止种莲植菱以防淤泥再积的标志。原塔被毁后，后人又立了三座中空球形石塔，球面开有五孔。每当皓月中天之际，倘在塔内燃烛，孔口蒙纸，烛光透过孔口宛如一个个小月亮。人造湖景与天空倒映的明月交融，构成西湖美景一绝——“三潭印月”。

（二）自然美的风格类型

1. 雄伟

“雄伟”是自然美中最能激动人心的美。雄伟的特点是巨大，即自然物给人一种崇高博大的气势和无限宏大的感觉。这种巨大可分为数量上的巨大和力量上的巨大，前者又包括空间（体积）与时间两种。如泰山的雄伟，泰山号称“五岳独尊”，主峰海拔 1 545 m，高耸入云、气势磅礴。构成其雄伟的因素如下。

（1）与周围平原、丘陵形成强烈的大小高低的对比。泰山雄踞于齐鲁平原之上，显示一种“拔地通天”之气势，令人产生“会当凌绝顶，一览众山小”的感觉。

（2）山势累积，主峰高耸。泰山的山势由抑而扬，有如大海巨澜，一浪高过一浪，给人强烈的节奏感。

（3）形体厚重。我国素有“重于泰山”“稳于泰山”之说。这是由于泰山基础宽阔，盘卧 426 km^2，加以形体集中、山势累积，因此令人感到安稳厚重。

（4）苍松、巨石、烟云对泰山的雄伟起着烘托作用。

自然景物的雄伟美，可以激发人的热情，使人胸襟宽阔、勇敢向前。

2. 险峻

“险峻”是自然美中最能引起人们强烈兴趣的美。险峻的特点就是山脊高而窄。如华山的险峻：鸟瞰华山犹如一方天柱，拔起于秦岭山脉群峰之中，奇峰耸立，绝壁巍峨。欲登山，只有一条陡险难攀之路相通，因此有“自古华山一条路”之说。

3. 奇特

“奇特”是最令人惊叹的自然美。自然奇特美的特点就是自然物构形离奇、曲折、怪异，变化无穷，与一般的对称、均衡、和谐等形式规律相对抗，其变幻莫测令人产生离奇、神秘的审美感受。我国安徽黄山的奇特，谓之“黄山天下奇”。黄山七十二峰千姿百态，云海变幻莫测，“出为碧峤，没为银海”，既有卧龙松、迎客松等奇松，又有飞来石、龟鱼石等怪石，还有“梦笔生花”“天鹅孵蛋”“猴子观海”“天狗望月”和“松鼠跳天都”等奇景，构成了黄山绝妙的奇美风光，使游人如入仙境，叹赏不已！自然物奇特美的形成，可能与人类长期的创造活动有关系，在创造中所出现的新的、独特的事物情景，往往能引起人们强烈的美感。

4. 秀丽

“秀丽”是自然美中最富有生机的美。自然秀丽美的特点是清新、柔和，即线条柔美，山脉绵亘，曲折如眉，色彩葱郁绿翠，烟云掩饰。四川峨眉山的秀丽有“峨眉天下秀”之称。相传取名峨眉的意思是“峨者高也，眉者秀也，峨眉者高而秀也”。杭州的西湖更是秀山丽水，其胜境之一的“柳浪闻莺”，素以葱茏的柳色和婉转的莺鸣闻名于世。苏轼有诗云“水光潋滟晴方好，山色空蒙雨亦奇，欲把西湖比西子，淡妆浓抹总相宜。”这是诗人对自然秀丽美的真实写照。

5. 幽深

“幽深”是自然美中最引人入胜的景致。形成幽深景点的自然条件往往是丛山深谷，古木浓阴，造成一种幽深、恬静、清新的环境气氛。自然幽深美的特点是：景点的视野较窄，光量小，空气洁净，景深而层次多。当人们处在蝉噪树荫、鸟鸣深壑、林静山幽的环境中，即所谓“蝉噪林逾静，鸟鸣山更幽”的境界，会顿觉神志清爽，心旷神怡。唐代诗人杜甫曾为“青城天下幽”写下诗句“自为青城客，不唾青城地，为爱丈人山，丹梯近幽意。”

6. 开阔

“开阔”是自然美中最能摧人开阔视野、舒展胸怀的。云南昆明滇池大观楼长联中写道：“五百里滇池，奔来眼底。披襟岸帻，喜茫茫空阔无边！”诗云“茫茫五百里，不辨云与水，飘然一叶舟，如在天空里。”凭临滇池，视野辽阔，胸襟开展，能充分享受自然畅旷之美。

自然美的风格类型与形式类型一样，其分类是人为的、相对的。毫无疑问，自然美的表现风格与形式，不可能单一存在，而是以某一种风格或形式为基础相互交错。因此，我们在欣赏自然美的景致时，既要观赏自然美的壮丽与气势，又要格外细心品赏某些局部景物的微妙特色。只有这样才能饱览壮丽的大自然馈赠于人类的奇姿绝色，陶醉于极致的审美情韵之中。

四、自然美对护理美育的意义

美育的一个相当重要的环节是对自然美的体验和欣赏。因为，人的身心生长、成熟和完善，离不开自然环境的作用与影响。因此，自然美对护理美育有着极其重要的现实意义，主要表现在以下三个方面。

（一）激发热爱自然、热爱祖国之情

中华民族大自然的美，可以激发炎黄子孙对自然、对生活、对祖国的热爱。

我国明朝地理学家徐霞客，立志探索大自然的奥秘，从22岁起经30多年的奋斗，历尽艰难险阻，走遍了大半个中国，足迹所到，北至燕晋，南及云、贵、两广，行程数万里，写成了一部《徐霞客游记》。它生动地记录了我们伟大祖国丰富的自然资源、多彩的地理景观，特别是对我国西南地区岩溶地貌的记述与研究，早于欧洲人约两个世纪。

古人尚能游历山河，赞美祖国大自然的美，阐释人生哲理，抒发胸怀情感，为祖国文化发展做出贡献。当代青年学生，更应抓住旅游时机，如游阳朔，登泰山，泛舟西湖，攀越峨眉，穿越长江三峡，漫行河西走廊，跋涉大漠，欣赏纤细秀丽的江南美景，游览雄伟壮丽的塞北风光。亲历祖国大自然的辽阔、秀美、伟大、壮丽，不需任何说教，便能激发一个人对生活的眷恋和对祖国深沉的爱。

（二）培养与陶冶人的高尚情操

自然美可以培养人们优美、高尚的道德情操，寄托个人的愿望与理想，满足更高层次的社会精神需要和发展情感倾向。俄国教育学家乌申斯基指出“美丽的城郭，馥郁的山谷，凹凸起伏的原野，蔷薇色的春天和金色的秋天，难道不是我们的教师吗……我深信美丽的风景对青年心灵的发展具有重大的影响，教育家的影响是很难和它匹敌的。”音乐家贝多芬酷爱自然，他曾说“世界上没有一个人像我这样爱田野。”在谈到《田园交响乐》的时候，他对朋友辛德勒说“周围树上的金翅鸟、鹑鸟、夜莺和杜鹃是和我们一块儿作曲的。”正因为他是如此地热爱大自然的美，才能谱写出优美、动人的乐曲。

（三）丰富与充实人的精神生活

自然美能丰富与充实个人的精神生活，满足高层次的心理需要。因此，学校应有一个展示自然风光的优美、宁静、开阔、幽清的校园环境，能使学生在勤奋学习之余享受自然美的抚爱，消除脑力疲劳与心理烦恼，使精力充沛，生活充实，有利于创造再学习的良好条件。

第二节 社 会 美

一、社会美的含义

社会美是指现实社会生活中社会事物的美。在日常经验中，人们经常感受和认识社会事物作为审美对象所具有的某种审美性质，从中我们能对之做出审美评价或体验。因此，社会美是人类社会实践的产物。人类的社会生活实践活动是丰富而复杂的，但其最基本的实践活动，是向自然索取物质生活资料来满足人类的生理需要；在此过程中，人与人之间就结成了一定的社会关系，从而形成种种社会互动，共同从事改造自然、改造社会的相关活动，就在这时，人的本质力量不断得到发挥，从而创造出社会美来满足人类的精神需要。

社会美既体现在人类的社会实践过程中，又体现在人类社会实践的成果中。社会实践的过程，正是人的本质力量作用于对象世界的过程，社会美就体现在这流动过程中；社会实践的成果，凝结了人类的本质力量，社会美就在这感性成果中显示出来。

二、社会美的特征

（一）社会美的内在性

与自然美相比，社会美在内容和形式的关系上更偏重于内容。这是因为社会美在肯定人的本质力量方面是具体而鲜明的，是与高尚的道德观和进步的政治理想直接联结在一起的。由此可见，对社会美起决定作用的不是形式而是本质内容。例如，在护理美中，外在美固然重要，但关键的、起决定作用的还是心灵美。社会美的内在性，是与道德、品格、情感、理想密切相关的，因此，我们不能单凭感官去感知社会美，而必须通过理性去把握社会美。这充分说明社会美对于人，主要是仰慕、敬重与追求具有这种美的对象的高尚品格和崇高精神。

社会美的内在性特征，是强调社会美注重它的本质内容美，但绝对不是否认社会美的外在形式美。必须看到社会美的内容和形式的统一，否则社会美的内容就无从显示。

（二）社会美的伦理性

社会美与伦理道德密切联系是其又一特征，它是以“美”而显现出来的。善是指客观事物与主观目的的结合，符合大多数人民的利益，对人类的进步与社会的发展有积极意义就是“善”。社会美以“善”为体现，以“善”为前提，与社会的功利、伦理道德紧密相连。社会美的核心是人的美，包括人群（人际）美和家庭美，都必须以伦理为基础，这就是社会美的伦理性特征。但同时也要看到，社会美与伦理道德上的“善”尽管联系十分紧密，但又不是一回事。从人的心灵美来说，高尚的道德品质是从个体的感觉、情感、要求、智慧、意志，以及他的言谈、举止风度等方面表现出来的，是可以感性地直观到的。人们在感受某个人的精神美时，所注意的正是这种可以感性地直观的表现。而不仅仅是从理智上去评判人们的某种行为是否符合伦理道德的原则。所以，人的心灵美是某种具有普遍社会意义的高尚的道德原则同个体感性存在的生活的统一，即个人与社会的统一的感性具体表现。社会提出的某种高尚的道德原则，对个人说来丝毫不是一种外在的不得不执行的原则，而成为他的一种高度自觉自由的行动，成为他不惜以牺牲生命为代价去求其实现，并具体地表现在他的全部生活过程中，表现在最细微的思想、情感和行为中，这样道德上的善同时也就成了心灵上的美。这正是社会美的伦理性特征。

（三）社会美的稳定性

与自然美的模糊性、多面性相比，社会美具有明确性和稳定性。我们歌颂英雄人物的美，是因为他们的意志和行为是为了大多数人民的利益，为了人类的进步与发展，不惜牺牲个人的利益甚至生命。这种美永远铭记在人民的心里，不会因为时间的推移而淡漠、模糊，这就是社会美的稳定性特征。

（四）社会美的时代性

社会美不是孤立、一成不变的东西，总是历史地、具体地在一定的社会生活中存在着、发展着。社会美无论是它的形式还是它的内容，都是随着人类社会的实践活动而发展，并且不断丰富扩大，有它明确的时代性。车尔尼雪夫斯基说过“每一代的美都是而且也应该是为那一代而存在，它毫不破坏和谐，毫不违反那一代美的要求，当美与那一代一同消逝的时候，再下一代将会有它自己的美，新的美……”美是随着社会的发展而发展的，在人类改造客观世界的过程中，人的生活领域也在不断扩大，精神面貌逐渐充实，思想境界日益提高，社会美也就越来越丰富。这就显示出社会美的时代特征。

三、社会美的表现类型

社会是人类在物质生产过程中相互交往的产物，是人类生活的共同体，但个人并不是组成社会的基本单位，只有由个人组成的群体——家庭，才是组成社会的基本单位。因此，社会美应包括人的美，人与人相互交往时的人际美，还有组成社会的细胞——家庭美。

（一）人的美

自从有了人才有了社会，因此，社会生活是以人为中心的。毫无疑问，社会美的核心是人的美，人的美是世界上无与伦比的美。莎士比亚在《哈姆雷特》中说“人类是一个多么了不起的杰作！多么高贵的理性，多么伟大的力量！多么高雅的举止，多么优美的仪表！在行为上，多么像一个天使；在智慧上，多么像一个天神！宇宙的精华！万物的灵长！”

人的美包括人体美与心灵美。

1. 人体美

人体美又称人的外形美。人体美是自然美和社会美的交叉表现，人体的自然性因素是人体美的基础，它使人体比较集中地体现了比例、均衡、对称、和谐等形式美的规律，因此，人体美基本上属于自然美，是自然美的最高表现形态。人的体型，富于造型美；人的肌肉，饱满而富有韧性；人的肤色，在一定光线的作用下，富于色调的变幻；人的姿态，自由舒展。人体蕴涵着力量、技巧、智慧，因而在自然界，再也没有比人体结构更优美、更和谐、更富有生机的美了。

人体美是人类长期社会劳动实践活动的产物，劳动不但创造了世界，而且也创造了人的本身。例如，现代人与几十万年前的“猿人”相比，在外在形态上有了很大的变化，这是由于劳动实践促进了人的内在机能的发展，并使人体越来越完美。因此，人的形态美也是人类社会长期实践的结果。人是劳动的产物，人体美也就成了人们审美对象的一个重要方面。审美使人体本身也具有价值，它不但使人体成为创作和鉴赏的对象，而且也对人类的遗传、优生改良起着积极的推动作用，从而在人类的物质生产和人口生产乃至社会发展上都有重大的意义。

人体美具体体现在健、力、美三要素的有机结合上。健——健壮、健康；力——力度、活力；美——壮实的骨骼、发达的肌肉、优美的线条、红润的肤色，体态饱满而富有韧性，体质健康而强壮矫丽，整体显示着生命实体的多种多样的美。通常在人们眼中，体型美男女有别：男性应具有挺拔魁梧的身材，健壮匀称的体格，肌肉结实，肩宽胸厚，英姿而雄伟，属于一种直线美，一种雄壮美；女性应具有柔韧苗条的身材，健美秀丽的体格，胸部隆起，腰部纤细和臀部丰满结实，构成优美的“S”形曲线美，这是女性特有的体征美，是一种窈窕美，一种俊秀美。

人体美还有一个重要特征就是体现在它的对称性上，对称是人体美的重要因素。人体除内部器官外，外部形态构造都是对称的。面部以鼻梁为中线，左右两眉、两眼、两耳、两嘴角、两鼻孔、两侧牙齿都是对称的；胸部以胸骨为中线，两侧胸廓，两乳也是对称的；另外，上肢、下肢等也是对称的。倘若这种对称受到了破坏，就不能给人以美感。

人体美主要体现在人的相貌美、身材美、姿态美、修饰美和风度美上。

（1）相貌美　相貌美是人体美的主要表现。理想的相貌应是面目姣丽，脸形俊秀，男子的脸形应为方形，女子的脸形应像鹅蛋，五官端正匀称，眼大有神，发眉浓密富有光泽；面色、口唇红润，轮廓分明清秀；牙齿洁白整齐。

（2）身材美　身材美是指身体的高矮胖瘦适中，各部分之间协调匀称，体型、身段健美。无论男女其身材相貌的美都应符合形式美的法则：身体各部分的大小、长短、粗细等，都应符合正常的人体比例，要和谐相宜，符合黄金分割律的人体比例最能引起人的美感。但身材体态也不是一成不变的，特别是处在青少年时期，可以通过有目的的健美锻炼使自己的身材体型变得更美。

（3）姿态美　姿态美也是人体美的主要表现，优美动人的姿态，必须显示出全身各部分协调和谐、自然舒展、生机盎然。因此，姿态美是通过动作使人体各部分互相配合、协调一致而显示出来的外部优美形态。姿态是人体在空间的形象表现，人体的坐、立、行、卧等一举一动之间，都可见种种的姿态美。培根曾说“在美的方面，相貌的美高于色泽的美，而秀雅合适的动作美又高于相貌的美。”

人的行走姿势千姿百态，从而给人的审美感受各不相同：有的步伐矫健、轻松、灵活、敏捷，富有弹性，给人以年轻、活力、健康、向上的步态美；有的步伐自然、稳健、端正、大方，给人以沉着、庄重、斯文的美感；有的步伐雄壮、整齐、铿锵有力，给人以英武、无畏的印象；有的步伐轻盈、灵巧，给人以欢悦、轻巧、柔和的美感。上述种种步态均能给人以美的享受。总而言之，一般要求行走时收腹挺胸，两臂自然摆动的幅度适中，节奏快慢适当。不低头，更不抬肩扭臀或与人勾肩搭背。这样能给人一种矫健轻快、从容不迫的动态美。

依据美学的要求和性别、性格的特点,男女步态应有区别:男性行走以大步为佳;女性行走则以碎步为美。

男性的步态要求:步伐刚健、豪迈、坚定、洒脱;姿态为昂首、闭口、挺胸、收腹、直腰,两眼平视,上身不动,两肩不摇,步态稳健。显露出刚强、雄健、豪迈、潇洒的男子阳刚之气、风骨之美。

女性的步态要求:步伐轻盈、飘逸、恬静、柔情、娇巧、贤淑;姿态为头部端正、眼光柔和平视,上身自然挺直、收腹,两手前后摆动自然,幅度要小,切记以含蓄为美。碎状步履,形成直线,步态匀称、轻柔而自如,显示出温柔、端庄、文静、典雅的女子阴柔之气、窈窕之美。

无论男女步态的轻重、强弱、快慢、幅度和姿势,都应因事、因时、因地、因人而异,必须注意与出入环境相适应。在室内要轻而稳;在室外要轻而缓;在阅览室或在病房要轻而柔;在婚礼上要轻松、欢快;在丧礼上要沉重、缓慢;在集体接受检阅时,则要步伐整齐、雄壮有力,显得精神饱满、精力充沛。

一个人的步态,往往能反映这个人的性格和情感等心理因素。当心情喜悦时,步态欢快而轻盈,富有跳跃感;当情绪悲哀时,步态就沉重、缓慢,带有忧伤感。有人称步态是一种微妙神奇的语言,这不无道理。因此,可以说步态美又是构成人际美的重要内容。

(4) 修饰美　又称服饰美,是指通过人工打扮或美化自身的装饰与衣服而使人产生美感。俗语说"佛要金装,人要衣装。"人的仪表美是"三分长相,七分打扮。""云想衣裳花想容"充分说明了服饰在衬托人体美方面的特殊作用。由此可见,一个人的修饰能丰富形象美或弥补某些先天缺陷。修饰美不仅满足自身生理与心理需要,同时,修饰美是自身的一种美的享受,也能成为他人的审美对象,更能为美化生活、美化社会尽到责任。

每个天然人体都不可能是十全十美的,而服饰的美化作用,正可补救形体的某些不足,遮掩某些缺陷,来修饰人体,增添人的秀美光彩。因此,要突出修饰美,达到理想的审美效果,就应善于"扬长避短"。所谓"扬长",是指利用服装的不同质料、纹样、色彩、款式、造型和装饰等手段,使人体美得到适当的调适,使人体因服装美而得到补充、延伸和发展;所谓"避短"是指充分利用服饰的调适手段遮掩人体的某些不足或缺陷,借以转移他人的视线。这种在人工修饰中的扬长避短,实际上就是起到显美遮丑的作用。

仪表修饰应注意以下基本原则。

TPO 原则:当今流行着一个协调的国际标准,称之为 TPO 原则。所谓 TPO,是英文 Time、Place、Occasion 三个单词的缩写字头,意思是时间、地点、场合。TPO 原则是指人们的穿着打扮,要兼顾时间、地点、场合三个要素,这样才能做到"和谐统一"。

Time 要素是指:① 注意时代变化。穿衣打扮要顺应时代的潮流和节奏。过分的复古(落伍)或过分新奇(超前),都会拉大与人群的心理距离。② 注意季节的差异。着装要考虑一年四季不同的气候变化对着装者的心理和生理影响。如夏天的服饰应以简洁、大方、凉爽为原则,忌穿戴有过多烦琐装饰的服饰,容易使人产生烦躁闷热感觉;冬季的服饰应以保暖、轻快、简练为原则,要避免穿着单薄,不要因寒冷导致面色发青、口唇乌紫、缩肩佝背从而影响自己的整体形象。③ 注意时间差异。要注意每天早上、日间、晚上三个时间的变化。例如,西方男子在午前不穿小礼服,夜间不能穿晨礼服;女子在日落前不宜穿过于暴露的服装等。一般来说,早上、日间户外活动较多,穿着可以相对随便,而晚间的一些社交活动,如宴会、音乐会、舞会、看演出等一般比较正规，并且由于空间相对缩小和人的心理作用，往往对晚间活动的服饰给予了更多的关注和重视。

Place 要素是指：① 着装要与地点相适应。如将要去某个国家或地区，就应充分考虑这个国家或地区所处的地理位置、自然条件、开放程度、文化背景、穿着习惯等，选择适当的服装。② 着装与环境相适应。在正规和严肃的地方，穿着上要整齐、庄重；外出旅游、运动、休闲，应力求宽松、舒适、方便活动；平日居家，可以穿着随意一些，但忌穿着睡衣睡裤接待客人和外出活动，这就显得很失礼了。

Occasion 要素是指：① 工作场合的着装，即从事公务活动时的着装要与职业相协调。一般要注意整洁、大方，不要过分引人注目。尤其不宜穿暴露过多的服装，也不宜穿需要经常整理的服装，因为工作时反复整理自己的服饰，不仅会分神，而且看上去也显得累赘；从事体力劳动的男士，工作时不宜穿着西装；护理人员工作时不宜穿得花枝招展，过于时髦，这样会显得轻佻肤浅。② 庄重场合的着装，即参加会议、庆典、仪式、外事、会见等庄严隆重活动时的着装一般都是比较严肃正式的服装。男士可穿西服、中山装或民族服装；女士可穿各式套装、长裙，要从服装上显示出自己庄重高雅的气质和教养。不宜穿夹克衫、T 恤衫、牛仔服，更不能穿短裤、背心或超短裙。③ 喜庆场合的着装通常指欢度节日、亲友聚会、举办联欢、出席庆祝会、参加婚礼和舞会的着装。这些场合都具有气氛热烈、情绪昂扬、欢快喜庆的特点。为了和这种气氛协调，参加者在服饰上要选择鲜艳、明快、时尚一些的服装。④ 悲伤场合的着装指到殡仪馆向亲友遗体告别、参加葬礼、祭扫陵墓以及慰问死者亲属时的着装。这些场合一般都比较肃穆，参加者的心情都比较悲伤、沉重，为了表示对死者的哀悼和尊重及对亲属的同情，参加者在着装上务必要素雅、庄重。可穿黑色或其他深色、素色的服装。切忌穿着大红大绿、五彩缤纷、华丽时髦的服饰。

<u>整体性及适体性原则</u>：英国近代哲学家培根说"美不在部分而在整体。"孤立地看一个事物的各个部分可能不美，但整体看却能显得很美。服饰的整体美的构成因素是多方面的，人的形体和内在气质，服饰的款式、色彩、质地、加工技巧乃至时装的环境等，服饰的美就要从这多种因素和谐统一中显出整体的完美。

显然，服饰的整体美主要由服饰的内在美与外在美构成。内在美指人的内在精神、气质、修养及服装本身所具有的"气韵"。外在美指人的形体及服饰全部外在表现。服饰美最终追求的是具有一定的流行性及鲜明个性风格的和谐统一的整体美（图 2－1）。

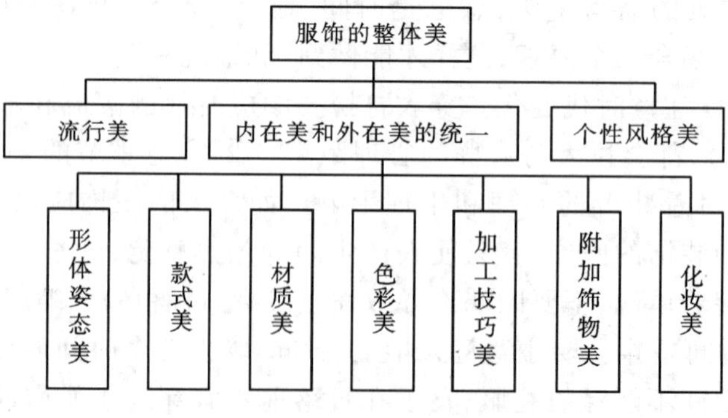

图 2－1 服饰整体美的构成

此外，在首饰的搭配上，应尽力使之与服装相协调，因为首饰和服饰都是修饰整体美的重要组成部分。在色彩上应保持一致，不要使所佩戴的几种首饰色彩斑斓、色杂花哨。在款式、造型、质感、格调等方面应与服装协调统一，以达到仪表修饰整体的美感。

仪表修饰不能脱离人的身材体型。仪表修饰美是审美的一个极重要前提，着装妆饰要能衬托人体、修饰人体、美化人体。这就是仪表修饰的适体性。

每个人的身材、体型，不可能均达到十全十美的地步，因此在选择修饰时，应尽可能掩饰自身的缺点，显示自身的优势。着装修饰要与性别、年龄相协调。男性应着男装，以体现其粗犷刚毅，女性应着女装，以体现其温柔端庄。年轻人着装应鲜艳、活泼、随意，以充分体现青年人的朝气和蓬勃向上的青春之美，而中老年人着装则要注意庄重、雅致、整洁，体现出成熟和稳重，以透出成熟之美。着装要与职业身份相适宜，要体现自己的职业特点，与从事的职业身份角色相协调。此外，着装修饰还要与身材造型、个性气质、容貌肤色相适宜。要做到修饰美，还应注意以下几个方面。

首先，要注意服装的色彩选择。生活中不同的颜色会产生不同的美感。① 红色：热烈、奔放，是温暖、热情、喜悦和振奋的象征。② 白色：给人以纯洁、高尚、素雅的印象。③ 黄色：是富贵、庄重、华丽的象征，给人们带来吉祥、如意、荣华和欢乐，是人们喜爱的色彩。④ 绿色：恬静、娇嫩、赏心悦目，给人以生机盎然的印象，是青春、生命与和平的象征，这也是年轻人，特别是女性都比较喜爱的颜色。⑤ 蓝色：容易使人联想到天空或海洋，具有平静和开阔感，但深蓝色一般具有冷峻的心理压抑感。⑥ 青（黑）色：显得纯朴、安静和素雅。一套青色的服装，能显示出年轻、恬静、纯朴之美。关于服饰色彩的选择，通常与服饰者的性格、气质、爱好、习惯和审美情趣密切相关。比如，性格活泼、热情奔放的人一般喜欢鲜艳色调；而性格文静、沉默少语的人，则一般喜欢淡雅的色调。只有这样，才能使内在的气质与外在的装饰融为一体，既可使色调入时、悦目、和谐，又能满足自身心理需求和他人审美感受。

其次，要注意服装的配色技巧。服装的色彩搭配是构成服装美的重要因素。要体现服装的色调美，既要求服装面料的色调协调，又要使这些色调与服饰者的性别、年龄、职业、身份和生活环境相协调。服装的配色主要有同类色相配、近似色相配和差异色相配。① 同类色相配：指深浅、明暗不同的两种同一类颜色相配，比如，青色配天蓝，浅绿配墨绿，深红配浅红，米黄配咖啡色等。同类色相配的服装，一般显露文雅与柔和的服饰美。② 近似色相配：指两个比较接近的颜色相配，比如，红色与橙红色或紫红色相配，黄色与橙黄色或卓绿色相配，这种近似色的相配效果，同样能显露出柔和与秀雅的服饰美。③ 差异色相配：又称为补色配合，指差别较大的两种颜色之间的相配，比如，红色与青绿色相配，黄色与紫色或青紫色相配，青（黑）色与红橙色相配等，这种色彩差异较大的服装之间的相配，一般显示出对比鲜明、强烈和热情的服饰美。要体现服饰美，既要遵循服饰配色规律，又要根据自身的肤色、性格、气质和职业的特点来精心选择自己的服装配色，最基本的一条就是用最协调的色彩来装扮自己。值得注意的原则是无论你喜欢什么样的颜色，都应以一定的色调为基础，去选择适当的色调加以搭配、排列、组合，形成一个和谐统一体。总而言之，服装的色彩配合最佳效果是要以能达到突出的烘托个体独特的风度、形象为目的，这也是服装的配色艺术。

再次，要注意服装的款式。服装的款式讲究两条：一是新颖，二是适合自己的体型和所追求的风格。服装款式新颖，能更加突出原有的体型美与气质美，同时也能使原有体型、气质上的不足得以弥补。比如,体型胖以穿长裙为好,而体型瘦则以穿短裙为佳。领形对体型也有调节作用,如西服领和开关领可以使颈部显得长些。宽大的圆领,尤其是宽大的圆关门领会使人显得胖些,因此,体型胖的人不宜用此种领形。总而言之,服装的款式能调节人体体型的视觉印象,对于款式的选择原则是根据自己的体型、气质、风度选择美观适体的服装。

最后,要注意服装面料的选择。我们在挑选服装时,不能忽视对服装面料的选择,因为服装面料直接关系到服装的造型。服装面料主要分为棉、麻、丝、毛、混纺、人造纤维、化学纤维七大类。棉、麻、人造纤维属于素纤维,其特点是具有一定的吸湿性,穿着舒适凉爽,但由于弹性较差,容易起皱走样。丝、毛属于蛋白纤维,其特点是吸湿性强,温暖适体。化学纤维结实,弹性好,不起皱,但由于吸湿性能不好,穿着时会有闷热感,只宜作深秋或冬令衣料。

当代大学生正处于知识经济开发和人际信息传播的时代,护生既要以知识发展智能为主,又要接触与面临社会种种人际关系,因此,正处在青春时期的女生,柔嫩的肌肤、"S"形的曲线,显示出极美的青春风采,自身应该格外珍惜这种青春美。根据美学原则,能充分体现青春妙龄特征的修饰美应是整洁大方、淡雅和谐、活泼健美和精力充沛的,服装的风格应朴素明快,线条简洁,色彩宜人,不宜妖艳,只要稍加修饰,就能展示青春美的特色。

(5) 风度美　"风度"的含义比较复杂,很难下一个确切的定义。风度通常通过一个人的仪表、气质、服饰、神态和言谈、举止等表露出来,能显示出一个人的精神气质与才智修养。风度美就是通过上述风度的表现形式给人以美的感受。因此,风度美不单纯是外表形式,它偏重于修养,但它又不能等同于品格、情操,因它仍是外露的、感性的东西,属于人的外在形态的美,也可以说是高层次人体美的一种综合体现形式。

风度美包括以下内容。第一,饱满的精神状态。如神采奕奕、精力充沛,可以表现出自信和富有活力的风度。第二,诚恳待人的态度。如平等待人,显示出诚恳与坦率的风度。第三,受欢迎的性格特征。一般来说,不同性格特征的人会显示出不同的风度美来。性格孤傲的人,风度傲慢、清高;性格软弱的人,风度纤细、委婉;性格强悍的人,风度大略恬适;性格活泼的人,风度洒脱豪放;性格刻板的人,风度滞重、沉郁。第四,幽默文雅的谈吐。要表现出好风度就要求言谈者:言之有据、言之有礼、言之有物、言之有情。第五,洒脱的仪表礼节。风仪秀整、俊逸潇洒,就能给人"有风度""风度美"的感觉。第六,适当的表情动作。优美的身体语言,如自然的微笑,语调语气、举手投足等温文尔雅,表现得恰到好处,也能很好地体现出一个人的风度。

风度美的培养,关键是在培养人的外在美和内在美相统一。首先,要注重人的内在美的培养,这需要不断地积累知识,刻苦磨炼意志,耐心怡养性情。天长日久,个人的一举一动,就会自然形成一种迷人的风度。其次,要注意外在美的培养。身体的健美,仪态美、表情美、语言美、动作美等,难以依赖别人的帮助,要靠自己不断地训练,配以适时适人的服饰,使自身的外在美得以充分的展现。男性的风度美应是宽厚大度、深沉执著、身躯坚挺、自信而有远见卓识;女性的风度美应当是活泼、热情、开朗、温雅。老人的风度美应是德高望重、持重、端庄、慈祥。青年人的风度美应是活泼、机智、浪漫。

风度美是人类精神自由的表现。可以说,人的外在美是平面的,用眼睛就能看到,而风度美是立体的、内在的,要用整个心灵去培养和感受。

2. 心灵美

(1) 心灵美的实质与形成　心灵美是指人的内在美,即人的内心世界美或精神境界美;心灵美实际上是指一个人的信仰、理想、品德、情操的美，它是人的本质的美。心灵美是由坚定的信念、正确的世界观、远大的理想、科学的精神、高尚的情操、完美的性格、纯洁的动机、真挚的情感、忠诚的友谊等炼铸而成，并通过语言、举止等行为方式表现出来，给人以美感。

医务工作者的信念，就是救死扶伤，实行人道主义，并在现实的社会生活中，表现出正确的政治方向和体现全心全意为人民服务的价值。不论服务对象的民族、国籍、宗教信仰，都要以人为本，把人的生命看成至高无上，急患者所急，想患者所想，痛患者所痛，对患者不是亲人胜似亲人，把患者的康复看成自己最大的快乐。

2003 年，由变异的冠状病毒引起的“非典型肺炎”在世界数十个国家暴发流行，尤以中国的疫情最重。在这突如其来的灾难中，广大医护人员凭着对职业的忠诚，怀着拯救“非典”患者生命的坚定信念，用科学严谨的工作态度，以高尚的品德和情操，义无反顾地战斗在抗击“非典”斗争的第一线，他们万众一心，众志成城，前赴后继，实现了全心全意为人民服务的人生价值，谱写出了白衣战士在这场没有硝烟的战斗中，所表现出来的心灵美的赞歌。

医学工作者的科学精神是指求实、敬业、献身和创新的精神。

“求实”精神是指尊重事实、尊重科学的精神，即实事求是的精神。实事求是，是人类认识世界、改造世界的根本方法，是科学精神的核心。护士的求实精神具体体现在：一切从患者的根本利益出发；一切从满足患者的生理、心理和社会需求的系统化整体护理出发；一切从遵循医学科学所揭示的护理学科理论和规律出发。

“敬业”精神是指尊重、热爱和弘扬自己所从事的职业的精神，是与个人的从业动机密切相关的。护士的敬业精神来自她纯洁的从业动机，即不是为了谋求私利，而是热爱医学事业，热爱护理专业，以保护人类健康，解除患者痛苦为从业目的。护士的敬业精神，具体体现在尊重、热爱护理专业，认定护理事业是一种崇高的事业，并为自己从事护理事业而自豪。

“献身”精神是指自己在所从事的职业中为发现真理、维护真理而表现出的大无畏的精神。近代护理事业的奠基人南丁格尔为护理事业而献出了毕生的精力，她是护士献身精神的典范与楷模。从 1983 年至今，我国的十几名国际南丁格尔奖章获得者都具有为中国护理事业而献身的精神。

“创新”精神是指医学工作者敢于探索、开拓，敢于冲破传统观念的束缚，去解决前人没有解决的难题，敢于进行医学科技实验与创造的大无畏的革命精神。必须认识到创新精神是现代护理科学的生命，是现代护理工作者的宝贵品格，是整体心灵美的基本条件。

“情操”是指与道德价值需要相联系的心理体验，是一种更高级的社会精神需要引起的具有一定稳定性、深刻性的情感倾向。护理工作者的高尚情操具体体现在对患者的高度同情心和高度社会责任感上，它的高尚表现在对患者和其家属的情感纯真朴实，没有掺入任何私念物欲；它是与护理工作者全心全意为人民服务、不谋私利、不徇私情、光明磊落等优良品德相一致、相统一的。

“性格”是指一个人对待现实客观环境的稳定态度及其相应的习惯性行为方式，它是个性结构中最重要的核心心理特征。现代护理工作者的完美的性格表现在谦虚谨慎、认真负责、勤奋刻苦、独立思考、沉着冷静，热爱生活、热爱工作，对祖国、对社会、对患者的义务感、责任感等。

亲社会行为通常是指有益于他人或有益于社会的行为。最纯粹的亲社会行为是利他主义行为。利他主义行为是一种特殊的助人行为,它的特点是自愿,行为者本人要付出代价,以及不期望得到物质的或社会的报酬。因此,利他主义行为的灵魂是毫不利己、专门利人,这恰恰是护理工作者的“白求恩精神”。利他主义行为的基础是一种特殊形式的情绪反应:感情移入,或对另一个人的情绪的设身处地的体验。从需要帮助者的角度看问题能够产生一种感情移入的情绪反应。这种移情作用推动我们去减轻需要帮助者的痛苦。由于感情移入而关注另一种人的痛苦并有目的地去减少它,与关心自己的不安并有目的地去减少它,这两者之间有很大区别。感情移入产生的关心,可以为助我行为提供一种真诚的利他主义的动机。这种利他主义的动机,只存在于善良的人们中,是人的心灵美的特征。比如,老鼠会对另一只老鼠的痛苦做出反应,但是研究表明,它们真正关心的是它们自己,而不是另一只老鼠。由此可见,“感情移入”(情绪共鸣)正是一个合格护士所必须具备的心理素质。《新约全书·使徒行传》中说的“给予比接受更使人幸福”应作为护理人员完善心灵美的“座右铭”。

(2)心灵美的特征　首先,心灵美的特征主要表现在真、善、美的统一。心灵美必须以伦理学中的“善”为灵魂,以哲学中的“真”为基础,以美为形态,达到真、善、美的完美统一。

美必须以真为基础、以真为前提,二者有着密切的关系。真是从客观世界的运动、变化、发展中所表现出来的客观事物自身的规律性。美,作为人改造世界的能动创造的生活表现,就其历史的发生和起源来看,以对于真的认识和掌握为前提;就其作为历史的成果、作为一个客观对象来看,与真有着密不可分的联系。人改造世界的能动的创造性,正是表现在人能够认识和掌握客观世界的规律,利用客观规律以达到人的目的。但真并不就是美,因为美不是客观规律本身,而是运用客观规律以改造世界的人的能动创造的实践活动的实现。真可以脱离人的实践、主体而独立存在,而美却不能离开人的实践,不能离开主体的功利目的和生动形象。因此,美和真的区别在于真是客观规律本身,而美是通过实践,在认识客观规律的基础上,肯定人的自由创造的生动形象;真是求知的对象,引起人们去追求真理,了解客观世界本身的内在联系,而美却是欣赏的对象,它具有生动的形象,是对人自身本质力量的肯定。

和美与真的关系相比,美与善有着更为直接、更为密切的关系。在社会实践的过程中,人对客观现实与主观目的的关系的认识形成了善的观念。一般地讲,在社会实践中凡是符合人的目的的东西,就是善,反之就是恶。进而言之,由于个别主体的需要和目的,只能通过整个社会的协同活动才能得到实现,于是善又表现为个别主体的需要和目的。但美不是善,美和善的区别主要表现在善直接和功利相联系,衡量一件事物是否善,是以社会功利作为标准,对社会有利者称为善;而美和社会功利是一种间接联系。美的事物是一种肯定的有积极意义的和赞赏价值的生活形象,而社会功利却潜伏在其形象中。

美不能离开真和善。只有当人掌握了客观世界的规律,也就是真的时候,并把它运用到实践中去,达到改造客观世界的目的,实现了善,并且表现为生动的形象才可能有美的存在。真和善为美提供了丰富的内容。美就是通过感性形式呈现出来的,有利于社会进步的真和善。

综上所述,从心灵美所显示的真、善、美统一的特征中,可以看到美是自由创造的形象体现,而自由创造又是符合目的性和规律性的统一。合乎规律性是真,合乎目的性即为善。真、善、美三者的结合与统一是以社会实践为基础的,因为只有通过社会实践活动,客观规律才能为一定社会功利目的服务,也只有通过社会实践活动,在实现功利目的的过程中,才能显示人的自由创造。由此可见,护理工作者的心灵美必然体现在自身的工作实践中。

其次，心灵美的特征还表现为重在内容，内在美重于外在美。通常所说的"心灵美""精神美""性格美""品质美"等都是强调美的内容。我国古代所谓"水性虚而涟漪结，木体实而花萼振""诚于中而形于外"，都是说明事物的内在本质对外在感性形式的决定作用。"鸟美在羽毛，人美在勤劳，花美在外边，人美在里边"等民间谚语，都是强调人物形象的美重在内容。正如德谟克利特提出的"身体的美，若不与聪明才智相结合，是某种动物性的东西。"①充分说明人物形象的美是在生产生活中，在自由创造中形成的美的品质和性格。同时，这也说明人的心灵美和人的本质有着密切的联系，自由创造是人的珍贵特性，在创造过程中显示了人的聪明、勇敢、诚实、坚毅等美好品质。这些品质是在实践中形成的，而且必定在实践中表现出来。因此，可以说人的心灵美并不是抽象的、不可感知的。

任何美都有它的感性形式，没有感性表现，美也就不存在了。人的心灵美主要是通过人物的表情、动作、语言等外在形式得到表现。刘劭在《人物志》中说"征神见貌，则情发于目"，说明人的思想感情常常自然流露于外形。莎士比亚的剧作《威尼斯商人》中有这样一个情节：向鲍西娅求婚的人，要从金的、银的、铅的三个匣子中选择一个。在三个匣子中只有一个匣子藏着鲍西娅的画像，谁选中了，鲍西娅就嫁给谁。摩洛哥亲王是第一个求婚者，他选择了那外表闪光的金匣子，打开一看，里面装的是一个骷髅头骨；第二个求婚者是阿拉贡亲王，他选择了耀眼的银匣子，匣了里面却装的是一张傻瓜画像；巴萨尼奥是第三个求婚者，他却选中了那质朴的铅匣子。他说："外观往往和事物本身完全不符，世人都容易为表面的装饰所欺骗……"打开匣子一看里面装的正是鲍西娅的画像，巴萨尼奥的求婚如愿以偿。这里充分体现莎士比亚的审美观点，他鄙视"华而不实"，歌颂人物性格上的质朴的内在美。

再次，心灵美是永存的，这是与人体美相比，心灵美所显示出的又一特征。众所周知，长相漂亮的确可以使人们从人体美上获得美感，但只能取悦一时，"漂亮"将随着岁月的流逝而消逝。而品质、性格上的美（心灵美）却不受岁月的限制，而且往往随着年月延长，随着人的阅历的丰富、学识的增长和修养的完善，就愈能放射出心灵美的光辉。因此，心灵美是常在的、持久的、永存的，能经久不衰。培根曾生动地把青春美貌比作"盛夏的水果""是容易腐烂而难保持的"。莎士比亚在《一报还一报》中说"没有德性的美貌，是转瞬即逝的；可是因为在你的美貌之中，有一颗美好的灵魂，所以你的美貌是永存的。"托尔斯泰很有趣地说"人不是因为美丽才可爱，而是因为可爱才美丽。"正是由于心灵美具有永存的特点与意义，因此，古今中外艺术家们都很重视人的心灵美，深入观察、研究表情、动作和人的内在品质的关系。

（3）心灵美与人体美的关系　人不仅是自然界的存在物，也是历史的和社会的存在物。由此决定，心灵美和人体美在某一具体人物身上常常表现得很复杂：第一种人是心灵、人体也美；第二种人是心灵美，但人体不美；第三种人是人体美而心灵不美；第四种人是心灵不美，人体也不美。

如图 2－2 所示，A 代表第一种人，心灵与人体都美；B 代表第二种人，心灵美而人体不美；C 代表第三种人，人体美而心灵不美；D 代表第四种人，心灵和人体都不美。雨果在他的《巴黎圣母院》小说中塑造了上述四种类型的人物。第一种（A）是外形美、心地善良的卖花女郎埃斯

① 《西方美学家论美和美感》. 北京：商务印书馆，1980：16.

美拉达。第二种(B)是外形丑、内心善良的敲钟人卡西莫多,他是一个驼子、跛子、独眼人,妇女们看见他都得把脸遮住。“凭十字架发誓,天父啊——你是我平生所看见的丑人中最丑的一个。”小说通过畸形来衬托卡西莫多的心灵美。第三种(C)是外形美而内心丑恶的卫队长菲比思,他用自己外表的美到处招摇撞骗,在百合花面前百般谄媚,说:“我要有妹妹,我爱你而不爱她,我要有全世界的黄金,我全部都给你,我要妻妾成群我最宠爱你。”之后不久又用这一套甜言蜜语去欺骗吉卜赛女郎。由于他的外貌美,吉卜赛女郎把他比作“太阳神”,甚至已经发现他很坏,还幻想“如果菲比思外形(人体美)和卡西莫多的内心(心灵美)结合起来,我们的世界该是多么美好啊!”第四种(D)是内心丑恶,性格阴沉、险恶,外形也丑恶的神父富洛娄。雨果歌颂的是第一、二种类型的美,第三、四种类型则是他揭露的对象。

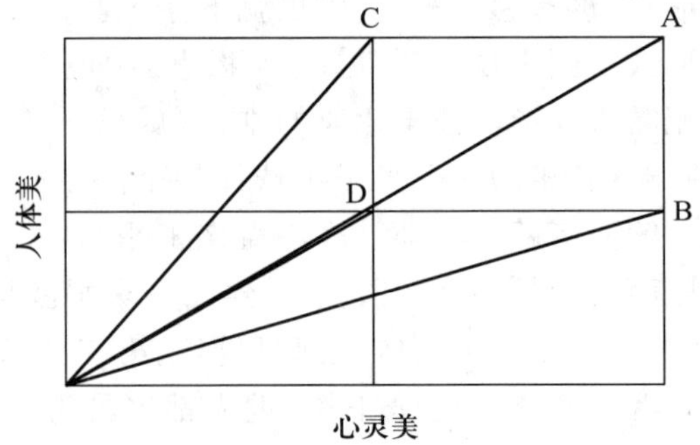

图 2-2 人的心灵美与人体美关系的表现形式

我们从图 2-2 中的“B”和“C”可以看出心灵美和人体美之间并非直线关系,即心灵美与人体美之间存在矛盾,也就是说,品德好的人不一定长相就漂亮;反之,长相漂亮的人不一定品德也好,这种心灵美与人体美之间的矛盾关系,是引起善与美之间产生差别的主要原因,形成善的品质和形式美往往不一致。善的并不都是美,美的也不都是善。关于人物心灵美与人体美的矛盾,我国古代思想家曾有过一些论述,如荀子曰“形象虽恶而心术善,无害为君子也;形象虽善而心术恶,无害为小人也。”意思是说长相虽然丑,但只要品质好,并不妨碍一个人成为君子;长相虽美,但心地不良,也不能排除他是小人。为此,在社会生活中,要学会善于识别“人丑心俊”和“绣花枕头”式的人物。外貌有缺陷而品质好的人,他的心灵美往往不是一接触就能发现或深刻感受到的,一般都需要有一个了解熟悉的过程。因此,俗话说“人不可貌相,海水不可斗量。”至于“金玉其外,败絮其中”的“绣花枕头”式的人物,因为长相漂亮,可以一眼看上去不假思索就会产生美的感受,所以就更需要有一个较长的由表及里的了解与熟悉的过程,一旦了解到他的品质坏,“看穿了”他,那么对他的外貌不仅不会产生美感,反而会产生厌恶。①

(二)人际美

人的美主要是对他人以美的享受,对自己只是完成一种社会角色期望,如若人与人之间交

① 《达·芬奇论绘画》. 北京:人民美术出版社,1983:169~170.

往过程中双方都能获得美的享受,这种美称为人际美。因此,人际美又称之为人际关系美。所谓人际关系,是指人们在社会生产生活交往中,所形成的人与人之间的直接相互吸引、相互作用、相互依赖、相互适应的心理和行为关系。尽管人际关系是一种低层次的社会关系,但是它是人群关系、公共关系以及其他任何一种形式的社会关系的基础与前提,是发展最为频繁的社会关系形式。在日常生活人与人之间的交往、沟通过程中,彼此心理上所产生的吸引、亲近、合群或排斥、疏远、孤独的体验,是以情感为基础,以在物质和心理上的需要能否得到相互满足为前提。如果双方的交往动机能得到一定的满足,那就能使情感融洽、和谐,表现相互吸引、亲近、合群的良好关系,彼此成为对方的审美对象,双方都能获得极大的审美享受,这时就产生了人际美;反之,如果双方的交往动机得不到满足或仅限于一方能得到一定的满足,那就只能形成排斥、疏远、不和的关系,双方都不可能获得人际美感。不仅如此,甚至还可能对人际交往及其人际关系产生怀疑与对立的心理障碍和行为方式,这就是人际丑。因此,一个不善于处理好人际关系,即人际关系不协调的人,他不仅不能享受到人际美,还可能因“人际丑”的影响而产生心理障碍或心身疾病。由此可见,人际美是当代社会人在生产和生活中不可缺少的。怎样才能获得人际美?一般必须重视人际交往的水平。所谓人际交往的水平是指人际交往双方的信息传递及其交流方式限定在同一层次的水准上,实质上就是指人际交往的手段和技巧,这也是通向获得人际美的有效渠道与途径。人际交往通常是在语词性交往、非语词交往、转化交往与情境交往的水平上进行的。下面以医(护)-患交往为例说明。

1. 语词性交往

语词性交往水平直接与说话有关,主要涉及产生和识别语言的生理与认知机制。语词性交往是医(护)-患之间经常、普遍、大量使用的一种交往手段,这种交往包括医务人员发送自身的语言信息和了解与掌握来自患者的语言反馈信息。这充分体现语词是信息的载体,是医(护)-患交往的重要媒介。每一个医务人员特别是护理人员都应学习、探讨和运用好语言美学。

(1) 医(护)-患语词交往的基本条件　有如下三个基本条件。

第一,相互理解:语词既然是医(护)-患交往的重要媒介,因此它必须是交往双方都能听懂、能明白、能理解的词,并能取得共同与统一的认识,形成“共同语言”,才能收到最佳的交往效果。

第二,联系实际:医(护)-患之间的语言交往要与现实密切联系。患者患病求医,而医务人员的职责就在于治病救人,为患者解除疾苦,因此这时医(护)-患之间的语词交往主题是患者的诊治、护理与身心康复,不能东扯西拉远离交往的主题,谈话内容必须围绕主题中心而展开,逐渐引申到患者当前的生理和心理状态。

第三,时空条件:医(护)-患之间的语词交往,要创造和选择最佳的交往情境——迎合患者生理和心理需要的时间与空间。不同的患者和病种,所要求的时空条件不尽相同,可以是公众场合(有家属及其他患者在场),而更多的是要求个别交谈。医护人员要学会掌握和选择医(护)-患语词交往的最佳时空条件。

(2) 医(护)-患语词交往的基本原则　有如下四个基本原则。

第一,消除顾虑:人一旦患病,难免产生不同程度的不安、紧张或焦虑心理,这可使病情加重。因此医(护)—患交往时,首先要理解患者心理,合情、合理地细心解释,消除对方不必要

的心理顾虑。

第二,鼓舞信心:在消除患者心理顾虑的同时,要设法鼓舞对方的抗病信心,自身抗病主动性是激活机体非特异性免疫机制的重要因素。

第三,给予援助:在医(护)-患交往中,医护人员除了细心诊断、合理用药、精心护理之外,心理护理与治疗是给予患者最大的支持与帮助,促进患者的心理平衡,可以增强机体对不良刺激的应激能力,提高患者的抗病能力。

第四,增进知识:增进知识是指患者在疾病发展过程中所出现的十分关切的又亟待希望了解与解决的问题,如病情进展、治疗方案与效果、病态发展趋势等有关的基本医学知识及生活注意事项,医护人员要适时、适地、适量、合情、合理地一一讲述交谈。要做到需要患者知道的,就要让患者知道得越多、越明白、越彻底越好;不需要患者知道的,那就一定要"守口如瓶",至少要做到暂时不能让患者知道。增进知识,消除患者的疑团,能使患者内心充实、情绪振奋,增强康复信心。

(3) 医(护)-患语词交往的效应　语言通过第二信号系统直接作用于人的心理以至躯体,因此医(护)-患语词性交往存在正反两方面的效应,一是积极效应,二是消极效应。在医(护)-患交往中能起积极效应的语言称为美好的语言;相反,能起消极效应的语言称为伤害性语言。医护人员的语言美不美,不只是衡量医护人员伦理道德的尺度,且直接关系到患者的康复甚至生命安全。众所周知,医护人员伤害性的语词可以导致严重的医源性疾病,甚至危及患者的生命,而医护人员亲切、安慰、同情、美好的语词有益于患者身心健康,甚至可以拯救患者的心灵。临床上这方面的例子屡见不鲜。

同情安慰性语言:医护人员最可贵、最重要的情感是对患者的痛苦与焦急具有高度深厚的同情心。情感是品格行为的内驱力与"调节剂",是"活着和行动着的人的灵魂"(歌德),因此只有具备深厚同情感的医护人员才能真正关切与体贴患者,对不同年龄、性别、职业、文化层次、病种、病情的患者及不同时空情境的同一患者,医护人员应"因情施慰",善于灵活应变去寻找不同的安慰性语言。"既来之,则安之,心放宽,不着急,会慢慢好起来的。"这是对慢性患者的安慰性语言。"您要安安心心养病,家里(或公司)的事他们(望着家属或同事)会照料好的,不要总是惦记着,这会影响您恢复健康的!"这是对那些惦记家庭琐事或单位工作的患者用的安慰性语言。

鼓励劝告性语言:患者应当做某事而一时又不愿做或存在不应有的种种顾虑时,医护人员要耐心细致地给予劝告解释,同时要给予鼓励,"鼓励"实质上是对患者心理上最大的支持,能调动与增强患者的防御机制与抗病能力。医护人员要学会与运用对不同情况的患者说不同的鼓励劝告性语言,这对提高医疗、护理服务质量至关重要。

暗示性语言:积极的暗示性语言,可以使患者有意无意地在心理活动中产生良好的效应。所谓暗示就是指一种不清楚或不明白的表示或指示。巴甫洛夫早就指出:"语词,由于成年人过去全部的生活经验,与那些达到大脑两半球的一切外来和内在的刺激相联系着,并随时成为这些刺激的信号,随时代替这些刺激,由此可见暗示乃是人类最简单的、最典型的条件反射。"因此,暗示是人类心理活动的一种特殊形式。通过语词使患者不经逻辑判断,直接地接受医护人员的情感信息,传入大脑对生理、心理和行为产生意识不到的巨大影响,这就形成了"暗示"。从效应上分析,语词性暗示分积极与消极两种,前者是积极的、愉快的,具有极大的鼓励

与鼓舞作用，有利于患者的疗效与康复。如上午查房时患者精神较好，医生很认真地说："看你的气色越来越好，这充分说明给你用的药，疗效很好。"这时患者和家属（若家属在旁边）都会很高兴，这就是积极暗示性语言的效应。后者对患者的身心具有伤害性，并可产生和加重患者的病理过程。我们所指的良好语词是指积极性的暗示语词。医护人员要学会和运用积极暗示性语词，但也要明白和掌握不同的患者对接受暗示的程度大不相同，这种差别与年龄、性别、人格、文化层次、社会经历等密切相关。

在医（护）－患语词性交往中，医护人员应竭力避免语言的刺激冲突，即避免使用伤害性语言，如直接伤害性语言，包括对患者的指责、训斥、嘲笑、讽刺，甚至威胁、恐吓等恶性刺激语言，这无疑是对患者心身的一种严重打击，是医护人员的职业犯罪。又如消极暗示性语言，无意中可造成患者严重的消极情绪，很不利于身心康复。比如，患者询问某药物的疗效，医生顺口说："那很难说，不过广告上还是说得很好听的嘛。"这必将引起患者对某药的消极情绪。

（4）医（护）－患语词交往的技巧

善于吸引患者谈话。医护人员的同情感是吸引患者主动与医护人员谈话的基础。医护人员对患者体贴入微，想患者之所想，急患者之所急，能把患者当亲人，真正做到了情感向患者"移入"，患者就会对医护人员真心信任与百般信赖，就会把内心的一切，包括肉体与精神上的痛苦及对自身病情的理解、担心和心理状态等向医护人员倾诉；同时还会毫不保留地说出本来不愿说出的话：如对病房管理和对医护工作上的意见等。此外，医护人员要有心寻找和善于捕捉不同患者对谈话很感兴趣的内容，这也是患者能否主动谈话的前提。医护人员在大病房与患者交谈时，要注意话题内容可能对于某些患者有利，而对于另一些患者来说可能会产生不良影响，这时医护人员要察言观色，灵活中断谈话或另择情境与患者进行交谈。

善于运用谈话方式。护－患之间的谈话方式多种多样，但最好用"开放式"与"启发式"。如护士在病房发药，一患者向护士诉说："我头痛。"护士立即很关切地回答："痛得严重吗？""什么时候开始痛的？""还有没有哪里不舒服？"患者倍感护士言语亲切，会一一回答，并尽量给予描述，说不定能给医护人员提供诊疗上有价值的资料，这就是"开放式"交谈。若护士说："这里有去痛片，吃一片就好了。"患者只能用"好"或"不好、"是"或"否"的回答来结束提问，这就是"封闭式"交谈。"开放式"交谈显出医护人员对患者亲切、贴心，并给予患者诉说的余地与机会，从而扩大了护－患之间交谈的领域，能使护－患交谈延续并使问题得以解决，双方均获得心理满足，而由于"封闭式"交谈极易中断，问题往往难以彻底解决。"启发式"谈话，是在遇到患者不愿说出让别人知道的问题或不知道怎样描述自己的问题而处于沉默时，要启发、诱导，设法解除患者的顾虑，并提示患者，使之确切描述和谈出自己的问题。但这里必须着重指出的是，当医护人员询问患者的病情时，不作提示性诱问，如患者说"头痛"，回问："你头痛时伴有呕吐吗？""你是不是每天下午都发热？"等，"套问"和"提示性诱问"都应尽量避免。

善于察言观色。有学者认为交谈中的信息来源，面部表情占55%，谈话音调占38%，而谈话内容只占7%，因此患者的生理、心理需要及敏感问题都是通过各种表情动作流露出来的。所以，医护人员在与患者的交谈过程中，要善于"察言观色"。医护人员要能及时捕捉患者细微的表情变化而察觉出患者没有道出的生理需求和心理需求，向患者表示同情和理解，并对患者的敏感问题，在不影响诊断与治疗的前提下，能尽可能回避。同时医护人员还要根据患者的个性、需求、理解能力和知识水平及在交谈中对谈话内容、方式等反馈的信息，不断地对自己的

交谈内容、语气、语调、情感等加以调控,使对方感兴趣,易于接受,并巧妙地将话题扩展开来和延伸下去。

善于倾听患者的诉说。人们总是愿意和喜欢与平易近人、尊重他人的人交谈。专心地倾听是给予对方暗示性的赞赏,会使对方产生受到尊重时的满足感,这无形中就能提高对方的自尊心和自信心,也就赢得对方的好感,加深彼此间的感情。因此,在医(护)-患交谈过程中,医护人员要善于耐心倾听患者的诉说,能采取上身前倾的姿态,目光要不时和患者的目光接触,并且还要有应答性的表示,如点头或"嗯、嗯""是、是"等。总之要表现出愿意和喜欢听对方诉说的样子。特别要注意当患者滔滔不绝地描述某一问题时,医护人员千万不要随意插嘴而中断患者的叙述,这样很容易挫伤患者的自尊心和自信心,从而影响医(护)-患之间的交谈。

善于运用委婉语词。在医(护)-患交谈中可能会遇到不能或不便直言的信息,如必须向患者传达不良的病情信息,这就需要巧妙地、委婉地表达。委婉的表达方式,就是以含蓄之词来提及事件,让对方揣摸其中的潜台词,使对方既可明白你的态度倾向,又可避免受到伤害。例如,将"恶性肿瘤"说成"包块",把"不良"说成"不够满意",对"目前无法医治",可以说成"慢慢是可以治愈的"等。无论病情多么严重,只能对家属说清楚,对患者切不可直言,总之得让患者知道他的病是可以治愈的,切不可使患者感到绝望。

上述五个"善于"是医护人员在与患者交谈中必须掌握和灵活运用的语词交往技巧。

在护-患交往过程中,上述语词性交往条件、交往原则、交往效应和交往技巧,是提高护理人际美质量的关键。

2. 非语词性交往

非语词性交往是指不以自然的语言为载体,而是以人的仪表、姿态、动作、神情等作为载体进行的信息传递。非语词性交往可划分为动态无声交往、静态无声交往、辅助语言交往和类语言交往等四大类型。"动态无声"是指"无声动姿",如面部表情、眼神、体态、手势、触摸等;"静态无声"主要是指人际距离;"辅助语言"是指声音的音调、音量、节奏、声音转换、停顿、沉默等。"类语言"是指像呻吟、哀叹等有音而无固定意义的声音。在医(护)-患交往中,患者心事重重,很多心理活动很难用语词表达,这时患者往往有意无意地通过非语词性交往来表达。临床心理学称之为"身势",也称为"体势语言""人体语言""意识信息"。它包括人体各部分的动作、姿势、体态、表情等,它能体现出人的特定信息、情感和态度。因此,在医(护)-患交往过程中,患者传递非语词性信号的能力,及医护人员对这种非语词性信号的识别和理解能力至关重要。所以合理和正确解释与运用非语词性信息提示有着特别重要的意义。在医(护)-患交往过程中,非语词性信息提示见表2-1。表2-1中的静态提示可以在医(护)-患交往双方形成的最初印象中呈现重要的信息作用,

表2-1 医(护)-患交往中的非语词性信息提示

动态提示	静态提示
朝向	面容
距离	体格
姿势	嗓音
态度	发型
身体运动	打扮
面部表情	衣服、眼镜等
眼球运动及目光接触	
语言的音调、速度和流畅性	

而其动态提示则在医(护)-患交谈中提供较多的信息价值。

(1) 面部表情　人们的喜、怒、哀、乐等情绪状态与待人态度总是首先通过面部表情而表露出来。因此,面部表情是最常用、最有效、能迅速而灵敏地表达和交换丰富的信息与情感的人际交往区域。面部传递情感的三个主要区域是:眼睛、眉与前额、脸的下半部与嘴。在医(护)-患交往过程中,双方的面部表情,总是代表着各自的情感情绪的表露。医护人员要掌握患者面部表情具有"变化快""信息多""有伪象"三个特点,患者面部表情变化快速,常常一瞬而逝,不及时捕捉就难以发现。特别是那些身心疾病患者,其面部表情不仅变化快,而且表现形式多样,又往往只局限于面孔的一部分,这就要求医护人员观察仔细、判断敏捷;患者面部表情信息多,表现在除了运载自身心理的信息之外,往往还伴随有语词、音调等信息;患者面部表情有伪象,即使属少数,但也必须重视。有的患者善于控制自己的面部表情而"不动声色",对此医护人员要善于识别。总之,在医(护)-患交往过程中,医护人员必须以职业道德情感为基础,以职业行为需要为前提,要学会调控自我表情、锻炼表达能力和尽量克服表情上的不良习惯;同时还要学会善于识别、判断和理解患者面部表情的信息反映。

(2) 目光接触　目光——眼神,是最重要、最常用的一种体势语言。目光接触具有四个主要功能:一是调节谈话进程——能发动和维持人际交谈;二是表达情感——前面已经提及过眼睛是面部传递情感的三个主要区域之一;三是监测反馈——目光接触是双方表示注意并互感兴趣或互受吸引的信号,因此可以传递和监测反馈信息;四是确定关系——可以交换双方相互关系的感知,可以清楚地表达喜欢或厌恶、叛逆或顺从的关系。目光发自"心灵窗口",可以充满"柔情蜜意",也可以是"横眉冷对","如怨如慕,如泣如诉",饱含神秘莫测的神情,既能显示出某些个性心理特征,又能表达和传送多种情感;目光是"认知的先导",在医(护)-患交谈开始即首先预告对方是否想说或说些什么;目光是"无音的命令",在医(护)-患交谈中揭示、告诫对方该说或不该说的事件内容;临床上从患者的目光中有时可以预测病情,如目光晦暗,黯淡无光往往表示病情加重,眼球固定、空虚凝视可能提示中枢神经系统病变,急性高热患者往往出现目光闪烁,兴奋不安;目光接触可以帮助医(护)-患交谈双方话语同步,思索一致。临床上医(护)-患之间交谈时,医护人员要用短促的目光接触来检验自身信息是否被患者所接受,并从对方的长时目光或瞬时目光接触或回避视线等,来判断与理解对方的心理状态,尽量设法满足患者的心理需求。同时还应善于运用目光接触给予患者同情、鼓励与支持,密切医(护)-患关系,促进医(护)-患之间的良好交往。

(3) 超语词性提示　超语词性提示是指语音、语调、音量、节奏、语速及音声转换等,即所说的"辅助语言",它与语意表达关系密切。就像"空调"一样,它可以帮助语词"温暖",使人顿觉"春意浓浓";也可以使语词"降温",使人立感"冷酷无情"。在医(护)-患交往过程中,医护人员要学会和借助超语词性提示来理解患者心理,增进词意效果。

(4) 体姿　体姿应包括身体动作和姿势,有的学者把身体动作和姿势分开描述,但二者是难以绝对分开的,如不少人说话或演说时稳定的手势,既是双手的协调动作,又是个体习惯性的具有某种"风度"的姿势。因此,身体动作和姿势,只不过是从动态、静态的角度予以区分,从非语词交往的意义上作用不大,这里统称为"体姿"。

人的体姿是由多层次、全方位、灵活而广泛的位置移动和陈列所组成,而且往往有意或无意与个体心理活动紧密相连,并能反映出个体对待他人的态度。因此,头、项、手、腿、脚和躯干的动态、静态都能够起到传递信息的作用,体姿一般有“说明性体姿”与“示意性体姿”。“说明性体姿”是指与语言直接联系在一起的体姿,如医护人员向患者用语词解释有关病情或嘱咐时,同时用手势或点头加以说明和强调;“示意性体姿”是指不伴随口头语言但可代替口头语言的体姿,如护士正在询问或护理患者时,用手势或转身等体姿制止其家属或其他患者的插话。在医(护)-患交往过程中,体姿也是双方情感交流的一种重要媒介。换句话说,医护人员可以通过自身的体姿向患者传递信息,同时又可以通过患者的体姿接受信息。体姿特别是手势,是伴随或示意语言的一种复杂而又灵敏的表现形式,体姿与面部表情相配合能表达极其丰富的情绪和情感信息,有时甚至可成为无声胜有声的“语言”。

医护人员要学习和掌握患者及其家属的体姿的四大含义:一是反映个体的心理活动;二是反映个体对周围人甚至物所持的态度;三是显示个体与周围人或物的关系;四是表示与反映个体是否喜欢参与或继续医(护)-患交谈的愿望。医护人员既要学会在患者和其家属面前,运用体姿来表达自己的丰富情感及保持自身的良好形象,又要学会观察和理解患者及其家属的各种体姿所表示与反映的心理状态和需求。这点在造就护理人际美的氛围中,显得特别重要。

(5) 抚摸　抚摸是重要的情感信息交流手段。我们这里所讨论的是指职业或职能层次中的抚摸,如妇产科医生或助产士、专科护士、牙科医生、理发师所施的职业性抚摸。儿童早在学会说话与使用说明性体姿和示意性体姿之前,就已通过抚摸交流信息,这时父母与孩子之间的情感交流主要是通过抚摸。有学者把婴儿对抚摸的这种先天性的心理需求称之为“皮肤饥饿”。在家庭中,儿童的这种“皮肤饥饿”可由父母等亲人的搂抱、抚摸等方式得以满足。在儿童医院或儿科病房,儿童的皮肤饥饿现象就只有靠医护人员的抚摸来满足。1979 年费希尔(H. Fischer)在美国东部一个大学内的医院里做了如下的实验研究:护士在手术前与一组男女患者谈话并伴随抚摸,对照组只进行谈话而不伴随抚摸。抚摸是职业性的,仅仅是碰碰患者的手并抚摸前臂 1 分钟。研究中对反应的测量包括回答问卷和手术后的生理常数测量。实验结果显示:抚摸对妇女有十分明显的积极影响。被抚摸过的女性患者从对问卷的回答表明她们很少有紧张和恐惧心理,而且血压也趋正常。有学者指出“抚摸”可以促使大脑两半球的兴奋与抑制过程平衡协调,因而创立了“触摸”疗法——患者的亲人、知己、最信赖的医护人员等与之紧紧握手或抚摸,可以使患者的呼吸平稳、心力增强、心态平衡、提高抗病能力,有利于身心康复。医护人员在与患者交往过程中,辅之以必要的职业性抚摸,对医疗与康复效果是十分有利的。

(6) 人际距离　人际距离是指人际交往双方之间的距离。美国人类学家爱德华·霍(Edward Hall)将人际距离分为四个主要区域:亲密距离——从身体直接接触到相距在 0.5 m 以内。这种距离区域可感觉到对方的气息、体温。个人距离——0.5 ~ 1.25 m,是朋友之间进行日常交谈活动时所保持的距离。社会距离——1.25 ~ 3.5 m,通常用于相互认识的人之间工作上的交往。公众距离——3.5 ~ 7.5 m,群众集合场所的相互作用常发生在这种距离区域内。埃里克·森斯特龙(Sundstrom)和欧文·阿尔特曼(Altmae)认为朋友之间最适宜的距离区域比两个陌生人相互作用时的距离要小。说明人际距离越小,相互喜爱的程度越高。在医(护)-患交往过程中,医护人员要有意识地根据患者不同的病种病情、心理素质、文化层次、性别、年龄,控制和选定医(护)-患交往距离。要注意对儿童和老人,特别是那些孤独可怜的患者,应适当缩短交往距离区域,这样更有利于医(护)-患之间的情感交流与沟通。

3. 转化交往

所谓转化交往，是指两种水平（语词性与非语词性）同时发生交往时的相互转化，这里存在着一种水平的输入和对转化成另一种水平的理解或意会。例如，患者及其家属对医护人员的态度评价。医（护）-患交往过程中的双方态度与相互评价，应包括认知、情感与行为的转化交往。

4. 情境交往

医（护）-患交往必须在一定的时间和环境下进行，而不同的时空条件对医（护）-患双方都可间接地发生作用，从而影响医（护）-患双方的情感融通。医（护）-患交往除了门诊和“查房”的时空外，对某些特殊的患者，还要选择好适当的时机进行有目的的专题性的交往（包括随访）。这时医护人员本身要处于最佳的心理状态，使患者的不佳心境受到感染，有利于交往的顺利进行。医（护）-患交往的环境，除了物质环境（温度、湿度、采光、照明、装修、陈设等）外，心理环境更显得特别重要，宁静、舒畅、安全的心理气氛更容易使交往双方的情感融洽。因此，医护人员应该掌握和运用情境因素来实现医（护）-患交往的目的。

在医院这个特定的环境中，护理工作者面临着方方面面的人际关系，如医护关系、护际关系、护患（家属）关系和护勤关系等，而其中最重要的人际关系是护-患（家属）关系，只要这种关系处理得良好、融洽、相谐，那么双方都能获得极大的人际美感，而这种人际美是激发人际交往主体（护理人员）的工作热情和满足人际交往客体（患者及其家属）的心理需要而有利于康复的重要因素。

（三）家庭美

1. 家庭的概念

家庭是在婚姻与血缘关系的基础上共同生活的小群体，是构成社会的基本单位；家庭是人类社会发展到一定阶段的产物，是人类文化的一定表现形式。人降临社会后遇到的第一个并开始生活于其中的初级社会群体就是家庭。因此，家庭直接关系着个人的成长与成熟、社会的稳定与发展和民族的兴旺与发达。

2. 家庭关系与家庭美的形成

家庭关系是指家庭成员之间的结构性联系，一般包括姻亲关系（如夫妻关系、婆媳关系等）、血缘关系（如父母与子女的关系、兄弟姐妹关系等）、亲缘关系（如叔侄关系等）和收养关系等。家庭规模越大，成员越多，家庭互动就越频繁，家庭关系就越复杂。家庭关系亲密和睦、情感融洽和谐，这是快乐、幸福家庭的象征。家庭中每一个成员都能分享到这种幸福与快乐，从而获得极大的家庭美感。因此，家庭美实际上体现在家庭关系的协调上，而这种关系协调的核心是夫妻关系。夫妻关系是建立家庭的基础与前提，应该是家庭中最基本、最重要的关系。夫妻关系的好坏决定着家庭的命运和前途。夫妻和睦是幸福美满家庭的首要条件，也是显示家庭美的重要条件，起着核心作用。

3. 家庭美的现实意义

家庭中人人都能感受和享受到家庭美的喜悦、温暖与欢乐，那就必须时时刻刻处理和协调好各式各样的家庭问题。俄国大文豪托尔斯泰有一句名言“幸福的家庭都是相似的，不幸的家庭各有各的不幸。”这里所指的不幸，就是影响家庭正常生活、妨碍家庭美自然发挥的各式各样的家庭问题。如夫妻不和、子女不孝、住房拥挤、经济困难、身心疾病、就业困难等个体的、人际的和社会的种种因素所造成的家庭关系失调。

由此可见，人的美影响到人际美，或者说没有人的美就没有人际美；而人际美又影响到家庭美，没有人际美也就没有家庭美；家庭美也势必影响到社会美，没有家庭美哪来的社会美。所以，人的美、人际美和家庭美是组成社会美的三大要素。人的美是组成社会美的基本单位，而家庭美则是社会美的核心。社会美和自然美组成的现实美是孕育人的美的摇篮，是培养、锻炼和铸造人的美的物质与心理环境条件。如果说没有人的美，就没有现实美，那么，没有现实美，人的美也就无法产生。自然美和社会美又是艺术美的源泉，通过艺术家的智慧、创造，使现实美向艺术美升华。

综上所述，现实生活中的自然美和社会美尽管广阔、生动和丰富，但是，由于受到很多限制，它们仍然不能充分地满足人们的审美需要。与艺术美相比较，在一般情况下，社会美表现得并不那样集中、精粹和典型，同时由于时间和空间的局限性，更使它们不能比较普遍地为人们所观赏，也不能以其具体感性的存在而直接地长久流传；自然美虽然具有更大的时间上的稳定性和空间上的普遍性，但它们难免经常被自然物本身许多偶然因素所干扰和破坏，特别是它们不能集中展示出明显的社会内容。由此可见，现实美虽然是美的唯一源泉，但由于上述种种原因，并不能充分满足人们审美的需要，从而，艺术美就为满足这种特殊需要而历史地、必然地产生出来。

第三节　艺　术　美

一、艺术美的含义

艺术美就是指艺术作品的美。艺术美是自然美和生活美在观念形态上的反映。它是艺术家通过艺术手段，依据一定的美学观点和美学情趣，遵循美的规律所创造出来的一种综合美。因此，凡是具有审美属性的进步艺术，都称之为艺术美。焕发着艺术美光辉的艺术作品，都会激动人心，令人如痴如醉，显示出极大的诱人魅力。艺术美既依赖于现实美，又高于现实美。没有现实美作为基础和源泉，艺术家是创造不出艺术美来的，没有艺术家凭着进步的审美理想，对现实美进行加工、改造和完善，艺术美也就不能诞生。因此可以说，艺术美实质上是物态化了的人类审美意识的积极成果。

艺术美是生活和自然中审美特征的能动反映，是艺术家在对象世界中肯定自己的一种形式。因此，艺术家既要具有深厚的生活经验基础，能够敏锐地观察现实，又要具备丰富的想象力和充沛的情感；既要善于分析自己，又要善于用自己独特的形式去理解和表现现实。只有这样，艺术的创造性才能形成。高尔基曾经说过：“艺术家就是要发现自己，发现自己对生活、对人、对某一件事的主观态度，并用自己的形式，自己的语言把这种态度表达出来。”艺术的审美本性和艺术的创造性相联系，而前者要求反映的客观现实与艺术家个性之间相结合。因此，艺术美的构成应当包括两大方面：一是艺术形象对现实的再现；二是艺术家对现实的情感、评价和理想的表现，这是客观与主观、再现与表现的有机统一。

二、艺术美的类型

按艺术美的创造过程和欣赏对象的不同,可以将艺术美分为下列类型。

(一)听觉艺术美

听觉艺术美主要是指音乐的美。音乐以优美动听的节奏、旋律和音色,诉诸人类听觉器官,使人们感受到饱含着情感的音乐形象。有一次列宁在听了贝多芬的《热情奏鸣曲》之后说“我不知道还有比‘热情奏鸣曲’更好的东西,我愿每天都听一听。这是绝妙的、人间所没有的音乐。我总带着也许是幼稚的夸耀想:人们能够创造怎样的奇迹啊!”这是对艺术家听觉艺术美创造的肯定。

(二)视觉艺术美

视觉艺术美是指建筑、雕塑、绘画、书法、摄影、舞蹈等造型或创作艺术美,因此又称之为造型艺术美。它又可分为动态视觉艺术美(如舞蹈)和静态视觉艺术美(如建筑);平面视觉艺术美(如绘画)和立体视觉艺术美(如雕塑)。

(三)语言艺术美

语言艺术美主要是指文学,通过语言来塑造艺术形象。欣赏语言艺术美,是通过阅读或聆听,激发想象和联想,从而获得形象性与情感性的美感。

(四)综合艺术美

综合艺术美是指运用听觉、视觉、语言等多种艺术形式和手段所塑造的艺术形象(如电影、电视、戏剧),使人从视、听和想象、思维方面获得形象、情感上的美感。因为它是上述三种艺术美的综合,所以称之为综合艺术美。

三、艺术美的特征

(一)艺术美的现实性

艺术美的现实性具体体现在艺术美来源于自然、社会——现实生活。现实生活是艺术家进行创作的基础与前提,是艺术家创作激情和创作素材的源泉。因此,艺术美是现实生活的能动反映。中国古代美学思想非常强调以自然为师。唐代著名山水画家张躁提出“外师造化,中得心源”(《历代名画记》)。十分强调对现实自然对象的了解、观察与研究,激发艺术家内心的激情和创作“灵感”。从中我们得出的结论是,艺术美必须得到现实(物质)的体现,必须获得现实(物质)的外在形象,使脑中的形象成为实际的物质。画家借助于色彩、明暗、线条等创造出视觉可感的图画;音乐家运用音响、节奏创造出听觉可感的形象;作家用语言、文字把形象、生活的画面塑造出来,固定下来……总之,无论是听觉艺术、视觉艺术、语言艺术和综合艺术,都有与之相应的现实(物质)的外在形象。忽略了其现实性,任何艺术都无法创造出来的。

为什么艺术家们在艺术创作中都特别重视艺术美的现实性特征?

1. 现实生活是艺术“灵感”的土壤

艺术“灵感”或称创作灵感、创作机遇，它是艺术家在创作过程中，大脑在高度亢奋条件下出现的信息纷呈和相互沟通的最佳思维态势，是艺术想象力的集中与升华，是艺术创造的动力。艺术创作灵感是人类大脑具有的一种复杂的生理与心理功能，它的实质并非是神秘莫测的神或超人所主宰，而是一种生理和心理现象。

严肃而勤奋的求实态度和创新精神，丰富的生活实践经验和广博的文学理论知识，深厚的艺术修养和娴熟的艺术技巧，是获得艺术创作灵感的前提；培养良好的创作习惯和保持创作时的最佳心态，是获得艺术创作灵感的重要途径。然而，艺术家的创造性想象活动，必须依靠现实生活中所积累的大量的感性材料——记忆中的表象。艺术家对这种感性材料掌握越实际、越丰富，想象力就越自由、越广阔，这样就能充分发挥艺术智慧和艺术创造力。因此说现实生活是培育艺术创作的土壤。

2. 现实生活孕育着艺术家的艺术激情

艺术美并不是现实生活形象的简单再现，在艺术形象中浸透和充满了艺术家的激情，而这种激情来源于现实生活。情感是在社会生活实践中为满足自身某种需要所形成的对事物的态度体验，情感活动激荡着艺术创作的全过程，在艺术构思中有着特别重要的作用，成为艺术思维的原动力。柴可夫斯基创作《罗密欧与朱丽叶》的序曲时，正陷入失恋的痛苦之中，致使他分不清自己是为歌剧作曲，还是为自己抒发衷肠。他乐思迸发，浮想联翩，悲哀动人的音符涌出脑海，响彻耳际，很快就谱成这首曲子。因此，艺术家脱离社会实践活动，就无法培养对现实社会生活的情感。只有在现实生活中直接激发的情感，才能有力地推动和完善艺术家的艺术想象力。反之，如果脱离了现实生活，艺术家不仅失去了创造艺术形象所依凭的感性材料，而且将要失去艺术想象的动力——激情。

3. 现实生活推动艺术家艺术技巧的发展

艺术技巧不仅是为表现生活与思想情感服务，而且是从表现生活与思想情感的过程中形成和发展起来的。现实的社会生活在不断地变化、进步和发展，形势要求艺术家的艺术技巧也必须相应的提高和发展，这就是现实生活在推动艺术技巧发展中的特殊积极作用。综上所述，现实生活是艺术美的源泉，艺术美是现实社会生活的反映，这就是艺术美的现实性特征。

（二）艺术美的形象性

艺术美是用具体可感的形象来反映生活、传达情感的，而艺术形象则是艺术家根据现实生活创造出来的，是具有一定内容和审美意义的生活图景。艺术形象一般是人物和人物生活的环境，同时也包括与人的生活有密切关系的许多自然物。一首诗、一幅画、一出戏、一座雕塑、一部交响曲等都是我们可以用感官感受到的，它们或是以色彩、线条、声音组成形象，或是借助于文学在我们头脑中勾画出事物的形象。高尔基说“艺术作品不是叙述，而是用形象、图画来描写现实。”别林斯基指出“诗的本质就在于给不具形的思想以生动的、感性的、美丽的形象。”

以上充分说明了艺术美的形象性特征。但是艺术美的形象与人们通常所说的事物形象是不相同的。人们通常所描述的事物形象主要是指客观事物的具体外形，如医学书籍或杂志中的某些插图。艺术形象则有其特殊的含义：它既具有事物的普遍性，又显示出事物的特殊性，是一般和个别的统一，是反映一定范围的普遍性和鲜明的特殊性的统一。所以通常把艺术形象又称为典型形象。典型形象在文学作品中往往是指典型人物。典型人物的可感形象核心是人物的个性特征。如《水浒传》中的108将,人人有其形态、音色,个个具其气质、性格。《红楼梦》中涉及形形色色的人物形象有975人,其出场人物个个须眉毕现。以上可以看出作者都特别重视对人物个性特征的刻画。

(三) 艺术美的创造性

艺术美虽然来自现实生活,但并不等于现实生活,它高于现实生活,是创新的现实生活;是艺术家按照“美的规律”对现实生活进行创造性劳动的产物。当人们面对艺术形象产生美感而发出惊奇的赞叹的时候,引起其赞叹的主要原因是艺术美的创造性特征。

从现实生活到艺术形象是一个高尚而优美的创造过程,正是这个过程决定了艺术作品的美。这里必须强调的是要懂得艺术对现实生活的概括与创造是一个长期的、连续的辛勤劳动的过程。艺术大师齐白石说过“采花辛苦蜜方甜。”这里说的“蜜”就是艺术美,而“采花”的过程正是通过艺术家辛勤的创造性劳动对现实生活进行提炼的过程,也是艺术家的思想感情与现实生活相熔铸的过程,而“甜”则是指对欣赏者所唤起的强烈的美感,也就是艺术美的创造性特征所产生的美感。

(四) 艺术美的情感性

艺术美的最大魅力就是抒情,以情动人。艺术首先应在情感上打动人,然后才能引起人们的理性思考。艺术作品能使欣赏者受到思想教育,必须通过欣赏者在情感上产生共鸣。不能引起欣赏者共鸣的作品,便无从发挥艺术的审美教育作用。所以科学是以理服人,艺术则是以情动人。

艺术既表现人们的情感,也表现人们的思想,因为人的情感总是建立在一定思想基础之上的,思想与情感实际上是分不开的。在现代护理操作中,护理人员只有把救死扶伤、全心全意为患者服务的思想理念注入工作中,才能提高护理艺术的技巧与高度,用真挚而深沉的情感去感染患者,使患者既能获得护理上的美感,又能得到精神上的安慰和心理上的满足。

(五) 形式和内容的统一性

艺术美强调、突出形式和内容的和谐与统一。完美的艺术形式不仅直接反映作品的内容,而且它还是作品内容与欣赏者之间的桥梁,可以吸引人们深入感受作品的内容,欣赏作品的形式美与内容美。

思 考 题

1. 简述自然美所具有的基本特征。
2. 社会美有哪些基本特征?
3. 简述护理社会美的表现形式。
4. 阐述修饰美的主要内容。
5. 高级护理人员如何注重体态美和心灵美?
6. 论述人体美与心灵美的关系。

7. 在医护服务过程中，怎样才能获得真正的人际美？
8. 什么是艺术美？有哪些类型？
9. 艺术美有哪些特征？
10. 论述艺术美与生活丑的关系。

（李竞成　程跃英　严　松）

第三章　护理美的范畴

[学习要点]

掌握护理美学的范畴；了解优美、崇高、滑稽与喜剧、悲剧和丑在临床护理上的意义。

按照前一章美的分类，根据美的状态、面貌和特征的不同，将美分为优美、崇高、滑稽与喜剧、悲剧和丑等基本范畴。护理美将医学美中的种种形态体现得非常丰富而复杂，因此，它表现出千姿百态的形态，并伴随着时代的进步和医学护理事业的发展，而显示出特殊的实用价值。本章讨论美的范畴中的优美、崇高、滑稽与喜剧、悲剧和丑五种类型。

第一节　优　　美

一、优美的含义

护理美中的优美，主要表现为审美对象的轻盈、乖巧、玲珑、体贴、温柔，常常给人一种赏心悦目的审美感受。实际上，就审美对象而言，美又有广义与狭义之分，广义的美指一切审美对象，狭义的美则专指优美。因此，从这个意义上讲，护理职业与护士本身，就是美的化身，是优美的象征。

在现实生活中和艺术上的优美能使人得到巨大的审美享受，而护理美中所表现出的优美，同样能引发人的心理愉悦，从而有利于提高医疗、护理、保健服务质量。

优美是美的比较普遍的表现形态，也是护理美最适合、最恰当的表现形式。自从人类萌生了审美意识，最早进入审美范畴的就是狭义的美，亦即优美。实际上，旧美学对美所制定的一些“法则”，在很大程度上是就优美而言的。如亚里士多德的“秩序、对称与明确”，奥古斯丁的“各部分之间的适当比例，再加上一种悦目的颜色”，阿奎那的“完整、和谐、鲜明”及其他美学家所谈及的“整一的”“明确的”“圆满的”“变化的统一”和“黄金分割率”等，都在一定程度上揭示了优美的某些特征。

由于优美的事物一般都体现了形式美的法则，较容易把握，能从外观上给人们带来直接的感性快感。因此，不少美学家称优美是一种“平易之美”，而我国传统美学则称之为“阴柔之美”。

二、优美的特征

优美以社会实践自由地与客观规律相一致，内容与形式的和谐统一为其基本审美特征。它所展示的是主体与客体矛盾的统一、平衡、和谐状态。如自然景色中的晚霞朝阳、山明水秀、碧潭春雰，现实社会生活中的种种使人陶醉于幸福安乐中的美好情景，都达到了优美的境界，给人以和谐、安静的审美享受。艺术中的优美是自然景象和社会生活中优美的反映，它能更多给人悦耳悦目的美。护理优美在形式上的特征更多地表现为：温柔、同情、体贴、轻巧、安静和秀雅，能给人（特别是患者及其家属）以轻松、宽慰、愉快和充满信心与希望的审美感受。

第二节 崇 高

一、崇高的含义与特征

崇高是美的一种表现形态，具有客观性。崇高与优美一样，都来自于人的直接或间接的审美实践创造。崇高既存在于客体对象本身中，同时也存在于实践中人对理想的追求和憧憬。现代护理职业必须表现出护理美的特征，才能体现出它所具有的崇高属性，这才不愧为崇高的职业。南丁格尔的一生就是充分表现护理美的一生，是崇高的一生。

从崇高的本质上看，崇高是审美主体的合目的性与审美客体的规律性之间的对立冲突，是真与善，形式与内容的激烈矛盾冲突的不和谐性、不统一性；在这种冲突关系中，最终取胜的将是善，是真与善的最终和谐统一。因此，崇高体现着人类在实践过程中，争取达到真善统一的动态过程。

崇高是在作为社会实践主体的人类提出了征服或掌握现实实践客体的历史要求，并趋向于实现这一要求的历史条件下发生的。它以客体的无限大压倒实践主体为其直观表象，而其实质则是，受压抑的实践主体充分激发出人的本质力量，转向征服或趋向于征服客体。这也就是崇高的实质所在。

崇高作为客观方面的特征是，对象在数量和力度上都超出直观把握界限，显示出“无形式性”“无界限性”；崇高作为主观方面的特征是，主体被对象所压倒的同时反而提高自己，这时主体产生愉悦和不愉悦混合情感的昂扬的紧张情感。

崇高以各种具体形态存在于自然、社会、艺术领域中，有三种类型：自然界的崇高、社会生活的崇高、艺术的崇高。

1. 自然界的崇高

自然界的崇高是与自然界的壮丽现象的千变万化的表现相联系的。自然物象以其数量和力量上的巨大、雄伟，引起人们的惊奇，使人和物之间处于矛盾对立的状态。与此同时，人们又在自卫和征服对方的实践或关于这一实践经验的回顾中，产生一种胜利的愉悦和自豪感。这样，在自然对象的量和力的巨大压抑中，显示出人类自身的力量，作为实践主体和欣赏主体的人类，便能对自然界的崇高对象，由受压抑转而产生审美愉悦。如祖国万里长城的雄伟、壮丽，是人类征服自然、对抗压抑的创造性辛勤劳动的表象，使人产生一种伟大和赞叹的情感，欣赏到悦目的崇高美。因此，崇高感在更高的程度上被为造福人民而改造大自然的日常实践所肯定。

2. 社会生活的崇高

社会生活的崇高更多地带有伦理内涵，给人以伦理上的审美愉悦。在社会生活中，先进的人们推动历史前进的实践活动，常常会遭到暂时性的、有时却是很强大的对抗势力所阻挡，在剧烈的矛盾斗争中，体现历史前进方向的先进人物的勇往直前的英雄行为，预示出主客矛盾终将趋向统一的历史必然性，集中地表现了社会生活中崇高的美学特征。

当前，崇高更多地被理解为鼓舞人、群体、社会去进行革命的、创造性的实践活动的一种壮丽的和人道的理想。护理过程的崇高，通常是与理想、道德、良心相联系。因此，崇高是一种有积极意义的、高度思想和道德行为的力量。

3. 艺术的崇高

艺术的崇高是对自然、社会生活中崇高的反映。它可以将自然的、现实的社会生活中已经存在的崇高，经过强化的艺术手段使崇高得到艺术的体现，也可以把生活中尚不是崇高但显示着崇高倾向的事物，通过艺术创作为崇高的形象。艺术中的崇高通常表现为展示人的美好志向和奋斗，以及由它们所唤起的激情。在文艺作品中，崇高的事件，不是通过描写人所感知为崇高的外在生活现象，而是通过主人公的动机或直接展示他们的自觉行为来表达的。例如，奥斯特洛夫斯基《钢铁是怎样炼成的》中的保尔、毛泽东《为人民服务》中的张思德等。

综上所述，崇高是通过人类现实社会实践的一种客观现象。然而，在现实社会生活中，并不是所有的人的美好行为都是崇高的，只有真正符合广大人民群众的根本利益，敢于探索、勇于进取、不怕牺牲、不怕困难的艰苦实践行为，才是崇高。

二、崇高与优美的对比

在表现形态上，崇高的主客体矛盾斗争是对立的、严峻的，其实践过程是动态的；而优美则表现为主客体矛盾斗争所能达到的和谐、平衡和统一，其实践过程是相对静态的。在美感上，崇高是一种高昂、激动的愉悦，优美则是一种平静而优雅的喜悦。

优美与崇高是两种不同形态的护理美，是护理职业美中所呈现的两种客观状态。前者在形式上的特征表现为亲切、秀雅、和谐与温暖，能给人以轻快、安慰、愉悦的审美感受；后者在形式上则往往表现为激昂、忘我、庄严，它是一种在救死扶伤中表现出的具有强烈的伦理道德作用的伟大的美，给人以尊敬、钦佩、鼓舞、激励的审美感受。护理美中所表现的优美与崇高，对塑造医护人员的良好形象及提高医疗、护理服务质量都具有十分明显的积极作用。

第三节　滑稽与喜剧

滑稽与喜剧的关系，目前有两种见解：一是把滑稽与喜剧视为同一美学范畴；二是将滑稽与喜剧归为有着相互从属关系的两种范畴，或把滑稽作为喜剧的体现形式，或把喜剧当作滑稽的体现形式。本节主要是谈谈普通美学中的滑稽与喜剧的基本概念。

一、滑稽

（一）滑稽的基本含义

从美学的角度对滑稽的概念可以作如下理解：在实践主体战胜了实践对象的现实条件下，当丑已经充分显露其丑的本相，却还要用美的形式来遮盖自己时，便构成了滑稽。

亚里士多德在《诗学》中指出“坏，不是指一切恶而言，而是指丑而言，一种是滑稽。滑稽的事物是某种错误或丑陋，不致引起痛苦或伤害，现成的例子如滑稽面目，它又丑又怪，但不使人感到痛苦。”车尔尼雪夫斯基也说“滑稽的真正领域，是在人，在人类社会，在人类生活。”“丑乃是滑稽的根源和本质。”“只有当丑力求自炫为美的时候，那个时候丑才变成了滑稽。”法国大文豪雨果在谈到美与丑的关系时曾指出“滑稽丑怪作为崇高优美的配角和对照，要算是大自然所给予艺术最丰富的源泉。”同时还说“滑稽丑怪却似乎是一段稍息时间，一种比较的对象，一个出发点，从这里我们带着一种更新鲜更敏锐的感觉朝着美而上升。”因此，可以说，滑稽是一种丑角表演，是表现喜剧性事物的一种特殊方式。滑稽作为失去必然性存在根据的丑的对象，在内容上是空虚的，在形式上是歪曲的，因而，总带有荒谬悖理的特征。这种对象所引起的审美效果是“笑”，笑是滑稽感的具体表现形式，能使人尽情地享受到这种滑稽“丑态”中的美感。如喜剧大师查尔斯·卓别林的滑稽表演的种种丑态，令人捧腹大笑从而获得美的享受。

然而，也必须把作为审美效果的滑稽感的“笑”，严格地与一般生理上的“笑”和一般喜悦的“笑”区分开来。事实上正是由于滑稽的对象表现为一种不符合规律的荒谬现象，从而对这种对象的审美反映，就可以采取比较偏重于理智的冷静的批判态度，是非和善恶的判断非常明确，此时，真与假、善与恶、美与丑的荒谬的对立，只能引起笑声，在笑声中包含着明确的批判的态度和否定的评价，在笑声中烧毁着一切无价值的、虚假的、丑恶的东西。

（二）滑稽的美学特征

1. 滑稽的倒错性特征

滑稽属于一种美学的基本范畴，是人类社会实践的产物，有着深刻的社会内容。滑稽是通过倒错的反常状态，反映出真实本质与合理状况。滑稽的倒错体现着人们对客观对象的征服、压倒和揭露出对象内容的空虚，形式的虚假，使人类能够愉快地和自己的过去诀别，以新的姿态迎接未来的一种自我意识的觉醒。因此，滑稽不是抽象的，而是具体的可感的形式，通过这一感性形式显示出现实生活的真实。

2. 滑稽的双重性特征

所谓滑稽的双重性是指滑稽既反映生活中的否定现象，也反映生活中的肯定现象。既具有批判功能，又能发挥创新效果。因此，它能表现出现实生活中真实的一面，又可使人体会到生活中虚假的一面。它是以丑的形式来激发美的感受。所以，滑稽所引发的笑比喜剧和丑，更多的带有快乐的色彩，是一种会心的笑、同情的笑、戏弄的笑。

3. 滑稽的两重属性特征

这里所指的滑稽的两重属性是它具有丑和喜剧的属性，与喜剧和丑有着千丝万缕的关系。它既可作为一个因素出现在喜剧中，当它以批判或否定的手法去构建自己的形象时，又可视为丑的一个侧面。

但滑稽又不同于喜剧，喜剧是在现实生活中获得某种心理上的满足时的一种表现形式，是一种“既勾出眼泪，又引起笑声”的否定形式。滑稽尽管也是一种轻松、愉快的形式，但它更多的是一种“会心的笑”。滑稽与丑也不相同，丑是美的对立，是美的倒错，它是由生理上的痛感转化为心理上的审美快感。滑稽虽然也是一种倒错，但它更多的则是一种行为、语言上的怪诞、错异。滑稽在美感上不是由痛感而生，而是通过批判、揭露出对象的违背情理与荒谬，从而获得审美的愉悦和快感。

（三）滑稽的形式分类

滑稽通常可分为否定性滑稽和肯定性滑稽两类。两者的共同性表现在内容与形式的尖锐矛盾性以及形式的虚假性上。两者的特殊性表现如下。

1. 否定性滑稽

否定性滑稽的特点：在内容上是丑的，其美学特征是对不合目的、不合规律的事物，采取了合目的、合规律的外观形式。

2. 肯定性滑稽

肯定性滑稽的特点：在内容上是美的，其美学特征是对合目的、合规律的事物，采取不合目的、不合规律的外观形式。

（四）滑稽的审美意义

滑稽的审美意义是通过对丑的压倒，侧重于在对丑的直接否定中突出人的本质力量的现实存在。因此，滑稽就在揭穿旧思想、旧观念、旧事物的内在陈旧、空虚和无价值中，显示出激发“人类能够愉快地和自己的过去诀别”的巨大审美意义。

二、喜剧

（一）喜剧的基本含义

喜剧产生于古希腊，起源于民间为纪念酒神与欢乐之神狄俄尼索斯而举行狂欢游行时的欢乐的、载歌载舞的演出，后来“喜剧之父”阿里斯托芬以艺术作品的形式将喜剧艺术定型化。

喜剧就其本质而论属于滑稽的范畴，是滑稽的一种表现形式。但在人类长期社会生活实践中，特别是在艺术领域里，喜剧以其特有的美学特征与多种多样的表现形态，已经成为被社会人群广泛而普遍接受的独立的美学范畴。

现实社会生活中的矛盾冲突是喜剧的根源。喜剧是在倒错、自相矛盾的形式中显示生活的本质。正确的喜剧观是肯定喜剧的客观基础，认为喜剧反映特定的生活对象。亚里士多德指出“喜剧是对于比较坏的人的模仿。”“历史不断前进，经过许多阶段才把陈旧的生活方式送进坟墓。世界历史形式的最后一个阶段就是喜剧……历史为什么是这样的呢？这是为了人类能够愉快地和自己的过去诀别。”这些论述对于理解喜剧的实质是非常重要的。

喜剧这一美学范畴与作为美学范畴的丑有着十分密切的联系。丑不同于假、恶，当它以感性形式进入审美领域而作为审美对象的时候，具有某种积极的审美价值，这种审美价值来自于与美的比较，由于通过对丑的现实的揭露，达到对美的理想的展望，通过对丑的否定达到对美的肯定。喜剧的实质，就是以积极的形式对人的本质力量的肯定。在肯定性喜剧中，以歌颂美为主，其肯定是直接的。在否定性喜剧中，以讽刺丑为主，其肯定是间接的。

人类社会生活的发展，使艺术中的喜剧形态日益深刻、高级和完善。它从嘲笑人们的形体动作的丑，上升到嘲笑人们的精神世界的丑，某种社会制度、秩序和风尚的丑。因为社会生活愈发展，人们的物质、文化生活愈提高，美也就愈增加，丑就愈丧失其合理性，从而对丑的否定就愈能采取喜剧形态。

（二）喜剧的美学特征

1. “笑”

喜剧最为突出的美学特征是引人发笑。笑是对喜剧对象的一种最基本的心理反应。成功的喜剧，无论是欢笑，或是嘲笑，都能使人“笑得开心”。笑，既是一种生理现象，即人类的一种本能反应；又是一种社会现象，是人类在社会实践中的情感和情绪的表露，是人对现实对象适应人的需要和社会要求而产生的体验。喜剧所引发的笑是一种审美的笑，其本质是一种情感评价，具有广泛而深刻的社会意义，它通过对丑恶事物的否定，反映了人类充满自豪和满足的优越感。车尔尼雪夫斯基说“我们既然嘲笑了丑，就比它高明。譬如我嘲笑了一个蠢材，总觉得我能了解它的愚行，而且了解它应该怎样才不至于做蠢材——因此同时我觉得自己比他高明得多了。”

2. “寓庄于谐”

“庄”是指喜剧的主题思想体现了深刻的社会内容。“谐”是指喜剧的主题思想的表现形式是诙谐可笑的。显然，在喜剧中“庄”和“谐”处于辩证统一的关系，失去深刻的主题思想，喜剧就失去了灵魂，但没有诙谐可笑的形式，喜剧也就不能成为真正的喜剧。“庄”要求艺术家对喜剧的主题内容要严肃、庄重，认真和真实地反映现实社会生活。“谐”要求艺术家对喜剧的表现形式要和谐、动情，要善于通过诙谐的形式去表现特定的生活内容与思想感情，能把深刻的思想内容和强烈的诙谐效果完全融合在一起。卓别林说“我有本事既勾出眼泪，又引起笑声。”这句话一针见血地指出了喜剧“寓庄于谐”的美学特征。

（三）喜剧的表现形式

“寓庄于谐”是一切喜剧性艺术的共同特征，但是，由于喜剧作品所反映的内容在性质上的不同，因此，喜剧的表现形式也就显得多种多样。

1. 讽刺

讽刺是否定性喜剧的主要表现形式。鲁迅说“喜剧将那无价值的撕破给人看，讥讽又不过是喜剧的变简的一支流。”这主要是指喜剧中的讽刺。讽刺是以真实、简练而夸张的表达手法，把人生“无价值的撕破给人看”，引导人们从中得到否定和贬斥丑恶事物的精神愉悦，借以针砭社会的弊端，促使社会朝着正确的方向前进。讽刺具有两种不同的性质：一种是用揭发和批判的手段来解决敌我之间的矛盾，一种是用引导与批评的方法来处理人民内部矛盾。因此，尽管讽刺性的笑都具否定性，但由于讽刺对象不同，讽刺者的立场和态度不同，笑的否定性质和程度也必然会有不同，笑的美学意义也就有所区别。

2. 幽默

幽默是英语 humour 的音译，我国在 20 世纪 20 年代就已经通用。作为喜剧的一种独特形式，幽默不同于讽刺，虽然二者在喜剧性艺术中常常是难以分开的。讽刺主要是揭示反面人物的假象，并常常采用夸张、直接外露的手段，以严厉辛辣引起嘲笑为特点。幽默则不仅反映生活中的否定现象，而且还反映生活中的肯定现象。它往往针对存在于正面人物身上引人发笑的特点或缺点，以一种直率、轻松、温和而风趣的形式加以表现，所引起的是一种轻微和更带有欢快色彩的讽刺意味的笑，这是一种“会心”的笑、同情的苦笑或戏弄的讥笑。

列宁曾对高尔基说“幽默是一种优美的、健康的品质。”这充分说明幽默运用于歌颂新的事物或正面形象时，它直接代表了先进社会力量的一种优越感，因此，能使人产生一种充满诙谐或机智感觉的会心的微笑。而当幽默运用于批评人们的某些缺陷时，常常会引起一种同情的苦笑或善意的微笑。

3. 夸张

夸张是喜剧艺术表现的一大特点，是讽刺性喜剧中经常使用的手法。夸张是对所描写的现象或性格的某个方面进行相当明显的过分夸大，以便鲜明地强调或揭示现象或性格的实质。夸张以至变形能产生强烈的喜剧效果。但也必须指出，喜剧艺术上的夸张、变形，绝不是无原则的虚构或夸大，而必须以不违背现实生活的真实性为原则。

4. 怪诞

怪诞是表现喜剧性事物的特殊艺术手法，其特色是运用尖锐的夸张形象，使对现实的反映具有异常离奇古怪、玄妙幻想的形式。怪诞以从审美上评价生活真实性为基础，所塑造的形象是讽刺性漫画式的，欣赏者可以从中领悟到独特的思想意义。

第四节 悲 剧

一、悲剧的基本含义

悲剧，广义是指美学范畴，含义同“悲”或“悲剧法”，是崇高中更为深刻、更具体的重要表现形式，并与喜剧相对；狭义上特指戏剧的一个种类。

悲剧作为美学的基本范畴，体现了一种崇高的美。悲剧的崇高特征，是通过社会生活中新旧观念和新旧势力之间的矛盾冲突与抗争，并表现在短暂时间内，还具有强大实际力量的旧观念、旧势力对新观念、新生力量的暂时的或偶然的压倒，表现为正义的失败或挫折、英雄的牺牲、严重的灾难、困苦等。在严重而残酷的实践斗争中显示出英雄人物的崇高精神和高尚品格，这就是悲剧中所体现的崇高，经常以其庄严的内容和粗犷的形式震撼人心，引起人们的共鸣。

如在“抗洪”斗争中，光荣牺牲的解放军战士和那些见义勇为而献出生命的英雄人物，这是现实斗争(自然斗争或社会斗争)中悲剧的崇高美的典范，是对进步社会力量的实践斗争的积极肯定。因此，这里所论的悲剧不是作为一种戏剧的种类，它与悲惨、悲观和消沉等截然不同，它是作为一种美的范畴而存在。

然而，还必须看到，体现人的本质力量的社会实践，具有鲜明的进步性和合理性，当这一实践斗争遭受(即使是偶然的或暂时的)压制、摧残、迫害而获得悲惨结局时，必然会引起人们的畏惧、悲悯和痛苦等情感反应。这是悲剧给人们所造成的一系列非常复杂的心理活动。这一复杂的心理活动，还同时导致在畏惧、悲悯和痛苦中意识到暂遭挫折的那种社会实践的合理和潜在力量。特别是正义事业和进步力量遭受摧残和失败，更能给人以强烈的道德震撼。这样，在人的本质力量暂时受挫的独特形态中，审美主体终于觉察到了美的本色，从而克服由于挫折、失败等悲剧性因素所引起的消极情绪，形成以惊赞或同情为特色的审美感受。这就是通常所说的“化悲痛为力量”。

现实中存在的悲剧，经常迫使人们采取严肃的伦理态度和实践行动。它虽然在客观上具有悲剧的审美性质，但一般很难直接进入人们的审美领域。对于跟人的实践利害直接联系的现实中的悲剧，人们很难、一般也不应直接采取审美观照的态度。因此，只有反映形态的悲剧艺术，才经常作为审美对象，引起人们的审美愉快。显然，在各类艺术类型里都可能具有一定的悲剧因素，如《红岩》《红楼梦》等。在以反映社会冲突为本质特征的戏剧艺术中，则表现得最为突出和集中，因而作为美学范畴的悲剧和作为戏剧种类的悲剧，经常结合在一起而不可分割。

悲剧在西方美学史上引起了人们的普遍关注与研究。悲剧是“历史的必然要求和这个要求在实际上不可能实现之间的悲剧性的冲突”，这一论断深刻揭示了悲剧的客观社会根源和悲剧的历史必然性。鲁迅也曾指出“悲剧将人生有价值的东西毁灭给人看。”这种种观点都是把悲剧置于社会发展的历史进程中进行研究和考察，为理论上对悲剧的深入探讨指明了正确方向。

综上所述，悲剧的美学特征可概括为：以社会实践主体的暂时遭受挫折为内容，以引起人们的畏惧、悲悯或痛苦为直接反应形式，以激发人们从中观照人类的本质力量为最终结果。

二、悲剧的本质

西方美学史上将悲剧称之为“崇高的诗”。

（一）亚里士多德论悲剧的市质

亚里士多德所写的《诗学》是他对悲剧的主要理论。

第一，“悲剧是对一个严肃、完整、有一定长度的行动的模仿……最重要的是情节，即事件的安排……只要有布局，即情节有安排，一定更能产生悲剧效果……情节乃悲剧的基础，有似悲剧的灵魂……最完美的悲剧的结构不应是简单的，而应是复杂的……悲剧没有行动，则不成为悲剧。”亚里士多德认为悲剧之所以能产生惊心动魄的效果，主要靠“情节”的“突转”和“发现”，并不靠性格的描写和矛盾冲突。他指的“突转”就是按照他所提出的“必然律”而发生、表现的。这种观点接触到了文艺及悲剧的本质。

第二，悲剧有特定的对象，特定的人物。“喜剧总是模仿比我们今天的人坏的人，悲剧总是模仿比我们今天的人好的人”，但是悲剧并不是写一般情况下的好人，而是要写特定条件（遭受不应遭受的厄运环境）下的好人，这样才能产生怜悯与恐惧的悲剧效果。而且这个遭受厄运的人是和我们相似的，由于这种“相似”而引起“共鸣”，才使我们感到恐惧与同情。所以，《诗学》指出“因为怜悯是由一个人遭受不应遭受的厄运而引起的，恐惧是由这个这样厄运的人与我们相似而引起的。”

第三，悲剧所引起的对人的恐惧与怜悯之情，在积极方面能起“陶冶”作用。《诗学》指出“模仿方式是借人物的动作来表达，而不是采用叙述法；借以引起怜悯与恐惧来使这种情感得到陶冶。”“陶冶”要从道德上来理解，在潜移默化的同时，悲剧还能引起一种理性力量。在道德上震撼人心的同时给人以审美享受，提高人的思想境界。亚里士多德的悲剧理论在西方美学史上最早奠定了悲剧的基础。

（二）黑格尔论悲剧的本质

黑格尔率先提出悲剧矛盾的必然性。他指出悲剧的根源和基础是两种实体性伦理力量合理斗争的结果。

在黑格尔的悲剧矛盾冲突中，抹杀了正义和非正义的区别，在理论上混淆了现实中美丑、善恶的斗争，因而不能阐明悲剧冲突的本质是反映新旧两种观念或势力的斗争。

黑格尔强调悲剧通过双方的冲突，扬弃和毁灭的是双方各自在道德上的片面性，因此，他的悲剧观尚具有一定的乐观主义因素。

（三）车尔尼雪夫斯基论悲剧的本质

车尔尼雪夫斯基首先反对黑格尔的悲剧观，认为黑格尔不是从现实生活出发，而是从理念出发规定悲剧的本质，其实质是宿命论的观点，企图将悲剧的概念和命运的概念联结在一起。

车尔尼雪夫斯基强调命运的概念和科学概念是相矛盾的，是不可调和的。车尔尼雪夫斯基认为悲剧是人生旅途惊恐、痛苦的历程，通常与艰苦斗争有联系，但又不能等同。例如，"航海者同海做斗争，同惊涛骇浪和暗礁做斗争，他的生活是艰苦的，可是难道这种生活必然是悲剧的吗？有一只船遇着风暴给暗礁撞坏了，可是却有几百只船安全地抵达港口。就假定斗争总是必要的，但斗争并不一定都是不幸的，结局圆满的斗争，不论它经过了怎样的艰难，并不都是痛苦，而是愉快，不是悲剧的，而只是戏剧性的。"

车尔尼雪夫斯基给悲剧所下的定义是"悲剧是人的苦难和死亡，这苦难或死亡即使不显出任何无限强大和不可战胜的力量，也已经完全足够使我们充满恐怖和同情。无论人的苦难和死亡的原因是偶然还是必然，苦难和死亡反正都是可怕的。"

三、悲剧的类型

悲剧的本质在于悲剧的矛盾冲突，由于矛盾性质不同，决定悲剧有多种多样的具体形态。通常将悲剧艺术分为如下几种类型。

（一）新事物和新生力量的悲剧

在这种悲剧中，代表历史必然要求的悲剧主角，因主观和客观的复杂原因，不可能实现其要求而不可避免地遭受挫折和失败。如体现在历史上英雄人物的牺牲，属于革命的悲剧，这时丑对美的暂时压倒又深刻地显示出社会发展的历史趋势，展现了美的最终的必然胜利。这类悲剧在悲剧的对象中占有极其重要的地位。

这种类型的悲剧人物具有如下特点：能自觉地捍卫真理，为实现人类伟大的理想而斗争；牺牲的英雄人物与广大人民的利益与命运有着密切的联系；在巨大的苦难中显示出崇高品质和英雄本色。

这类悲剧的特点不是悲惨，而是悲壮；不是怜悯，而是自豪；不是恐惧，而是无畏。这类悲剧性的美，实际上是一种"流芳百世"的崇高的美，给子孙后代以崇敬、怀念的美的感受。

（二）旧事物和旧制度的悲剧

这类悲剧的审美价值，主要不在于以其微弱的合理性引起人们的某种悲悯感，而在于使人们从这种特殊的悲剧性冲突中深刻体验到历史规律不可阻挡的巨大审美快感。

（三）普通老百姓的不幸和苦难

在现实社会生活中，老百姓的不幸与苦难能引起人们的悲悯与同情。他们在同传统生产观念的艰苦斗争中，所表现出来的辛勤劳动与创业精神，能够引起人们的称赞，同样可以给予人们以一定的审美快感。

（四）社会主义社会中的悲剧

1957 年，老舍的《论悲剧》在《人民日报》发表，他从客观现实和人民群众的审美需要出发，阐明和肯定了社会主义时期的悲剧存在的必然性。但由于历史的原因，特别是“十年动乱”时期，曾对社会主义时期的悲剧创作及悲剧作品加上种种莫须有的罪名，制造了悲剧的层层禁区。

当前，我们还必须看到新旧观念之间、科学与迷信之间、清廉与腐败之间、贫富之间的矛盾冲突，是造成社会主义悲剧的主要因素，要及时进行协调与变革。在新的世纪，继续推进现代化建设，完成祖国统一大业，维护世界和平与促进共同发展，是我们党肩负的重大历史任务。面对国内外形势的深刻变化，我们党要紧跟世界进步的潮流，团结和带领全国各族人民抓住机遇、迎接挑战，胜利完成使命。贯彻落实好中央要求，必须高举中国特色社会主义伟大旗帜，全面贯彻落实党的十八大精神，以马克思列宁主义、毛泽东思想、邓小平理论，“三个代表”重要思想、科学发展观为指导，以立德树人为根本，以服务发展为宗旨，解放思想，改革开放，凝聚力量，攻坚克难，坚定不移地沿着中国特色社会主义前进道路，为全面建成小康社会而奋斗。

综上所述，我们可以从两个方面揭示矛盾冲突：一是正面的事物在毁灭中显示其价值，在暂时失败中预示着未来的胜利；一是从反面事物的暂时胜利中暴露了它的虚弱和必然灭亡。如果说真正的喜剧接近悲剧，那么，真正的悲剧同时预言着旧事物的消亡和喜剧的来临。

第五节　丑

一、丑的基本概念

丑是美的对立面，19 世纪中叶开始把丑归入审美领域。这反映艺术创作对象的扩大，也表明艺术认识社会现实的合理性。但同时由于把丑归入审美，从理论上和艺术创作上抹杀了美与丑之间的界线，体现出对丑的美化，充分说明对丑的认识有一个历史发展过程。在美学史上，对丑的认识、论述远不如对美的研究那样充分，往往是在论述美的本质的同时为了进行比较才附带地谈到丑。荷迦兹首先指出丑是一种自然属性，适宜时可以产生美，不适宜时则会变成丑，他用赛马和战马的不同性质与体形来说明“赛马的马的周身上下的尺寸，都最适宜于跑得快，因此也获得了一种美的一贯的特点。为了证明这一点，让我们设想把战马的美丽的头和秀美弯曲的颈放在赛马的肩上……不但不能增加美，反而变得更丑了。因为，大家的论断一定会说这是不适宜的。”同时，他还认为这种不适宜可以通过变化而成为适宜，即变化可以产生美，而“没有组织的变化，没有设计的变化，就是混乱，就是丑陋。”

鲍姆嘉登认为“完善的外形……就是美，相应的，不完善就是丑。因此，美本身就使观者喜爱，丑本身就使观者嫌厌……美学的目的是（单就它本身来说的）感性认识的完善（这就是美），应该避免的感性认识的不完善就是丑。”

上述种种对丑的本质的论述，没有从根本上揭示丑是客观事物的一种自然与社会属性的实质。因此，对丑所应持的正确的现代美学观点是：丑的存在是客观事实，现实生活就是美丑并存，善恶相间的。既要反对抹杀美丑对立的事实，反对把丑与悲、喜、崇高视为具有同等价值的范畴；同时又要认识到，将丑归入审美领域这并不意味着美化丑、消灭美丑之间的对立。

二、丑的类型

（一）丑与形式美相背

所谓丑与形式美相背，是指外观不美，在丑的外貌中却表现出强烈而崇高的内在精神美。这一类的丑具有明确的审美价值。如古代广泛流传于民间的一身正气，除暴安良的钟馗、济公、包公。江南太湖奇形怪状之石所展现的意蕴博得人们的喜爱。贾平凹在《丑石》一文中说“怪石以丑为美，丑到极处，便是美到极处。”

（二）丑与形式美相同

这类丑在审美活动中引起的不是肯定性情感反应，而是否定性情感反应，是审美认识中的反价值。这种丑在生活中普遍存在，一般只有消极、否定的意义。然而，当它们被反映到艺术作品中的时候，仍然可以具有审美价值。在这种情况下，生活丑通过艺术处理，已经渗透着艺术家的否定性评价，成为间接肯定美的一种感性形式。在生活中，这种丑是对于美的否定，当它反映到艺术作品中来的时候，又遭到艺术家的否定。这种否定之否定就是对那被现实丑所否定了的现实美的肯定。雨果说“丑在美旁边，畸形靠近着优美……滑稽、丑作为崇高、优美的配角和对照，要算是大自然所给予艺术最丰富的源泉。”这类丑被引入艺术领域服务于美的创造。

（三）丑与美并存

在现实生活中，美与丑往往同时出现在同一事件中，相互对抗、相互对比、相互衬托，给人以美与丑之间的对比美的感受。

三、丑的审美特征

丑作为一种审美形态，具有下列审美特征。

（一）丑对生活、对人的本质具有否定意义

在现实生活中，丑是在感性形式中包含着一种对生活、对人的本质具有否定意义的东西。

人们在日常生活用语中，常用“丑恶”或“美好”来反映现实生活中“丑”与“恶”、“美”与“好”之间的客观联系。丑与恶之间的联系主要是以人物的道德、品格为纽带。当道德、品格显现在人物的语言、表情和行为过程中，就构成了人物形象。恶的伦理、品格必然会构成丑的人物形象。因此，可以看出丑作为美的对立面，在感性形式中已蕴涵着一种对生活、对人的本质的否定价值。

（二）丑与恶有联系，但不等同

前面已经提到丑和恶有着密切联系，但丑并不等于恶，丑只是恶的表现形式之一。恶的表现形式多种多样，包括政治领域、经济领域和生活行为方式等方面，都存在着恶的表现，而丑只是恶的表现的一个侧面。同时，丑通常主要是指人物形象上的表现。恶与功利直接相关，而丑的形象虽然也涉及功利却不等于功利，它与功利只是一种间接的关系。现实中的恶直接体现着一种道德观念，而美学上的丑只是对形象的一种评价。

形式丑并不一定恶。长相丑的形成原因是比较复杂的，可以是先天或遗传因素，也可以是后天的不幸遭遇所造成的生理缺陷，它并不代表恶，也不一定与恶就有着必然的联系。

（三）丑是痛感转化而成的精神上的快感

美和丑是相互对立而又相互依存的。美(优美)的特征是稳定、平稳、统一、柔和，而丑则相反，它打破平稳与统一，偏离稳定与和谐，呈现出畸形、怪异和粗陋。观照对象的优美，令人平静、松弛而产生快感。观照对象的丑则给人以刺激，不快，使人紧张而产生痛感。但是，刺激却带来了人的内在情感的骚动，痛感则把人从沉静、舒缓中激醒，激发出一种紧张的追求，让人们在体验一种平和之外，感受到一种紧张的刺激，从而使含有生理成分的痛感转化为精神上的快感。

第六节　美的范畴在护理工作中的实践意义

美的范畴使人们懂得了美存在的各种形态和具体表现、特点，增强人们在工作中的审美意识，并时刻以美的心态来对待周围的一切，这一点在护理工作中显得尤为重要。

人人都需要美，作为患者则更需要。护士应该用自己美的心灵、仪表、语言和勤劳的双手创造美的环境来满足患者对美的要求，激发患者对美好生活的向往和热爱，以良好的心态接受治疗和护理，促进患者早日康复，共筑一片健康的蓝天。护士的美学意识的培养在护理中有着十分重要的意义，其作用不可低估。在临床护理中，以科学而实际的护理审美行为来树立良好的护士形象，是履行护士的“保存生命、减轻痛苦和促进康复”这一崇高职责极为重要的前提。

一、培养美学意识是做好护理工作的必要前提

以患者为中心的整体护理，要求护士每天工作在患者当中，护士的心灵、品质、道德、性格、情操直接影响着患者的心情、情绪，患者良好的心态是疾病转归的前提，临床护理工作的目的就是使患者处于最佳的心理状态，爱护每一个患者，安抚每一颗心灵，不论护理对象的出身、职业、地位、性别、外貌如何，都应一律平等地赋予其发自内心的同情和人道主义的帮助，忠诚于

事业，重视患者的生命价值，解除患者心理及生理上的痛苦，全身心地为患者服务，是护理工作者必须具备的最起码的道德情操。当护理人员面对每一位患者的时候，良心和责任的感召是无声的启迪，良心来自护理人员内心，责任心反映了工作态度和慎重意识，良心与责任心的结合对护士职业素质的建设起着积极的作用。

二、护士的仪表行为美是做好护理工作的重要手段

在临床护理工作中，护士要仪态文雅、端正。护士的仪表行为美表现在站、坐、走及各种操作上。站：要求站得直，挺胸收腹，目光集中。坐：坐下时要先整理衣裙，两腿并拢后收。走：走路要庄重自然，轻盈敏捷。患者因治疗所需入院求诊，但本身的审美标准因其爱好、习惯、文化素养而各具其色，所以护士必须具备严谨的工作作风，娴熟灵巧的操作技术，给人以美感，庄重大方，自然平静，要有良好的仪态行为，这样才能有利于陶冶患者的情操，使患者在舒畅愉悦的状态中接受治疗。

三、护士的服饰打扮在护理中的作用

神圣的护理职业要求护士穿洁白的工作服，衣服平展整齐，发不外露，脚着软底鞋，这不仅是护士的工作要求，而且是在患者面前树立崇高威信的重要条件之一，要给人以严肃认真、稳重平静和纯洁高雅之感。护士切忌衣冠不整，浓妆艳抹，服饰艳丽，打扮得花枝招展，嬉笑欢颜于病区之中，这样，若令患者对护士失去信心，失去安全感，就不能很好地配合治疗及护理，有可能会贻误病情或不利身心康复。护士的服饰打扮必须根据其工作性质和实际需要出发，注意职业与形象的协调。实验表明，护士和蔼微笑的表情、柔和温馨的话语、体贴善良的心灵、轻柔灵巧的身姿对患者会产生直观的美的安慰，护士操作技术的熟练、准确以及对工作认真负责的态度，是取得患者信任的保证。临床护士只有更充分认识到美学意识对临床护理工作的重要性，才能更好地发挥作用，也才能在医疗护理工作中塑造出护士理想的人格。

思 考 题

1. 你对护理美中所表现的优美与崇高有何看法？
2. 怎样理解自然界的崇高？
3. 喜剧的美学特征与表现形式有哪些？
4. 什么是悲剧？分析护理悲剧的本质。
5. 丑的本质是什么？研究护理丑有何现实意义？
6. 结合护理工作实际，谈谈你对护理过程的美的几种具体形态的认识。

（程朝晖　朱　琳）

第四章 护理美感

[学习要点]

理解护理美感的基本含义;掌握护理美感的特征;明确护理美感的差异性,掌握先天因素对美感差异性的影响。

第一节 护理美感概述

一、护理美感的含义

护理美感的含义有广义与狭义之分。广义的护理美感是指护理审美意识,即客观存在的诸多审美对象在人们头脑中的反映,它包括护理审美意识活动的各个方面和各种表现形态,如护理审美观念、护理审美理想、护理审美能力、护理审美趣味、护理审美感受等;狭义的护理美感是指护理审美感受,即指具有一定美学观点的审美主体,在受美的事物刺激后,所引起的一种有着感知、想象、思维和情感等综合因素的复杂心理现象。也可说是审美主体观照审美客体时所产生的感受、体验、认识、理解和评价。因此,护理审美感受是指护理实践活动中,任何一个审美主体(护理人员、健康人、患者及其家属)所接触到美的对象时产生审美知觉过程中的情感状态。它是构成护理审美意识的核心部分,也应当看作是人类所独具的、高级的情感生活方式。

护理的核心是人道,是诚信,是关爱,是照顾,是"真""善""美"的完美融合,护理活动程序中的每一时空环节,都能反映护理自身本质的美,能引起人们一种赏心悦目和怡情的心理活动,对护理美的认识、欣赏与评价,这就是护理美感的本质。

二、护理美感的根源

美感的根源和美感的本质是密切相关的。美感是人在对象世界中直观自身所获得的精神愉悦,因此美感的根源是人类的社会实践。社会实践是人的本质力量对象化的唯一途径。在漫长的人类实践过程中,大自然逐渐被改造和被征服,成为人类的审美观照的对象。与此同时,人类的感觉器官和心理结构也在不断地社会化和完善化,三者发展到一定历史阶段就诞生了人与自然的审美关系。自然界成为人类的审美对象,人的感觉器官成为审美感官,人的高度完善化和社会化的心理机能,成为联结外在物质世界和主体精神世界的纽带。这一切都是人类社会实践的结果。

护理美感的根源是护理实践活动。护理实践活动给护理主体(主要是指医学护理工作人员)提供了护理美的场景,并成为护理审美对象,给护理审美主体(主要是指护理服务对象——患者及其家属，也包括健康人）带来美的心理感受。

第二节 护理美感的特征

护理美感既然是公众反映医学护理活动现实过程中的一种特有的精神现象，就必然具有它独特的反映方式和内容，这就构成了护理美感的特征，主要表现在以下几个方面。

一、感性与理性的统一

车尔尼雪夫斯基指出“美感认识的根源是在感性认识里面，但是美感认识毕竟与感性认识有本质的区别。”这就是说，美感认识是以感性认识为基础，但又不同于一般的感性认识，有学者称之为美感直觉。所谓美感直觉，是指审美者对审美对象的一种不假思索而即刻把握与领悟的能力。比如，当我们欣赏绘画作品时，还没有来得及思索画的内容和产生背景，它那神奇的笔墨、色彩和构图立刻把我们带入一个审美境界之中。所谓“一见钟情”其实质也不过是一种美感直觉。护理美感也同样存在美感直觉，护理人的美或人际美，可以瞬间融汇在护理服务对象的心目中，产生极大的精神愉悦。

在护理过程中，美感始于反映护理形象的表象活动，即首先是有感性认识，同时，也引发思维、推理等理性活动，才能得到丰富的情感体验而引起护理审美感受。护理美感直觉具有三大特点。

一是瞬间性，是指审美活动无需准备过程，只要审美主体接触审美对象的一瞬间就立即投入到审美境界之中而做出美的判断。

二是顿悟性，是指不需审美主体对审美对象做出逻辑推理，在审美的一瞬间领悟和把握了审美对象的丰富内涵。

三是模糊性，在审美直觉中，审美主体所感受、体验和领悟的内容并非像逻辑推理那样明晰和精确，由于审美内涵的丰富性以及审美主体全部意识、无意识和多种心理功能的激活，因此，审美主体所领悟到的审美内涵总是朦胧多义的，往往说不清楚，称之为只可意会，不可言传。康德说“美应当是不可言传的东西。我们并不总是能够用语言表达我们所想的东西。”①

因此，要求护理工作人员必须注意护理美感直觉的上述三大特点，进入护理角色，就应当尽力展示护理美的魅力，尽快地引起护理美感直觉。

值得重视的是，护理美感直觉是人类的一种高级的认识形式，包含着丰富的理性内容。由此可见，护理美感中的理性认识融合渗透于美感中的感性认识之中，这就是护理美感中感性和理性统一的特征。

二、生理与心理的统一

人的感觉器官是形成美感的物质基础。没有感觉器官的生理机能，就没有审美感受的心理愉悦。因此，护理的美感是从感觉开始，感觉是人的一切认识活动的基础，同样也是美感的

① 阿尔森·古留加.《康德传》.北京：商务印书馆，1981：113.

基础。人的感觉器官的机能是人脑机能的反映,由于人的社会实践,使感觉器官的生理机能具有自然属性与社会属性的统一(在美感的形成上,这也就是感性与理性的统一),而社会属性又必然蕴涵于自然属性之中。感觉器官的自然属性是满足生理需要的基础,如视觉可以看到各种色彩、线条和表情等;听觉可以听到种种声音、音调。而欣赏大自然的美、社会生活的美和各种艺术的美的审美感受,则是感觉器官的社会属性,从局部上说,这是在满足生理需要的基础上满足人的心理、社会需要(包括审美需要)的物质基础;从整体上说,这是人脑的机能,是人所独有的高级心理活动,其实质也就是美学上所称的审美意识。这就是美感的生理与心理的统一特征。

从护理美感的生理与心理的统一特征,可以看到护理美在现代护理事业发展中的积极作用。一方面可以显示出护理职业与护理执行者的价值,另一方面体现护理美感在提高医疗护理保健服务质量以及患者身心康复过程中的影响与作用。

三、反映与想象的统一

护理美感活动过程一般都经历"反映""移情"和"融情"三个阶段,这三个阶段体现出护理美感中反映与审美感的统一特征。

(一)护理美感的反映阶段

护理活动中美感的反映阶段,是指审美主体(如患者或健康人)对审美对象(护理人员的护理或护理环境)的直接反映阶段。就人物形象来说,如审美对象的仪表、服饰、风度、表情是审美主体直接接收与感知的重要内容,它们是独立于审美主体之外的客观现实,对审美主体的审美活动过程具有制约和规范功能。审美主体首先发挥感觉器官的生理机能去感受和反映审美对象,从而进入审美境界,才能感受和领悟审美对象的丰富内涵。因此,这一阶段的主要特征是反映。

(二)护理美感的移情阶段

移情是指审美对象的审美属性唤起审美主体原有的经验和情感,积极参与和投入审美境界,并移入审美对象中去丰富和深化审美内涵的过程。这是通过人的一种特殊的心理机能——想象,所创造出来的新的审美意境。这种通过移情作用所产生的审美境界已不完全是由审美对象所提供的意境,而是通过移情,使审美主体与审美对象的情感相互交融渗透所形成的新的审美境界,它既包含了审美主体对审美对象的反映,又渗透了审美主体的想象能力。它体现了美感的反映与想象的统一特征。

护理美感移情阶段中的"移情"作用,有着十分重要的医疗护理意义,它既能促进护理主体和客体(护-患关系)之间的情感感染与情感融洽,更能提高审美主体的想象力和创造力。

(三)护理美感的融情阶段

这是移情作用的后继效应阶段。审美过程通过移情阶段,使得审美主体和审美对象的情感相互渗透、交织融合在一起,达到了"物我难分""物我为一"的审美新境界,完善与完成了美感活动的反映与想象的统一。比如,长江三峡的"神女峰",近观只不过是一块秀丽的立式巨

石。但每当船过三峡,人们总是兴致勃勃、争先恐后地一睹为快。这是因为远观她那逼真、秀美的少女形象,唤起人们回味着种种美丽的神话传说,通过移情作用使审美主体与审美对象的情感交融,审美主体的审美想象力与审美对象的直观反映,造就出一种新的审美意境,而使审美主体心旷神怡、流连忘返。

护理审美主体对审美对象的直观反应与其审美想象力和创造力的结合与统一,可使得护－患双方都能获得护理美的精神愉悦。

四、非功利性与功利性的统一

关于护理活动中美感的功利性问题,有两点是值得进行讨论的。一是护理活动中美感的表现形式是非功利性的,也就是说护理活动的美感并不直接满足人的实用需要和目的;二是在护理美感愉悦中潜伏着广泛的个体与社会功利性,能满足人的多种社会需要和心理需要,有利于护理服务对象的身心康复和护理工作人员的身心健康,促进护理事业的健康发展。

(一)非功利性是美感活动存在的基础

美感活动与科学活动、实用活动的根本区别在于美感活动是一种非功利性的活动,而科学活动或实用活动等都带有直接的功利目的。朱光潜曾以一棵古松为例说明上述三种活动的根本区别"假如你是一位木商,我是一位植物学家,另外一位朋友是画家,三人同来看这棵古松……你脱离不了你的木商的心习,你所知觉到的只是一棵做某事用值几多钱的木材。我也脱离不了我的植物学家的心习,我所知觉到的只是一棵叶为针状、果为球状、四季常青的植物。我们的朋友——画家——什么事都不管,只管审美,他所知觉到的只是一棵苍翠挺拔的古树。我们三人的态度也不一致。你心里盘算它是宜于架屋或是制器,思量怎样去买它,砍它,运它。我把它归到某类某科里去,注意它和其他松树的异点,思量它何以活得这样老。我们的朋友却不这样东想西想,他只在聚精会神地观赏它的苍翠的颜色,它的盘屈如龙蛇的线纹以及它的昂然高举而不受屈挠的气概。"①这个例子简明而深刻地揭示了上述三种活动的明显区别。科学家的科学活动和商人的实用活动都是以实用的或直接的功利目的为基础,而只有画家的审美活动才不对审美对象起任何功利的考虑,纯然是对审美对象的形象特点进行观照。显然,如果在这种观照中夹杂进任何实用价值的考虑,那就必然会破坏甚至改变美感活动的性质。"鉴赏是凭借完全无利害观念的快感和不快感对某一对象或其表现方法的一种判断力。"②由此可见,非功利性是美感活动存在的思想基础。

综上所述,美感活动的非功利性表现在如下两个方面。

1. 美感活动无实用需要

在美感活动之前或活动过程中都不存在任何包括科学的、道德的和实用的需要或目的,审美对象仅以其形象和蕴涵在形象中的种种意味供审美主体观照与欣赏。

2. 美感活动的心理愉悦与生理需要无关

在审美活动过程中,虽然审美主体产生了强烈的情感体验和精神愉悦,却不立即做出实用

---

① 朱光潜.《美学文集》.上海:上海文艺出版社,1982:448.

② 康德.《判断力批判》.北京:商务印书馆,1964:47.

的、现实的行为反应;同时,并不把获得的美感据为己有,而是要求与他人分享,期待他人获得同样的美感愉悦。

从上述两个方面可以看出,护理美感活动同样和其他美感活动一样不是低级的、自私的物质享受,而是一种无私的、自由的、社会的、高尚的精神活动。

(二)个体和社会功利性是护理美感活动的巨大潜能

护理美感活动的个体和社会功利性主要表现在如下四个方面。

1. 生理功能的健康发展

护理美感活动能以其“愉目悦耳”的形式给审美主体带来感官愉悦,有益于机体生理功能的健康发展或康复。

2. 心理功能的和谐平衡

护理美感活动能调节和平衡审美主体的各种心理机能,促进审美心理功能和谐发展,有利于心理保健或心理康复。

3. 完善和净化人的心灵

护理美感活动能感染人、启发人、教育人,使人的情感得到净化,人格得到升华,完善和美化人的心灵。

4. 满足社会心理需要

护理美感活动能启迪人的心智,使人领悟宇宙人生的真谛和生命的真正价值,满足人类社会的精神需要。现代护理事业是以保护、保持、保障和保险人类健康为宗旨,维系着人类的健康与长寿。因此,护理美感满足着社会心理需要和关系着人类社会的根本利益。从上述四个方面可以看出,护理美感潜藏着个体和社会功利性的多种功能,对人的身心健康有着不可估量的作用,有利于人类生理、心理和社会适应性的最佳完好状态,是人类健康的保证,这更加深了对护理美价值的认识。在现实护理活动实践中,护-患双方都能获得护理美感活动的个体与社会功利。

第三节 护理美感的差异性

护理美感活动的差异性是由护理审美主体丰富多彩的个性特征决定的。所谓护理美感主体的个性特征是指审美主体在美感活动中所表现出来的个人独具的心理特征的总和。巴甫洛夫说“一方面,人有着先天的品质;另一方面,也有着为生活情况所养成的品质。这是很显然的。这就是说,如果说到那些先天的品质时,这就是指神经系统类型而言,如果说到性格的话,那就是指那些先天的倾向、意向与那些在生活期间受生活印象的影响所养成的习惯之间的混合物了。”这段话十分明确地告诉我们:先天的遗传因素是形成护理审美个性特征的基础,后天的学习、生活和教育是形成护理审美个性的主导因素。在护理实践活动过程中,要充分展现护理美的风采,使护理主体、客体双方都能产生赏心悦目和怡情的心理状态,引起对护理美的心理愉悦,必须认识、掌握护理美感的个体差异性,这种个体差异性往往表现在先天因素与后天因素两个方面。因此,这就提出了一个在护理活动实践过程中不可忽视的问题——对护理主体、客体个性心理特征的了解。

一、先天因素

先天遗传因素是形成护理审美主体个性特征的生理基础,也是造成护理美感活动差异性的基础。它主要包括气质和能力。

(一)气质

这里所说的气质和日常生活中人们所说的气质的含义并不完全相同。日常人们所说的气质,常常是指一个人的风度、风格,或某种职业上所独有的特点。这里所说的气质概念是指一个人在生理活动和行为方式上表现的强度、速度、稳定性和灵活性等动态方面的心理特点。

巴甫洛夫的高级神经活动学说为揭示气质的生理实质奠定了理论基础。他认为气质是构成人与人之间天然差别的那些解剖上和生理上的特点的一个方面。气质的表现就是人的高级神经的最基本的特征,气质类型就是高级神经活动类型在人的行为和活动中的表现,这充分说明气质带有明显的先天生理性的特点。由此可见,人的个性特征的形成往往是在这种特有气质的生理基础上产生和发展起来的。

气质一词来源于拉丁语 temperamentum,原意是掺和、混合,按适当比例把材料调和在一起。气质的体液学说认为:人的不同气质是由于人体内体液(血液、黄胆汁、黑胆汁、黏液)所占的比例不同而形成的,并据此把人的气质分为四种类型(表 4-1),与巴甫洛夫的神经系统类型相当(表 4-2)。

表 4-1 气质的体液分类法及其类型特点

气质类型	分类依据	特点
多血质	体液的混合比例中血液占优势	活泼、好动、敏感、反应迅速,喜与人交往,兴趣和情感易交换等
胆汁质	体液的混合比例中黄胆汁占优势	直率、热情、精力旺盛,情绪易于冲动,心境变化剧烈等
黏液质	体液的混合比例中黏液占优势	安静、稳重、反应缓慢,沉默寡言,情绪不易外露,善于忍耐等
抑郁质	体液的混合比例中黑胆汁占优势	孤僻、行动迟缓,情绪体验深刻,敏感,善于观察不易觉察的事物等

表 4-2 气质类型与高级神经活动类型的关系

高级神经活动类型	气质类型
强型	
不平衡型	胆汁质
平衡型	
活泼型	多血质
安静型	黏液质
弱型(抑制型)	抑郁质

从表 4－1 中可以看出，气质反映了一个人在情感发生时的速度、强度和外部表现，以及活动灵活性上的特点。因此，它对美感活动，尤其是审美体验，有着不同程度的影响。通常多血质的人审美体验产生得迅速、活跃，伴有生动的面部表情和身体动作，但不易保持持久，缺乏耐力和毅力；胆汁质的人性情活跃，易于被审美对象所感动，审美体验强烈、深刻而稳定；黏液质的人反应迟缓，不易被审美对象所感动，审美体验产生得缓慢，表情也不易外露。但是，一旦产生了审美体验就显得格外强烈、稳定和深刻，并能经久难忘，这种人通常在美感活动中倾向于理解和思考；抑郁质的人多愁善感，属于艺术类型，审美体验微弱而持久，对伤感、忧愁和悲悯类型的审美对象容易产生深刻、持久而倾向于内心的审美体验，并且联想、想象能力非常丰富，理解也非常透彻，思维十分敏捷。

（二）能力

能力是直接影响活动效率，使活动得以顺利完成的个性特征。能力是在遗传素质的基础上，通过环境与教育的作用，在实践活动中逐步形成与发展起来的。因此，人的遗传素质，在能力的发展中起着非常重要的作用。能力的高度发展称为天才，它是能力完备、独特的结合，它能使人顺利地、创造性地完成某些复杂的活动。

每个人的审美能力表现的早晚和程度都与先天的能力素质有着密切的关系。有些人较早表现出的卓越的审美能力和超常的艺术创作能力，这与他们所具有的天赋能力有着密切的联系。同时也说明，审美能力的差异性与审美主体能力的差异性有着密切的联系，独特的能力特点是形成独特审美能力的基础。如有的人对绘画艺术有着独特而卓越的审美能力，毫无疑问，这与他对形象的感知能力、色彩的辨别能力和空间的想象能力的发达分不开；又如有的人对音乐具有高超的审美能力，这与他具有较高的声音感受能力、音色辨别能力、节奏感和韵律感分不开。每种能力的特点都会表现在审美能力以及美感活动之中，造成丰富的美感差异性。

根据人类无条件反射和条件反射的形成过程中，第一信号系统和第二信号系统所占优势的程度不同，巴甫洛夫将人的高级神经活动类型分为艺术型、思维型和中间型三型，并认为各类型的特点与其审美能力有着直接的密切关系。一般说来，在审美活动过程中（也包括其他活动），第一信号系统活动占优势的人属于艺术型，第二信号系统活动占优势的人属于思维型，而两个信号系统所发挥的作用处于相当的人则属于中间型。属于艺术型的人，他们对客观事物的感知具有完整性、明晰性、生动性和主动性，联想、想象能力都优于抽象思维能力，具有高度的情绪易感性，情感体验丰富、深刻而持久；属于思维型的人，他们以概念和逻辑思维的活动占优势，喜欢对客观事物冷静、细致地观察和思考，不容易产生强烈、丰富的情感体验；属于中间型的人，则对客观事物的态度和感受特点介于前述两类人之间。显然，这些不同能力类型的人在美感活动中所产生的差异性是非常明显的。

随着现代护理事业的完善和发展，护理服务对象的心理（特别是品格、需要与良知）素质层次也在不断提高，对于护理美的形态与内容的要求也随着时代的进步与发展在不断提高。因此，对于护理美感主体的个性心理特征不单纯只是研究的问题，而是必须理解与掌握，才能诱发护理美感活动，发挥护理美感的积极作用。

二、后天因素

前面已经提到先天遗传因素是形成护理审美个性特征的基础，但事实上更不能忽视后天因素在形成护理审美主体个性特征上的主导作用。后天因素涉及人生的方方面面，其结构非常复杂，包括种族、民族、性别、年龄、教育、学习、生活、环境、职业等诸方面因素。

（一）民族差异性

我国是一个多民族的国家，不同地域的民族由于地理环境、生活习俗、文化传统和生产方式的差异，形成了各具特色的并较为稳定的审美观念、审美理想和审美趣味。因此，不同民族的人的审美活动不可避免地存在很大的差异性。

（二）年龄差异性

由于年龄关系，决定了人们的生活阅历、教育程度、文化修养、思想感情、兴趣爱好、审美观念和审美理想等的差异，所有这些都将大大地造成个体之间美感活动的差异性。由此对同一审美对象，不同年龄的人从中所获得的审美享受是大不相同的。如成年人和儿童对“动画片”的审美兴趣就大不相同。不仅如此，即使是同一个人，在年轻时从特定的审美对象中获得的美感同他年老时从同一对象中所获得的美感，也是具有很大差异性的。因此，对不同年龄段的护理服务对象的护理美务实原则和技巧是不尽相同的，这是以不同年龄的护理美感的差异性为其依据的。

（三）社会差异性

人类所处的社会环境不同，其社会地位和经济状况也不尽相同。因此，每个人的审美理想、审美观念和审美趣味制约着审美感受而造成美感差异性。

（四）时代差异性

现实决定着每一代人都生活在特定时代的政治、经济、科学、文化、艺术、社会心理和审美时尚的大环境中，必然会形成审美时代性特征。毫无疑问，不同时代的人，由于时代性特征的不同，必然造成美感活动的差异性。

（五）职业差异性

长期从事某一特定职业，必然会形成独特的高超的职业能力，独特的职业能力会造成美感活动中的差异性。如专职绘画创作者，其职业能力使他对绘画作品的审美感受就特别丰富和深刻，大大地超越一般人的审美感受。

综上所述，护理美感的个体差异性给护理美学提出了一个十分重要而又非常复杂的研究课题。因为护理美感是一个涉及护理审美主体心理现象的问题，它本身就是护理美学所要研究的重要问题。可以设想，如果没有现实客观存在的护理美，那么护理美感就无从产生；如果没有护理美感的感知美所引起的精神愉悦，那么护理美也就无所存在和无所意义了。由此可见，应该把护理美感看作是护理美学理论体系的一个重要组成部分。

思考题

1. 怎样认识护理美感？
2. 美感与快感有何区别？
3. 怎样理解护理美感过程中感性与理性的统一？
4. 护理美感活动一般经历哪几个阶段？体现出什么特征？
5. 如何理解护理美感活动的非功利性与功利性的统一？
6. 气质与能力是如何造成护理审美主体的美感差异性的？

（邹路琦　李竞成　程朝晖）

第五章 护理审美

[学习要点]

了解审美的概念；掌握护理审美的定义及其特征，并能在理解护理审美主体、客体含义的基础上熟悉其构成条件及两者间的关系；领会护理审美理想的概念、基本特征及其意义；了解护理审美趣味；掌握护理审美标准；理解护理审美对象的“真”“善”“美”的和谐统一是护理审美评价的客观标准；在护理审美过程中提高审美趣味、树立崇高的审美理想。

第一节 护理审美概述

一、审美的含义

美是能够使人们感到愉悦的一切事物或事物的一部分，它包括客观存在和主观存在。审美即辨别、领会事物的美，是人们对一切事物的美丑做出一个评判的过程。由此可见，审美是一种主观的心理活动过程，是人们根据自身对某事物的要求所做出的一种对事物的看法，具有很大的偶然性。审美是人类社会实践的一种特殊形式，通过人类对美的事物的审阅、分析和判断，达到创造美的目的。审美属于最基本而又最广泛的美学范畴，它存在于我们生活的各个角落，范围包括：建筑、音乐、舞蹈、服饰、陶艺、饮食、装饰、绘画等。美到处都有，法国雕塑家罗丹说过“对于我们的眼睛，不是缺少美，而是缺少发现。”街边的风景、丰盛的菜肴是浅层次上的审美现象，探讨人性之美是高层次上进行的审美。社会的进步就是人类对美的追求的结晶，在当今社会中，通过对美好事物的欣赏，尤其是对人性中存在的友情、亲情、爱情的审美，在愉悦自己的同时，也丰富和完善了自己。

二、护理审美的含义

护理审美是指在社会护理关系中，护理美在公众头脑中的能动反映所引发的以情感为核心的心理愉悦过程。在护理学这门艺术中，美是护理人员在临床护理实践活动中所显示的品质、性格、思想、情感、理想、愿望、智慧、才能等本质力量在对患者的护理过程中所获得的成效和心理体验，美就表现为患者的生理、心理、社会需求得到满足，存在于患者康复、完善的和谐之中。例如：护理人员对患者细致的关怀、照顾，可以减轻患者躯体上的痛楚，使患者感到一种温馨之美。护理审美是社会护理事业领域中的一种特殊的审美活动，它是由护理审美客体的美在护理审美主体头脑中创造性的反映，是以人的情感为基础的，对现实护理活动中存在的真、善、美的一种综合的审美意识。广义的护理审美，包括护理审美活动的各个方面和各种表现形式，如护理审美感知、护理审美趣味、护理审美观念、护理审美理想、护理审美能力、护理审美情感等。

三、护理审美的特征

护理审美是在社会护理关系领域中的特殊的审美活动，它具备以下特征。

（一）护理审美的专业性特征

护理审美与一般审美活动最明显的不同是，护理审美有其特定的护理专业性审美目的——维护人类健康水平。这就要求任何一种层次的护理审美反映，都必须有利于人的身心健康的维护，这是护理审美活动的主要特征之一。

（二）护理审美主体的特殊性

护理审美主体是人，包括能承担多种护士角色功能的护理操作者、管理者、教育者和护理服务对象（包括健康人、患者及其家属），他（她）们都必须具备一定的医学护理知识和护理审美观念与技术。

（三）护理审美的差异性特征

护理审美主体的先天因素与后天因素造成了护理审美感受的差异性，这种护理审美的差异性特征决定了护理审美形式、形态的丰富性与复杂性。

（四）护理审美的非功利性与功利性统一的特征

护理审美活动是一种满足身心健康或康复需要的服务性活动，因此，它必定具有一定的功利性特征，它不仅能产生社会效益，也能带来经济效益。一方面护理人员作为护理审美主体时，她所处的角色及其所发挥的角色功能，在自身与整体护理实践活动中，逐步形成护理审美理想、审美能力、审美情感和审美意识的交织、融洽与集中，激发对护理事业的热爱，满足自我实现的需要，在保障人类健康的事业中产生难以估量的社会效益；另一方面，求医者（包括患者、健康者、求美者、医学咨询者等）作为护理审美主体时，其护理审美功利性表现在减轻躯体痛苦、心理负担，维护或促进身心健康与康复，同时也可以获得一定的经济效益。

第二节　护理审美主体

一、护理审美主体的含义

护理审美主体即审美者，是指进行护理审美的人，或者说是进行护理审美创造和欣赏的人。因此，审美主体应包括医学护理职业人员（领导者、管理者、从业人员等）以及各类求医、求美者（患者及其家属、健康者、咨询者等）。护理审美主体与护理审美客体所构成的护理审美关系是一种赋予特定意义的精神关系。对护理审美主体来说，客观的护理审美对象（审美客体）的存在是第一性的。可以设想，如果没有可以感受护理美的事物作为欣赏对象，那么审美主体的感受、体验也就会失去依据。同时，护理审美主体也必须具备相应的审美兴趣和审美能力。护理审美主体审美能力的高低,反过来也决定护理审美客体能否进入以及在何种程度上进入主体的审美视野,成为其审美对象。

二、护理审美主体的构成条件

(一)健全的审美感官

健全的审美感官是构成护理审美主体审美感受的生理基础,是构成护理审美主体自身的基本要素,如欣赏形式美的眼睛、感受音乐美的耳朵及其他感觉器官。感知障碍或缺失的个体不能充当护理审美主体,例如,先天性失明的人不可能像正常人一样进行自然美的欣赏。

(二)必要的审美修养

护理审美主体的审美修养,包括下列几个方面。

1. 审美教育和审美环境的陶冶

审美作为一种具有形式化、动情化的教育特性,其目标是培养和发展受教育者的感性能力,包括感受力、鉴赏力、想象力、创造力等,培养健全高尚的人格,塑造完美理想的人性,以最终实现人与自然、人与社会以及人与人自身感性和理性的和谐的终极追求。通过接受审美教育和经环境陶冶提高社会审美意识,把握传统形式美的规律,获得相应的形式感,从而逐步具备与审美客体相适应的审美感受。

2. 对审美客体的认识能力

整体护理美的欣赏,虽然不必深刻地理解其产生的物理、化学原理和生物学规律,但对它们的形、色、声等外貌特征及其与人的身心健康的基本关系和影响等,应具有一个大致的了解,只有这样,才能构成护理审美主体。

3. 自身的生活体验与认识

审美是一种心理过程,又是一种间接的认识活动,抽象的思维能力和必要的知识储备是护理审美主体的内在要求。一个生活阅历较深的人,与一个生活阅历浅的人相比,在美的欣赏过程中,特别是对护理美的认识与感受中能引起更多的联想,因而他的审美感受也就越深。

(三)正确的审美观念

审美观念是由审美经验的积累和归纳而成的概念形态。它能使审美主体以更自觉的地位与姿态,主动积极地接受审美客体的一切信息,从而获得内容更为丰富的审美感受。

(四)适宜的审美心境

审美心境是指较长时间影响人的整个精神状态的一种比较微弱而持久的情绪状态。愉快、喜悦的心境,能使周围的事物感染上同样的情绪色彩,吸引人用肯定的眼光看待周围的一切,产生心情舒畅、愉悦的情绪体验,从而激发审美兴趣。当护理人员处于护理审美客体时,就一定要充分了解和理解自己的服务对象——护理审美主体的护理审美心境,要有意识地激发护理审美主体的审美感受与审美情趣,协调心理平衡。

三、护理审美主体的特征

上面我们已经提到构成护理审美主体的基本条件，在此条件的基础上，护理审美主体在护理审美过程中表现出如下几个方面的基本特征。

（一）护理审美主体的审美选择性

护理审美的自我选择性是由不同的护理审美主体因其所具有的不同的审美趣味、审美需要、审美理想和审美实践在护理审美活动中所表现出来的不同的爱好、愿望与追求。例如，不同病种的患者表现出护理审美的选择性：处于康复状态的患者，他们需要优美、舒适、宁静的休息和活动场所，因此，特别注重和选择护理环境美与护理人际美；每天需要输液的患者，则特别“操心”护理操作美中的“一针见血”。如果这时护理审美客体（护士）能满足审美主体的审美需要，那么就能获得护理美感；同时，处于护理审美客体的医护者，也就能向审美主体转化，使其感受到护理操作美的愉悦。这也体现了护理审美主体的自我能动作用。

（二）护理审美主体的审美相对性

护理审美主体的审美相对性是指护理审美主体、客体之间的相互转化。如护士在护理实践活动过程中所表现的种种护理美现象呈现在护理审美主体（患者）面前产生美感，这时患者是护理审美主体，而护士是审美客体；当患者获得心理满足，身心逐渐康复时所表现的护理康复美呈现在护士面前而产生美感时，护士就转化为护理审美主体，而患者则转化为护理审美客体了，这就是护理审美主体的审美相对性特征。

（三）护理审美主体的审美陶醉性

护理审美主体的审美陶醉性是指当感性的护理审美客体呈现在护理审美主体（如患者）面前而引起身心愉悦的美的欣赏时，审美主体进入了以审美情感为基础的审美陶醉之中。护理审美陶醉感有利于促进人体非特异性免疫功能的提高和维护身心健康。

（四）护理审美主体的审美创新性

护理审美主体的审美创新性，是指具有较强的护理审美能力的护理审美主体经过长期反复的护理审美实践活动，遵循护理美学基本理论和护理美的基本规律，敢于探索、开拓，敢于冲破种种旧的、传统的思想束缚，主动创造出新的护理审美客体的过程。如创造出新的、更高层次的护理学科理论、护理操作美、护理人际美和护理环境美等。创新精神是创造型护理审美主体的基本条件，也是现代护理科学工作者的高贵品格。

（五）护理审美主体的审美差异性

护理审美主体的审美差异性是指护理审美主体在护理审美理想、审美需要、审美趣味、审美标准、审美评价和护理审美能力等诸方面所表现出来的个体差异性，其实质是护理审美主体的个性心理特征的具体表现。

在护理审美活动过程中，护理审美主体之间的审美差异性特征，主要表现在不同审美主体所特有的不同的审美需要。护理工作人员的护理审美需要，是在护理实践活动中，运用护理美全方位地关照与帮助护理服务对象引发精神愉悦，达到维护、保持、恢复或增进健康，同时参与护理审美活动，享受护理职业美所带来的自豪感、愉快感，并促使尊重和自我实现的需要得到满足；就患者来说，他(她)们的护理审美需要主要是减轻痛苦，消除紧张与焦虑心理，得到安全、有效的医疗与护理，促使身体生理功能恢复正常，从而恢复身心健康及人体美等；而健康者、咨询者、康复者和求美就医者的护理审美需要则主要是维护、保持、保障或促进人体健康和人体美，提高生活和生命质量，延年益寿等。

第三节　护理审美客体

一、护理审美客体的含义

护理审美客体是指能使人产生审美愉快的事物、对象，一般也称为护理审美对象，即泛指一切具有护理美性质与特征的对象。审美客体有多种形态，有空间的，有时间的；有动态的，有静态的；有自然形态的，也有包括人自身在内的社会形态的，还有人类创造的专供欣赏的艺术品，或者既实用又美观的物质产品等。随着人类审美实践的不断发展，审美客体的范围也在不断扩大。护理职业美体现在医学护理和生活护理的一切生活方式与行为方式之中。因此，在医疗、护理、卫生、防疫、预防、保健、康复、整容、美容等活动中的一切事物和参与的人和物，都应该是护理审美主体的审美对象。例如，现代护理理论与护理科学、护理工作人员、护理服务对象以及我们在第三章关于护理职业美分类中所列出的护理美条目，包括护理人的美(护士人体美与心灵美)、护理人际美、护理操作美、护理环境美和护理家庭美以及护理艺术美等，所有这些都是具体的护理审美对象，其客观上与人构成一定的审美关系，都能经常地引起护理审美主体的审美感受，因此可统称为护理审美对象或护理审美客体。

综上所述，护理审美客体是护理审美主体进行护理审美实践活动的对象，可以是人，也可以是自然客体、社会关系客体或社会生活客体以及以语言、文字、电磁波为载体形式的心理信息客体等。它所包含的内容比护理审美主体更为丰富和广泛。

二、审美客体的构成条件

(一) 护理审美主体的审美态度

护理审美客体是主体审美的对象，和其他事物一样客体只有进入主体成为主体意识中的对象时才成为客体。审美客体依赖于护理审美主体，与审美主体相互作用，没有审美主体的审美需要与审美态度，客体就不能构成审美对象。

(二) 护理审美客体的审美素质

护理审美客体自身的审美性质(素质)，也就是必须具备护理美的素质，这是构成护理审美客体的内在条件和依据。审美客体必须具有生动的形象，具有审美属性或特质，体现在对象的形式上，能为人的审美感官所感知，而不是思想或概念之类的抽象物。它占有一定的时间和空间，具有一定的形状、颜色、音响、质地等自然属性，并作为刺激物的信息，直接作用于人的视觉、听觉等感官，引起审美主体的审美感受。

（三）护理审美客体的形象表现性、意义性

护理审美客体具有一定的表现性，它所象征的意义是主体能够理解的。护理审美客体不仅要满足主体的感官要求，而且还要满足主体心理和精神方面的审美需求。比如多数医院在病房墙面涂上绿色，绿色代表和平、稳定，它象征生命、和平和青春。它代表一定的意义，而这种意义的传达是形象满足护理审美主体的心理和精神方面审美要求。

三、护理审美客体的特征

（一）护理审美客体的现实性特征

护理审美客体的现实性特征是指护理审美客体所具有的现实美性质是客观存在的，是可以被感官直接感知的，它不以护理审美主体的意志为转移。换句话说，无论护理审美主体是否发现、认识或感知护理审美客体，它始终客观地存在着。

护理审美主体与护理审美客体所构成的护理审美关系是一种赋予特定意义的精神关系。可以说护理审美客体是护理审美主体形成与产生护理审美意识的基础和前提。也就是说，护理审美主体的审美意识是对客观现实存在的护理审美客体的反映。如果说，在护理审美关系中，承认护理审美主体的主导作用的话，那么，更必须肯定护理审美客体的决定作用，因为护理审美主体在护理审美关系中的主导作用，只有在护理审美客体的现实美的刺激与调控下才能真正发挥。这就充分体现了护理审美客体的现实性特征。

（二）护理审美客体的多样性特征

护理审美客体的多样性特征是指现代护理审美客体的表现形式多种多样，其内容非常丰富，也十分复杂。这是因为：其一，护理现实美的本质是维护、保障和体现人体健康美，它存在于现代护理职业、护理理论、护理程序、护理关系、护理技巧、护理伦理、护理管理、护理保健和医院、社区、家庭护理等领域的一切人和事物中，并能够充分为护理审美主体所发现、认识并产生护理美感。其二，随着现代护理模式的转变，护理审美实践活动的发展，能够为众人所认识、感受与创新的护理审美客体必然相应越来越多；同时，护理审美主体的审美能力的提高和审美差异性的增大，也必然会拓展护理审美客体的形式与范围。其三，在护理审美关系中，随着护理审美主体、客体角色的相互转化也必然显示出护理审美客体的多样性特征。

（三）护理审美客体的时代性特征

随着社会主义市场经济的发展与繁荣，特别是中国在加入世界贸易组织（WTO）后，国民经济空前发展，在人民物质生活大大提高的基础上，精神生活也必将提出更新、更高层次的要求。为此，具有护理职业美和护理现实美的护理审美客体势必随着眼前形势的变化而显得更加纷繁复杂而丰富多彩，这就是护理审美客体的时代性特征。

第四节 护理审美主体与客体之间的关系

一、护理审美主体与客体之间的相互依存关系

审美主体与审美客体是相关相对的美学范畴,二者关系是辩证的,相互依存,相互促进,使人类的审美活动水平由低级向高级不断发展。没有审美主体,也就无所谓审美客体,反之亦然。例如,没有电影、电视的时候,自然也就没有懂得欣赏电影和电视的审美主体,而一旦产生了电影、电视,人们也就逐渐学会了欣赏并产生了更高的要求,不断推动着电影和电视艺术水平的提高。护理审美客体必须具备护理审美主体需要的相适应的特定价值,双方才能建立起亲密的审美关系;同时,护理审美主体的审美趣味、审美观念、审美能力、审美态度等可作为判断护理审美客体美的尺度,而公认的护理审美客体美又可作为衡量护理审美主体的尺度,这充分反映出护理审美主体与客体之间的相互依赖、相互依存和相互肯定的关系。例如,在护理服务实践中,护理人员的仪表美、体态美、语言美和行为美以及优美、宁静的环境,都能令患者获得最佳的美的感受,减轻患者生理、心理上的痛苦与忧虑,有利于患者的身心康复。这里如果没有前者的护理美性质,或者没有后者的护理审美趣味和护理审美态度,那么这种护理审美关系则不复存在,护理美的功能也就无以发挥。

二、护理审美主体与客体之间的相互转化关系

护理审美主体与客体角色的相互转化关系是护理审美关系区别于普通审美关系的显著特征。这种护理审美主体与客体角色的转化动力是由护理审美效果所决定的。如果说护理审美效果是患者通过感受护理美感的精神愉悦,获得身心康复,那么,这时护士是充当护理审美客体角色,而患者是充当护理审美主体角色;如果护理审美效果是护理工作人员通过对患者康复美感的精神愉悦,享受护理职业美所带来的自豪感和自我实现感,这时护士就由护理审美客体角色转换为护理审美主体角色,而患者则由护理审美主体角色转换为护理审美客体角色了。这就是护理审美主体与客体之间关系相互转换的依据所在。

第五节 护理审美理想

一、护理审美理想的含义

审美理想是人们在自己民族的审美文化氛围里形成的,由个人的审美体验和人格境界所肯定的关于美的观念、尺度和范型模式。

护理审美理想是在护理审美经验的基础上产生的,同时又是护理审美经验的高度概括。所谓护理审美经验,是指护理审美体验的多次反复,它为护理审美主体的审美活动提供了必要的准备和基础。护理审美理想作为护理审美经验的结晶和升华,与一般社会理想、观念有所不同,它表现在具有经验性的形象特征而非逻辑概念所能等同或替代。无论在护理艺术中还是在任何个人护理审美意识中的审美理想都是既概括又不丧失具体性的护理美的表象。从人的

心理现象上看,护理审美理想应该是一种指向维护人的健康生活质量远景的创造性想象。

二、护理审美理想的基本特征

护理审美理想是在护理审美实践活动中形成的,它具有时代性、社会性与个性特征。

(一)护理审美理想的时代性特征

由于审美活动是动态发展的历史过程,因此审美的内涵和特征不是一成不变的,它具有一定的时代性和开放性。每一个人的护理审美理想都是在一定的社会历史背景下的医学护理事业现状中逐渐形成和发展起来的,因此,它必定显示出相应的时代性特征。如在过去的生物医学模式和现代的生理-心理-社会医学模式下,人们所持有的护理审美理想有着明显的差异。由此可见,医学公众的护理审美理想可以深刻地反映一定社会人们对医疗护理事业需求的变迁,代表着一个时代的护理现实美的发展历程。例如,从各个时代文学艺术作品中所塑造的代表正面典型的反映护理职业美的人物形象如南丁格尔和中国南丁格尔式的模范人物就是该时代护理审美理想的体现,这就是护理审美理想时代性特征的具体体现。

(二)审美理想的社会性特征

护理审美理想是理想美中的特殊理想,它是在长期的护理审美实践中对于护理现实美的能动的集中和概括,因此,它比一般的现实美更具有普遍性和理性的内容。护理审美理想渗透着人们关于美的系统化的理性要求,因为它的指向关系着人类的生命质量和身心健康,所以它同人们的社会政治理想和社会道德理想有着极为密切的关系。由此可见,社会政治理想和社会道德理想应该是护理审美理想的思想基础和实质内容,这就是护理审美理想的社会性特征。

(三)护理审美理想的个性特征

护理审美理想不等同于社会政治理想和社会道德理想,它是护理审美主体在自身的审美感受中形成的,带有较深刻的主观情感色彩。因为它代表着个体的直觉趣味,充满着个体情感色彩的审美意象,从而它所概括的护理审美感知和护理审美体验的经验比一般审美趣味来得更深刻、更自觉,也更广泛、更鲜明,彰显着它的具体性、生动性。

三、护理审美理想的意义

(一)护理审美理想是护理审美感受的评价尺度

护理审美理想所包含的系统化的理想要求,往往在新的护理审美实践中起到客观评价标准的作用。在实践中拥有了审美理想就有了衡量事物美丑的标准。人们在遇到新的护理审美对象时,总是用自己的审美理想标准去衡量审美客体,对于符合自己审美理想的正面形象,就会产生肯定、赞赏等积极的情感反应;而对于不符合自己审美理想的形象,则会产生否定、厌恶等消极的情感反应。那些尚未形成自己的审美理想的人对于相关美的形象可能视而不见;而已经形成了自己的护理审美理想之后,则对于相关美的形象的感受就会变得十分敏锐,能够很迅速地产生护理审美的情感反应。

（二）护理审美理想是创造美的推动力

护理审美理想是体现护理现实美规律的意象，在护理美的创造活动中是作为未来产品的蓝本而事先在人的头脑中出现的，因此，护理审美理想是现代护理艺术美的创作核心，是护理美创新的推动力。

（三）护理审美理想是时代精神文明的反映

护理审美理想渗透于护理审美感受之中，它主宰着一定时代、一定护理职业代表和一定阶层人们的审美趣味、风尚和趋向。护理审美理想的差异和变化发展的过程可以反映出社会生活的发展变化及时代精神文明的内涵。积极、上进、健康、合理的护理审美理想，可以激励人们的信心，推动人们主动完善自我意识，保护自然环境，珍惜生命质量，达到护理审美目标。因此，护理审美理想是时代精神文明的反映。

第六节　护理审美趣味

一、护理审美趣味的含义

护理审美趣味是指人在护理审美体验中，根据是否喜欢该护理审美对象或现象，从而确定它的审美价值和区分美与丑的能力。

护理审美活动从根本上讲是人从审美对象上直观人的自身。因此，护理审美主体在护理美的欣赏和判断之中，必然会对某些护理审美对象或该对象的某些方面表现出特殊的喜欢与偏爱，这就表现出了一定的护理审美趣味。

护理审美趣味是通过个人的主观爱好形式表现出来的，由此决定人们在多种多样的美的形态中具有广阔的选择对象的自由。这种选择自由，就是美作为人的自由的感性表现这 本质特征在人们主观感受中的表现，没有选择的自由，就没有审美感受的丰富性。

二、护理审美趣味的差异性

由于每个人的生理素质、心理素质、文化教养、生活环境和生活经历的不同，其从审美对象上所产生的审美感受就会有质和量的差别；而护理审美对象本身又具有极为丰富多样的特征，同样也可以在不同的方面引起不同的审美感受，这就构成了审美趣味的差异性。

审美趣味的个体差异性通常体现为三个方面：一是表现为个人爱好、兴趣的差异；二是表现为审美能力的差异；三是体现在审美心境上的差异。由于审美主体的审美心境不同，对审美客体的态度和与其的关系也就不同，这就决定审美感受时的选择方向、注意程度、侧重方面和联想与想象的具体内容等会染上不同程度的情感色彩，从而强化了审美趣味的差异性。

三、护理审美趣味的共同性

护理审美趣味不仅具有差异性，而且还具有时代的、民族的、阶级和阶层的共同性。这种社会性的共同审美倾向，反映着人们对于护理美的追求和愿望，集中地表现在一定时代、民族、阶级和阶层的审美理想之中，对一定时代、一定民族、一定阶级和阶层的美的欣赏和美的创造，起着能动的指导和规范作用。

（一）护理审美趣味的时代共同性

各个时代的人们，由于受着特定时代的社会经济、政治、宗教、法律、哲学、道德、艺术和社会实践的影响和制约，形成了各个不同时代的护理审美趣味，从而使每个时代的人在特定时代的护理审美趣味的影响和制约下，对同一审美客体能够产生相近、相似或相同的美感内容。随着人类生产力的发展和文化的进步，人们对医疗护理保健服务有了新的共同的护理审美需求，这就是审美趣味的时代共同性。

（二）护理审美趣味的民族共同性

护理审美趣味的民族共同性，是由各个民族特定的生活环境、生产方式、文化传统、社会心理、道德习俗等综合因素形成的。“民族”有广义、狭义之分，广义的“民族”或泛指人们在历史上形成的、处于不同历史阶段的各种共同体（如原始民族、古代民族、近代民族、现代民族等），或作为一个区域内所有民族的统称（如美洲民族、非洲民族等），或作为多民族国家内所有民族的总称（如中华民族）。狭义的“民族”是指人们在历史上形成的一个有共同语言、共同地域、共同经济生活以及表现于共同文化上的共同心理素质的稳定的共同体。这段话中提出的几个“共同”反映了民族这一“稳定的共同体”的本质属性，也是区别不同民族的根本标志，它制约着该民族每个成员的思想观念、情趣爱好、生活习惯和审美趣味。因此，凡是能够表现民族心理素质的审美客体，都能在该民族每个成员中产生美感共鸣。这就是审美趣味的民族共同性。我国是一个多民族的国家，决定着同民族的护理审美趣味的共同性以及不同民族之间的护理审美趣味的差异性。这种护理审美趣味的民族共同性，应该纳入护理美学研究的内容。

（三）护理审美趣味的阶层共同性

护理审美趣味的阶层共同性是历史发展必然存在的社会现象。不同的阶层以不同的经济利益和社会意识形态为基础而形成不同的护理审美理想，制约着本阶层内的每一个成员，使之具有相似、相近或相同的思想感情和审美趣味，同时也包括护理审美趣味的共同性。

第七节　护理审美标准

一、护理审美标准的含义

人们在审美评价中，总会自觉或不自觉地运用某种尺度去衡量自己的对象。审美标准是衡量、评价对象审美价值的相对固定的尺度，是审美意识的组成部分。护理审美价值只有通过护理审美评价才能被护理审美主体所把握。因此,护理审美标准是指用以衡量护理审美对象审美价值的尺度。

二、护理审美标准的内容

护理审美标准通常分为主观标准和客观标准两种,前者是指护理审美主体根据自己的兴趣爱好、经验习惯、审美理想、审美需要和特定的审美心境等对护理审美对象所做出的审美评价。毫无疑问,这种护理审美评价具有极其显著的个性差异;后者是在长期的社会实践和护理审美实践中逐渐形成的,并不断为社会实践和护理审美实践所检验、修正和发展。

人类审美评价的客观标准由于社会实践和审美实践的无比丰富性及时代、民族和阶层的差异性而显示出千姿百态的特点。从现实护理审美客体的审美价值和社会护理审美主体的审美感受普遍性的统一,可以发现护理审美评价标准的本质内容不外乎以下三个方面的要求。

(一)对"真"的审美要求

"真"是客观世界及其所固有的规律性。在护理工作中就是要实事求是,坚持护理工作的科学性和真实性。护理美以"真"为前提,本身就蕴涵着"真",是"真"的生动形象的显现。但是,我们也必须看到,作为护理审美评价的"真"与科学认识的"真"有着明显的区别。后者是对客观事物的本质和规律的正确反映;前者除此之外,还包括情感的真实。因此,护理审美评价从本质上具有情感性评价的特征,是以真切的情感体验为主,在情感体验中包含着对客观事物的本质和规律性的认识。

既然护理美是现代护理职业规律性的实践活动在现实中得到的情感上的肯定,那么当我们能从护理审美对象上直接观照到护理事业的创造、智慧和才能的时候,这个护理审美对象也就具备了美的品格与美的价值,就会成为护理审美主体所判断的审美对象。无疑我们所观照到的护理事业的创造、智慧和才能越多,那么这个护理审美对象就越美。所以,护理审美对象所蕴涵的护理事业的创造、智慧和才能的有无和多少也就成为护理审美判断和审美评价的客观标准之一。

"真"还表现为护理艺术美中的真实性。所谓"真"是指护理艺术美以独特、鲜明的形象特征反映客观事物及医学护理科学发展的真实面貌和客观规律。它就像任何一种艺术作品一样,如果没有或缺乏真实性,就不可能得到肯定性的审美评价。艺术作品的真实性通常有现实主义和浪漫主义两种不同的表现方法。前者是按照社会生活的本来面目真实地加以描绘,后者不拘泥于现象的真实,而是注重思想情感和审美理想的直接抒发。然而,一切优秀的浪漫主义艺术作品的思想情感和审美理想都植根于现实的生活土壤之中,来源于生活却高于生活。尽管从形式上看似乎缺乏真实性,但其本质上却是客观现实和社会生活本质的表现,因此,浪漫主义作品才能极为感人,具有极大的艺术魅力。显然,护理美的发展和创新,其核心内涵也必须提高到如此高度才能满足人们对护理美的审美需要,发挥护理美的审美价值。

护理审美评价对真实性的要求有两大特点:一是护理审美评价不要求对护理审美对象的全部客观规律进行评价,而只要求把握与审美对象相关的一般认识和审美对象的主要特征,如医护人员对患者脱离险情或病情好转所引起的心理愉悦体验,主要来自患者及其家属的形象特征与心态变化和诉述，尽管对其病理机制尚未了解；二是审美评价中的“真”高于科学判断的“真”，它既反映客观事物的本质和规律，又反映超越客观现实的想象或幻想的情感“真实性”，如医护人员除了享受患者病情好转时的欢乐，同时还想象着患者完全康复时的愉悦和成就感。

（二）对“善”的审美要求

“善”是指客观对象之于人的功利价值，是人类在社会实践活动中所追求的目的。“善”直接和功利相联系，衡量一件事物是否具有善的价值是以能否满足个体眼前物质要求的直接功利和心理需要的社会功利为客观标准的。美以“善”为基础，美中蕴涵着“善”，但美的价值是从直接功利价值中分化出来的，它是以专供满足人们的心理需要而不考虑眼前直接功利性为特点。一个客观对象，当它以其感性形式使人观照到人的自由创造力量而超越眼前的直接功利价值且获得巨大的精神愉悦时，这个对象就能显示出独立的审美价值而成为审美对象。因此，能否使人超越眼前的实用功利性直接产生精神愉悦，以及这种精神愉悦程度的大小，就成为评价一个对象审美价值的有无和程度高低的客观标准了。

但也必须看到，超越眼前的实用性功利价值，并不等于说美感不包含实用性、功利性的价值。实用价值是美感产生的先决条件，暗含在精神愉悦之中，因此说超越眼前的实用性、功利性价值只是说不满足于或不局限于眼前的实用价值。从这个意义上说，护理人员所做的一切，首先是满足于解除患者身心上的痛苦，只有满足这种实用性价值需要才具有审美价值。由此可见，护理审美主体对“善”的审美要求，主要是护理人员的高度责任感、同情心和人道主义精神。

（三）对“美”的审美要求

护理美的特征之一就是表现为具体可感的形象，形象是一切美的事物的基本特征。通常在护理审美对象中都有具体可感的视觉形象，但也能像文学或音乐作品一样并不作用于视觉感官，而是存在于护理审美主体想象中的形象，也是护理美（特别是护理心灵美）的显著特征。一切客观事物都有具体可感的形象，但形象性并不是审美对象的唯一属性。那么，护理审美对象的哪些形象性特征是护理审美评价的客观依据呢？一般说来，只有既体现了真实性和社会功利性的审美要求，同时又具有完整性、创造性和生动性等特征的形象，才是真正护理美的形象。

对形象性的护理审美要求，具体体现在下列几个方面。

1. 形象的完整性

护理美形象的完整性，一般包括两个方面的含义：一是形象本身形成一个完整统一的整体，体现了多样性而又统一的形式美的规律，如护理优美的形象；二是主体形象与构成它的环境的形象之间形成一个完整统一的整体，而主体形象本身不一定是和谐统一的，如护理崇高的形象。在护理审美活动中，护理审美客体是以它存在的完整性作为审美主体的感知对象而为主体所认识和把握的。同时，护理审美形象的完整性不仅要求主体形象本身是完整的，而且还要求主体形象与环境形象构成统一的有机整体。这是因为审美形象通常总是与其他形象之间发生各种各样的联系并相互衬托、相互影响和相互协调。如护理人体美（自然形象）、人际美

(社会形象)、操作美(艺术形象)等所构成的完整的统一体。由此可见,在审美对象自身及其与环境形象的协调、统一、和谐中所体现出的形象完整性是护理美形象的基本要求。护理美形象的这一特点,必须引起护理人员特别是护理管理人员的高度重视。

2. 形象的创造性

创造是人的本质力量的具体体现,只有在具有创造性的形象中,人才能充分、明显地观照自己的本质力量,这种具有创造性的审美形象才具有审美价值。艺术,其本质就是一种创造,这种创造来自自然和社会生活,但它又高于自然和社会生活,是对自然和社会生活更集中、更典型的表现。因此,艺术形象是富有创造性的形象;艺术美的标准之一就是艺术形象的创造性,是审美形象的集中体现。

南丁格尔说"护理既是科学又是艺术。"护理艺术美的核心就是护理操作的不断创新,从一般性的生活料理到现代护理操作技艺,这是护理学科不断地进行艺术创作或创造的过程。因此,这种审美形象具有很高的护理审美价值。

3. 形象的生动性

形象的生动性是指护理审美形象有生气、有情势、有神韵,能激发护理审美主体的情感,产生强烈的审美感受的形象特征。上述护理美形象的完整性、创造性都统一于护理美形象的生动性之中。其实,护理艺术美创造的实质,就是要创造富有护理审美意义的生动的艺术形象,以供护理审美主体欣赏。

形象的生动性,其实质就是通常所说的"精神",应该说"精神"是美的形象的灵魂,是形象生动性的内在本质表现,因此,护理美形象具有这种"精神"才能"传神"。而从这个意义上讲,护理形象的生动性是检验护理美的本质力量的显现程度的标准,呈现了美的特殊标记,因而成为护理审美评价的客观标准。

4. 形象的独特性

自然界和现实社会生活中,只有那些富有独特性和个性鲜明的形象才具有审美价值。如"茶花一树早桃红,百花彤云啸傲中。"这是诗人郭沫若赞美茶花独特的个性美的典型。因此,有学者认为,在自然界中具有独特个性的形象,是大自然的伟大"创造"。但还必须认识到不是一切富有独特性和鲜明个性的形象都是美的,比如人体畸形或个性怪癖、自私、诈骗、流氓、无赖等都具有独特性和鲜明的个性形象,但都是丑的。由此可见,形象的创造性、独特性和个性,只有在体现出真实性和社会功利性的审美要求时,才真正具有审美价值。

护理的宗旨是以人道、良知、关爱等情感为基础,同情与帮助服务对象改善和适应环境,从而达到或恢复最佳的健康状态。因此,护理美富有为自然人与社会人审美的独特性和鲜明的个性特征,同时在其自由实现过程中,又能充分体现出明确的真实性和确切的功利性审美要求,从而显示出它的高尚的审美价值。

三、护理审美标准的特性

(一)护理审美标准的客观性

护理审美标准的客观性实际上是由护理美的客观性所决定的。不仅护理美的人和事的审美价值是客观存在的,就是护理审美主体和护理审美客体之间的审美关系,也是客观形成的。

因而在护理审美主体千差万别的主观感受中，总能反映出护理审美客体的客观审美属性，反映着主体与客体之间的客观关系。也就是说，护理审美标准总会积淀着不以人们的主观意识为转移的客观社会内容。这就是护理审美标准的客观性。

（二）护理审美标准的时代性

护理审美评价的客观标准不是一成不变的绝对真理，它随着人类社会文明的进步和医学护理事业的不断实践、创新与发展，具有明显的时代性特点。特定时代的护理审美评价标准，是该时代社会生活、护理审美观念、护理审美理想和护理审美趣味的集中表现，并受时代社会实践的具体历史内容的规定和制约，体现出鲜明的时代性。

（三）护理审美标准的绝对性与相对性

既然护理审美评价的客观标准的产生和发展有着历史及时代的必然性，那么，对于某一特定时代来说，必须承认它的绝对性特点；同时，还必须看到护理审美评价的客观标准又可能被新的历史时期所摒弃，为新的护理审美评价的客观标准所替代，从它的变化和发展的角度看，又必须承认它的相对性特点。因此，可以看出护理审美评价的客观标准是相对性和绝对性的辩证统一，无数护理审美评价客观标准的相对真理性就构成了护理审美评价客观标准的绝对真理性。

思考题

1. 举例说明护理审美主体与客体之间的辩证关系。
2. 什么是护理审美趣味？作为一名护理人员你准备如何提高自己的审美趣味？
3. 为什么说护理审美理想是护理审美感受的评价尺度？
4. 讨论护理审美趣味的差异性与共同性。
5. 案例：静脉输液时，护士根据患者的情况选择合适的血管，根据病情调节适当的滴速，并进行用药指导和宣传教育。如何在上述护理实践过程中体现“真”“善”“美”的内涵。

（纪敬敏　孙　畅　严　松）

第六章　护理审美心理学

［学习要点］

明确审美过程中的人的一般心理状态及心理变化特征。掌握审美心理的几个基本要素。了解审美心理过程形成的阶段以及审美经验在审美心理过程中所起的重要作用。

第一节　护理审美心理学的研究内容

审美心理学是研究和阐释人类在审美过程中心理活动规律的心理学分支。人的审美活动是一个包括感觉、知觉、表象、想象、联想、情感、理解等很多因素交错融合的心理现象。简单而言，审美心理学所研究的中心内容是审美经验。

具体到护理过程中的审美经验，是指护理过程中的审美主体在欣赏护理职业美、护理社会美（特别是护理人体美、家庭美和护患之间的人际美）、护理操作艺术美和护理康复美的过程中，所产生的一种愉悦的心理体验。护理过程中的审美经验，为医学护理工作者的审美活动提供了必要的物质基础与心理准备。当医学护理工作者处于审美活动过程中，其以往所具有的审美经验，必然参与现实的审美感受，以激发出丰富的想象和联想，产生创造性的心理反应。由于这种审美经验的投入和激活，对护理人体美、护理人际美、护理操作艺术美、护理环境美和护理康复美等，能主动地直接做出判断和愉悦地进行欣赏。因此，护理过程中的审美心理学的研究重点内容，就是医学护理审美主体在护理审美活动中的心理本质及其表现形态和生理学基础。

审美心理是一种复杂多样、模糊而又趋向明晰、偶然但又是必然的心理现象，因此，它应该说是人类心理过程和个性心理特征的特殊表现。审美心理学尽管目前仍处于年轻阶段，但人类早在古希腊、古印度和古中国时期，就开始了对审美心理的探讨。

心理学中对美学影响较大的学派是精神分析学派、格式塔学派、行为主义学派、信息论学派和人本主义学派，它们分别从不同方面对审美心理学的形成和发展做出重要的贡献。在我国20世纪80年代已出版了有关审美心理学的著作，如《审美谈》（王朝闻）、《审美心理描述》（滕守尧）、《美学心理学》（林同华）、《美感心理研究》和《审美经验论》（彭立勋）、《审美中介论》（劳承万）等。

第二节　护理审美心理因素

美感是一种复杂的心理活动过程，审美心理因素是护理美感活动的心理形式。审美心理因素与一般审美活动的心理形式一样，包括感觉、知觉、表象、想象、联想、情感、理解和思维等方面。

一、感觉

（一）感觉的含义

感觉是对直接作用于感觉器官的客观事物的个别属性在人脑中的反映。如看到色彩，听到声音，尝到滋味，闻到气味，触到质地等外部感觉；还有反映骨骼肌肉运动，位置状态，头部运动的速度、方向和内脏各器官活动状态的内部感觉。诸如此类的心理现象都是主体对客体事物的个别属性的反映。

感觉虽然是最简单的心理现象，但它却是一切比较高级、比较复杂的心理现象的基础。在长期的社会实践中，人类的五官（耳、目、口、鼻、舌）对丰富多彩、千变万化的内、外环境产生了高度分化、敏感与适应的感觉机能，所有事物的形象都有专门的感觉器官去接受和反应。其中视觉（眼）和听觉（耳）在五官感觉中占有十分重要的地位，同时也是主要的审美感官，在认识和审美活动中优于嗅、味、触三种感觉。在长期的社会实践活动中，不仅分化出相互独立、相互渗透、相互补充和相互转化的五官感觉，而且还形成了高度完善和高度社会化的感觉机能。因此，人们在认识活动和审美活动中，视觉和听觉不是单独起作用的，而是和其他三种感觉紧密地结合在一起才能形成对客观事物真实、完整的感觉。

（二）感觉在护理美感活动中具有如下作用和特征

1. 感觉是一切美感活动的心理基础

感觉是认识客观事物的开端，是人类关于世界一切知识的最初源泉。审美对象的形式都具有具体可感的、直观的个别属性，在审美活动中直接作用于审美主体的感觉器官，此时只有充分地对这些审美对象的形式因素进行感受，才能体味出它们的审美内涵。因此，审美活动始终不能离开生动、具体的感觉活动，一切较高级、较复杂的心理机能，都是在感觉的基础上产生和发展起来的。因此，感觉是人们进入审美世界的门户。

2. 感觉愉快是美感愉悦的基础

审美主体在感觉审美对象的一瞬间，会不假思索地产生某种愉快的感受，尽管这多限于生理上的愉快，但却制约着美感愉悦，是美感愉悦的基础。玛克思·德索把这一瞬间的感觉愉快称之为“审美反射”，他在《美学与艺术理论》中说“当倾听某种歌声时，我们还没有听清其歌词与旋律，便已深受感动了。有些音色会使人立即兴奋或松弛，有时会使人狂怒，有时会像微风一样轻抚我们，它们通过生动性情感的美感的激发，只在几秒钟对我们起作用。”审美对象的形式因素对人的情感、情绪和行为有着确切的直接制约作用。桑塔耶纳在《美感》中说“我们应该注意，虽然一件衣服、一座大厦或一首诗的感性材料所提供的美多么次要，但是这种感性材料之存在是不可缺少的……不论形式可以带来什么愉快，材料早已提供了愉悦，而且对整个结果的价值贡献了很多东西。”这充分说明感觉愉快是美感愉悦的基础。

3. 感觉在美感活动中具有主动性和选择性

人类的感觉同理智、情感和意志联系密切，具有较大的自由性，这就决定它与内、外环境的接触不仅仅只限于被动的“刺激——反应”的关系，而且还具有积极的主动性和选择性。也就是说，它具有主动地选择接收个体所需要的审美信息和排斥感受所不需要的审美信息，充分发挥能在复杂的信息刺激中选择目标、分清轻重，和积极为美感心理活动提供鲜明、生动和最有价值的感觉信息的功能。因此，审美感觉在美感活动中具有高度的选择性和识别能力，充分体现了审美主体的想象力和创造性。

综上所述，可以清楚地看到，尽管感觉是比较低级的审美心理形式，然而它在审美心理过程中，却是通达心理殿堂的大门，有向高级审美心理的始动功能。因此，在护理操作服务过程中，面对不同的护理审美主体而要把形形色色的护理美呈现在他（她）们面前并为其所感觉，这不仅需要展示护理美的吸引特色，还必须了解和掌握护理审美主体的感觉特征，如感觉敏感性和选择性等。这也是审美心理学在护理领域研究的重点内容之一。

二、知觉

（一）知觉的含义

知觉就是直接作用于感觉器官的客观事物的整体属性在人脑中的反映。它是在感觉的基础上形成的。由此可见，感觉与知觉的共同点是客观事物直接作用于感觉器官而在人脑中所产生的对当前事物的反映；其不同点在于感觉在一般情况下是单一感觉器官活动的结果，而知觉则是由多种感觉器官联合活动的结果。如对一个苹果的知觉就是由视觉器官（眼）反映苹果的颜色、形状、大小等属性；触觉器官（皮肤神经末梢）反映苹果的软硬、滑涩等属性；味觉器官（舌）反映苹果的酸甜等属性；嗅觉器官（鼻）反映苹果的清香等属性的联合活动的结果。这是客观事物不同属性间的相互关系在大脑中建立的暂时联系——反射。这是大脑对不同感觉通道的信息综合加工的反映。感觉的产生主要是由刺激物的性质决定的，而知觉很大程度上则依赖于主体的知识经验和态度系统。因此，只有在丰富、精确的感觉基础上，才能产生全面、正确的知觉。

（二）审美知觉的特征

知觉在审美活动中起着十分重要的作用，审美对象的整体形象主要是通过知觉的形式摄入人的内心世界的。审美知觉有如下特征。

1. 审美知觉的选择性

审美知觉的选择性是指审美主体对来自审美客体的审美信息有选择地进行加工的能力。因为，审美主体所面临的生活物质和心理环境是丰富多彩、千变万化的，在同一时间内，作用于审美主体的刺激物也是极为众多、复杂的。然而，限于审美主体各种感觉通道的感受能力的不同和主观内部的需求、兴趣等因素的不同，只能对众多信息中的一部分进行清晰的反映，于是就出现了审美知觉的选择性。

2. 审美知觉的整体性

所谓审美知觉的整体性是指审美主体在知觉审美客体的形象过程中，对客体的各种属性和各个部分并不是孤立地知觉，而是一个完整有机的整体性的反映。在人们知觉一种熟悉的事物时，并不需要非常细致地去重新观察它的每一个部分及其属性，只要抓住了它的主要特征，就可以根据已有的经验对它进行识别，从而把它作为一个整体进行反映。其主要依据如下。

（1）整体与部分的依存　人们的视知觉通常能把视野中局部的成分加以整合，如七个点子图（图6－1）。

图6－1显示七个点并没有用线连接起来，但仍然可以透过七个点的部分和整体的依存关系，看到一个三角形和一个长方形，这就是视知觉把视野中的接近的部分综合成经验中常见的整体的概念。由此可见，人们在知觉事物时，并不是孤立地反映刺激物的个别属性和特征，而总是反映客观事物的局部和整体的关系，从而认识事物的整体性。

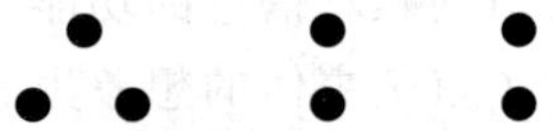
图6－1　七个点子图

（2）反映整体的关键部分　客观事物通常总是作为整体的复合刺激物作用于人的不同的感官，它的各种属性和各个部分，在人脑中形成一种综合关系的反映。当这种关系反映被固定下来时，这种关系的特征就形成了识别整体时的关键部分，也可以称之为主要特征。当这些复合刺激物再出现的时候，人们就可以依据其关键部分或主要特征，对事物的整体进行反映。

综上所述，审美知觉的整体性有两种表现形式：一是在复杂的环境中把所需要的，相互联系的因素或部分知觉为整体；二是由于环境、条件等因素的影响，只要感觉事物的关键部分或主要特征，就能依靠知识和经验把它知觉为一个整体形象。如在病房工作的护理人员，识别她们的关键部分不是她们的服饰（工作服）和面孔（总是戴着口罩），而是她们的风度、语言、操作动作等人际美的关键部分。

知觉的整体性是人们感受客观事物对象的第一个特征，这是因为人们在感受客观事物对象的时候，不是一个一个感官去分别感受客观事物对象后再形成一个整体形象的知觉，而是先形成客观事物对象的整体形象，再去分别感受客观事物对象的各个属性。如音乐欣赏，首先是知觉到音乐的整体效果，再去细致地感受其中的音调、节奏和旋律。但也必须注意到，在审美感受活动中，感觉和知觉是非常紧密地联系在一起的，它们之间的相互作用、相互渗透和相互转化，是在使人难以察觉的非常短暂的时间内完成的，心理学通常把这两种活动阶段总称为感知阶段，是审美心理活动的初级阶段。感知就具体体现在知觉的整体性上，它依赖于五官感觉的联觉功能，这种联觉功能就是指五官感觉之间的相互挪移、相互渗透和相互转化。五官感觉的联觉功能保证了客观事物的各种属性之间的内在有机联系，这也是审美知觉整体性的生理、心理基础。

3. 审美知觉的理解性

所谓审美知觉的理解性是指审美主体在审美活动过程中，不仅知觉到审美客体的某些外部特征，而且还可以用自己的知识和经验为线索，对知觉的审美对象按自己的意图做出解释，并赋予它一定的意义。影响审美知觉理解性的因素通常有如下三个方面。

（1）护理审美主体的知识经验　对同一审美对象的知觉，随着审美主体的知识经验不同，对其内容的广度、深度、精确度的知觉有着很大的差异。不同层次的审美主体，对审美客体的美的知觉会有很大的差距。

（2）语言或文字的提示　当审美主体正在观照或欣赏艺术美时，如果有语词或文字的提示，就能大大提高对审美知觉的理解性。如一幅照片，如果给它配上标题，就会加大观赏者对作品想表现内容的理解。这是因为人的知觉过程是两种信号系统协同活动的结果，有了第二信号系统——语言或文字的刺激，就能激活与词语相联系的视觉表象，从而增加审美识别能力。词语的作用，在于明确观察的方向，提示知觉的内容，唤起对审美客体形象的回忆。因此，词语越是准确、具体、生动、形象,它所唤起的审美知觉形象就会越深刻、越广泛。

(3) 审美主体的态度　审美主体对审美对象所采取的审美态度(或立场)不同,对审美知觉理解性的影响也是明显不同的。如果审美对象不符合审美主体的兴趣或不能满足审美主体的某种需要,那么,审美主体就会对它采取消极的审美态度,这样便不能深刻地知觉它,更不能深入地理解它。与此相反,审美对象如果符合审美主体的兴趣,能满足审美主体的身心需要,那么,审美主体对审美对象就会采取积极的态度,这样就能帮助审美主体深刻地、精确地知觉和透彻地理解审美客体。就像我们读《三国演义》一样,因为人们崇拜诸葛亮,对他采取的态度就是积极的;而曹操的奸诈不能满足审美主体的需要,人们就对他采取消极的审美态度。

4. 审美知觉的情感性

审美知觉中始终伴有强烈的感情色彩。审美知觉是与特定时代、特定社会、特定经济和文化背景、特定公众的情感生活紧密相连的,而普通知觉则受制于认识或实用的目的,主体很快就超越了感知阶段,不会对知觉对象产生深刻的情感体验,这是护理审美知觉与普通知觉的根本区别。普通知觉获得事物的完整印象,并作为表象保留在记忆中,这种表象不一定融汇强烈的情感色彩;而审美知觉所获得的审美表象则必定带有强烈的情感色彩,而这种情感色彩恰恰就是审美知觉所着意追求的东西。

在护理实践活动中,护理人员通过接触患者、了解患者的病情与心理状态,就能感受到患者的身心痛苦和生理、心理需要以及强烈的求生欲望,通过与疾病的抗争,感受到生命的美好。通过自身的护理实践,在脑海里就留下了深刻的带有强烈情感色彩的审美表象。经过反复不断地审美感知,护理人员便会自觉地将这份情感倾注到工作之中,时刻注意自身的护理形象美、语言美、操作美,将自身作为护理审美客体,使患者通过审美知觉而获得富有情感的护理审美表象。由此可见,护理审美知觉若不伴随着情感就不称其为美感活动,而情感若不依附于知觉也就将成为空洞的情感。因此,护理审美知觉必然直接唤起情感体验。

三、表象

(一) 表象的含义

表象是指在人脑中出现的感知过的审美对象的形象,也就是在记忆中所保持的审美对象的形象。或者说当审美对象不在面前时,仍在头脑中出现的关于它的形象。表象是人对客观事物反映的一种形式,它的最大特点是直接反映客观事物的特点并保存在人的记忆中。

(二) 表象的特征

表象具有如下两个显著的特征。

1. 表象的直观形象性

表象具有鲜明的形象性。表象是在知觉的基础上获得的,是真实物体的类似物,对它的加工如同对知觉真实物体时的信息加工。

2. 表象的概括性

表象的产生通常是人多次知觉的结果。它不是反映事物的个别特点,而是反映事物的大体轮廓和主要特征。它具有感知的原型,但又不限于某个原型,是回忆出多次感知到的事物的一般特点的综合。

(三) 表象与知觉的区别

表象与知觉是十分相近的心理因素,它们之间既有着密切联系,又有着明显的区别。首先表象的直观形象不同于知觉,尽管表象和知觉在反映客观事物的直接性和形象性上是相同的,但也存在多方面的不同之处。知觉只产生于人对当前事物的直接感知,而表象则可以通过间接的途径获得,正是因为表象可以通过间接途径获得,这就大大地增加了人脑中贮存表象的内容和数量,从而丰富人的感性经验。表象与知觉的比较见表6-1。

表6-1 表象与知觉的比较

比较项目	表象	知觉
产生	通过间接的途径获得	对当前事物的直接感知
反映客观事物的直接性	能脱离知觉对象保存在记忆中	不能脱离知觉对象
反映客观事物的形象性	形象模糊、不稳定、不完整	鲜明生动、持久稳定、完整
概括性	有	无

(四) 表象的审美意义

表象是认识过程中的一个重要环节。有了表象,人的认识才能离开具体的事物,才能摆脱知觉的局限性,因而它为概念的形成提供了感性的基础。表象既具有直观形象性,又具有概括性,前者使它近似于知觉,后者又使它近似于思维。由此可见,表象既不是知觉,也不是思维,而是介于知觉与思维的中间环节,是由知觉过渡到思维的桥梁。同时表象在联想、想象、理解和情感的作用下不断分解、转移和组合,为感知进入联想、想象、理解和思维等高级心理活动奠定基础。

这就不难看出,表象在审美活动中的最重要的作用,就是在人们感受美的事物时,所有与当前审美对象有关的表象都积极地活动起来,加强审美感知活动,从而构成完整而丰富的感知形象,产生强烈的美感体验。因此,人们头脑中贮存表象的数量和内容多少,是审美能力高低的重要标志,可以这样说,离开了表象活动,任何艺术和审美也就不存在了。

四、想象

(一) 想象的含义

想象是人脑对已有表象进行加工改造,创造出新形象的心理过程。人脑在反映客观事物时,不仅能产生知觉形象和表象,而且还能创造出新形象,也就是能把某些经验过的模模糊糊的东西提取、回忆出来,并进行加工、改造而创造出新的形象。由此可见,想象是既与个别事物有关联,又具有主动支配性的、综合统一性的感性活动。

（二）想象的一般特征

1. 客观现实是想象的源泉和内容

想象不是凭空产生的，而是在社会实践过程中所积累的知识和生活经验基础上产生与发展起来的，是客观现实的反映，是人所特有的一种高级的复杂的认识活动。由此可见，社会客观现实是想象活动的源泉和内容。这也就决定着想象活动受制于社会历史条件以及人的文化修养、艺术修养与生活经验。毫无疑问，一个人的文化修养、艺术修养和生活经验越丰富，他的想象力也就越丰富、越深刻。

2. 想象是感性和理性的统一

一方面想象是以表象为基本材料，是对表象的加工和组合，因此，想象具有形象性和生动性的特点；另一方面，想象又受到知识和经验的制约，表现出理性思维的功能和特点。因此，想象就成为连接感性和理性的桥梁，成为形象思维的中心环节。正是由于想象使感性和理性达到高度的和谐与统一，因此，它在审美活动和在艺术创作中具有非常重要的地位，具有高级的审美心理功能。想象能力的大小成为审美能力和艺术创作能力大小的重要指标。

从另外一个角度看，在想象过程中，想象力自由地激发着理解力，理解力不通过概念而不着痕迹地支配和控制着想象力，可以把审美主体引向对审美对象的一种不确定的理解。审美想象不但是以创造新的个性化的意义为目标，始终不脱离具体感性的表象活动，而且它和理解性及情感因素是始终结合在一起的。审美想象的这一特点，使它在审美过程中，能够充当感知和理解的载体和展现形式，成为沟通感性因素与理性因素的纽带与桥梁。

3. 想象是对新形象的创造

想象不是表象的简单再现，而是对旧表象进行加工改造，重新组合成新形象的过程。所以说，想象是对新形象的创造。因此，想象也能指导人们在审美活动过程中的意愿和方向。

4. 想象与思维有着密切联系

想象与思维同属于人类高级的心理认识过程。两者都产生于事物的情境，并由个体需要所推动。通常认为，如果事物的情境具有很大的不确定性，而信息又不充分的情况下，认识与解决事物问题的进程主要依赖于想象。如果原始材料是已知的，问题的方向基本明确，那么解决问题的进程主要服从于思维的规律。

（三）想象的种类

根据想象活动有无预定目的性，可以把想象区分为无意想象和有意想象两大类。

1. 无意想象

无意想象是指一种没有预定目的、不自觉产生的想象。无意想象是当人们的意识减弱时，在某种刺激的作用下，不由自主地想象某种事物的过程。比如，当人们看到天上的云彩时，就想象出各种奇峰、异兽的形象；当孩子们到医院看到穿白工作服的医生就会想象（联想）到臀部被注射时的疼痛而害怕。

无意想象在审美活动中受审美主体无意识心理和潜意识心理的控制，常常表现出虚幻性和离奇性的特点，使人们感到所想象的内容似曾相识，但又是那样的久远、虚幻和离奇，仿佛把我们带入那遥远、广阔的时空之中。

人们常常以梦境作为无意想象的一种真实而虚拟的写照。梦是无意想象的极端情况，它具有离奇性和虚幻性的特点。其离奇性是指梦中出现的事物常常是现实中不存在的，但也却是一定现实动因所引起的，即所谓“日有所思，夜有所梦”，只是缺乏意识的严密调节与控制。其虚幻性体现在既逼真如“身临其境”，又深感似是而非、模模糊糊。应该说梦是一种无意想象，是脑的正常功能。

2. 有意想象

有意想象是指有预定目的地、自觉地进行的想象。有意想象按其内容的新颖程度、创造程度和形成方式，可将其分为再造想象、创造想象和幻想。

（1）再造想象　再造想象是在审美主体经验记忆的基础上，根据语言、文字的描述或示意，在头脑中形成相应的新形象的过程。如根据诗歌或文学作品作者的种种描述，在头脑中可产生小说中主人公及其景物的再造形象，通过再造想象所产生的美感可以淡化患者的忧郁心理，促进身心康复。

（2）创造想象　创造想象是指不依据现成的描绘而独立地创造新形象的过程。创造是指提供具有独特性、新颖性和社会意义的现实事物的过程。所谓独特性，是指创造性的产物必须是突破已有的结构类型或认识水平，即与众不同或前所未有的产品或作品。所谓新颖性，是指具有先进性和开创性。因此，创造不是简单的重复劳动，其实质是探索未知的创新活动。人在创造新作品、新理论、新技术或新产品时，头脑中所构成的新事物的形象，都属于创造想象。

在审美欣赏中以再造想象为主，同时也包含着一定的创造想象，而在艺术创作中则以创造想象为主，再造想象只是在参与想象中起作用。如鲁迅笔墨下所塑造的“孔乙己”，就是一个具有创造性的新形象，他集中体现了受科举制度摧残的下层知识分子的典型特征。

创造想象开始活动之前，通常需要有一种契机，来点燃创造想象之“火”。玛克斯·德索称这种契机作用为“钟摆的第一次推动”。从这种意义上出发，契机也就是通常所说的“灵感”。灵感是在创造想象活动中，引发新形象的突然产生时的一种特有的心理现象，它在创造想象过程中起着重要的作用。人在灵感状态时，意识处于十分清晰的状态，创造性想象极为活跃，创造性思维极为敏锐，工作效率极高。由于灵感解决了亟待探索的问题，给创造者带来无法表达和形容的喜悦。因此，灵感总是与良好的、乐观的心理和高度亢奋的情绪状态相伴随。

（3）幻想　幻想是创造性想象的一种特殊形态，是有所渴望并指向于未来的一种想象。在幻想的过程中，人们根据自己所向往的和憧憬的生活来构建新的映象，也即新的表象。幻想依赖于主体对现实的态度，和对社会的倾向性的不同而有所区别。在正确世界观的指导下，符合事物发展的客观规律，具有创造性和积极的、激励人改造现实的幻想称之为理想。那种完全脱离事物发展的客观规律，消极的、无实现可能的幻想则称之为空想。

五、联想

（一）联想的含义

联想是想象的一种表现形式，是指在护理审美感受中由一事物想到另一事物的一种最常见的心理活动。联想既可以是由感知某一事物而想到与此有关的另一事物，又可以是在回忆某一事物时又想到了与此相关的事物。

审美感受过程中的触景生情，就是指曾被一定审美对象引起过情感反应的审美主体，在类似的或相关的条件刺激下，回忆起过去有关的生活经验、思想情感。如某一康复期患者再次经历相同或类似的护理情境时所引发的心理愉悦，这正是审美联想的一种典型的表现形式。因此，建构和营造典型护理美的形象与氛围，是促进与形成服务对象护理审美联想的重要途径和措施，应作为护理管理者策划的重要内容之一。

（二）联想的种类

由于事物之间联系的方式和性质不同，联想也具有多种形式，一般分为接近联想、类似联想和对比联想三种。

1. 接近联想

接近联想是指审美主体对一事物的感知或回忆，引起对与该事物在时间或空间上相接近的另一事物的回忆。接近联想在审美活动过程中的作用表现为：审美主体可以从审美对象 A 的审美特征联想到审美对象 B 的审美特征，从而打破审美感知的局限性，使物内物外、主体客体融为一体，且在 A 联想到 B 时可以引起特定的情感反应。比如“蜀国曾闻子规鸟，宣城还见杜鹃花。一叫一回肠一断，三春三月忆三巴。”这首诗表达了诗人李白在宣城看到美丽的杜鹃花，联想到在蜀时常见的子规鸟。杜鹃花盛开的时节，正是子规鸟啼叫的时候，这种时间上的接近，使诗人产生了接近联想，引起了他对蜀中故地的回忆和眷恋，形成了特有的审美情感。

2. 类似联想

类似联想或称类比联想，是指审美主体对 A 事物的感知或回忆，引起对与 A 事物在性质或形态上类似的 B 事物的回忆过程。相似联想反映着事物之间的共同性和相似性，它不仅限于形式上的相似，而更突出反映事物本质上的接近或类似。比如文学中的比喻、象征、拟人等修辞手法都是以相似联想为基础的。因此，类似联想在审美和艺术创作中是普遍存在的，它所起的作用也是十分重要与非常突出的。

类似想象赋予审美创造极为丰富的表现力，因此，类似联想的应用领域比接近联想更为广泛，凡是各种微妙的类似事物、现象都可作为此种联想的基础。具体说，一般有两种情况：一是以一些事物的外部特征组合的形象联系另一事物的本质特征，如杜甫诗句“癫狂柳絮随风舞，轻薄桃花逐水流”正是这种审美类似联想；一是以具有某种本质特征的事物和具有同类性质的本质特征的另一种事物相联系，两者在外观上有时毫无相似之处，如当代助人为乐的先进人物，人们常常赞美他们为“活着的雷锋”，尽管他们在外貌上同雷锋并不相似，但在先进事迹的本质特征方面是完全类似的。患者及其家属心目中普遍存在的典型的护理美形象，人们称之为“南丁格尔式护理工作者”，是护理审美类似联想的表现形式。

3. 对比联想

对比联想是指审美主体对事物 A 的感知和回忆，而引起对和 A 事物在性质上或形态上具有相反特点的事物 B 的回忆。对比联想既反映事物的共性，同时也反映事物相对独特的个性，它是对不同对象对立关系的概括。在审美欣赏和艺术的创作中经常出现的对比、反衬等都是在对比联想的基础上产生的。如“朱门酒肉臭，路有冻死骨”就是对比联想的运用。在审美过程中，审美主体对美与丑的描述和喜爱与厌恶，正是这种审美对比联想的典型表现形式。

综上所述，审美想象和联想是在审美情感基础上进行的，它又反过来激活与唤起特定的审美情感和审美意识。

六、情感

审美情感是审美过程中的一种非常重要的心理现象，下面着重以普通心理学和普通美学理论与观点为基础论述有关审美情感的基本问题。

（一）情感的含义

情感是审美感受的一种极其重要的心理现象。情感是人对客观现实的一种特殊的反映形式，是人对客观事物是否符合自己的需要所做出的一种心理反应。与逻辑认识不同，情感不是对客观对象本身的反映，而是对对象与主体之间的某种关系的反映。它表现为对待客观对象的一定的主观态度。情感与人的要求、愿望、理想密切联系在一起，带有强烈的主观倾向性，是一种积极、主动的心理活动。不同的要求、愿望、理想是区别审美情感同日常生活情感、认识情感、意志情感的根本所在。

（二）审美情感的特征

1. 审美情感是一种精神需要的心理体验

日常生活情感是审美情感的基础，但二者有着显著区别。日常生活情感满足是与人的物质需要紧密联系在一起的，它不仅需要物质的形式，而且需要物质的内容，它属于一种生理满足，是一种低级的生理快感。审美情感是与人的审美需要、审美愿望和审美理想紧密联系在一起的，它只需要审美对象的形式能满足自己审美观照的需要，超出了个人狭隘的功利目的。因此，审美情感具有丰富的社会历史内容，是一种审美的精神需要的情感体验。

2. 审美情感是审美感受的一个突出特点

审美情感是以对审美对象的感知为基础。通常审美主体的情感活动与审美对象的感性形式是密切联系在一起的。在审美过程中，审美主体对审美对象的感觉、知觉、表象本身就带有一定的情感因素。审美对象尽管千差万别、丰富多彩，但总有一个共同的特征，那就是形象的直接性、鲜明性和生动性。这种形象的直接性、鲜明性和生动性将大自然、人生和环绕着人类的整个外部环境，通过审美主、客体统一的实践活动熔铸于外部世界中。这是审美情感同认识情感、意志情感的显著区别。认识情感和意志情感不依附于直接、具体、完整和生动的对象形象，而审美情感则不能脱离直接、具体、完整和生动的对象形象。

3. 审美情感的多样性和复杂性

不同的审美主体对同一审美对象，或同一审美主体在不同的审美心境下能产生多样而复杂的审美情感体验，这充分说明在审美活动中，审美主体与审美对象之间具有复杂多样的情感联系。

4. 审美情感是审美心理活动的动力和方向

审美情感的独特性，在于它是审美心理活动的动力并规定着审美心理活动的方向，同时，也是审美心理活动中最活跃的因素，同其他审美心理因素紧密联系在一起。

（1）审美情感与审美感知　审美感知以情感为基础，在审美情感的影响下进行，同时，在特定的审美情感影响下形成的感知又会反作用于情感，引起更深的审美情感体验。审美情感是从审美感知过渡到审美想象的必要环节。感知所获得的表象，由于情感的移入而获得新的形式和内容，表象也就开始活跃而重新组合，从而出现“浮想联翩”的状态，构成审美意象。这种情感与感知的表象的融入，所造成的主体、客体融合的现象，也即通常所说的“移情”。

（2）审美情感与审美联想　审美联想是以审美情感为中介和动力的，而它本身又可使审美情感丰富和深化。如骆宾王《在狱咏蝉》一诗：

西陆蝉声唱，南冠客思深。
那堪玄鬓影？来对白头吟。
露重飞难进，风多响易沉。
无人信高洁，谁为表予心？

诗人在孤苦寂寞的狱中听到秋日的蝉鸣，激起了对家乡、对亲人的相思之情，此时此刻，由蝉的形象联想到自己的身世，形成了“露重飞难进，风多响易沉”的感慨，抒发诗人凄楚、怨恨的情感。

（3）审美情感与审美想象　审美想象以审美情感为发展的方向和动力，在审美情感体验中，审美想象得到充分的展开和深化。同时，在审美想象展开和深化过程中，审美主体同审美对象及其在主体头脑中所唤起的表象融为一体，形成情景交融的审美情境。所谓“登山则情满于山，观海则意溢于海”，即是情景交融的真实写照。人们在欣赏艺术作品时，不但能感知作品所描述的景物形象，更突出体现于对审美对象的情感体验，从而引发审美主体与客体之间的共鸣。因此，历来以审美中的这种“景”与“情”的交融程度，作为衡量与评估艺术作品的艺术性的重要标准。

（4）审美情感与审美理解　审美情感中渗透着审美理解，受审美理解的导向与控制，不然，审美情感就难以节制，从而丧失判断能力。同时，审美理解并非抽象的思维活动，而是情感的理解，是个体的知识、经验、审美品格、审美标准和审美理想等理性内容渗透在情感体验之中，它随着情感体验的丰富和深化而丰富与深化。

综上所述，审美中的情感活动，是以对护理审美对象的感知为基础。在审美过程中，审美对象引起审美主体的感觉、知觉、表象本身就带有一定的情感因素，而在知觉、表象基础上进行的想象、联想活动，更加推动审美情感活动的自由扩展和抒发。因此，不能把审美情感看作是单纯个体生理需要的满足，而重在于它本身与感知、想象、联想和理解的相互作用与相互关系，而审美想象和审美理解的相互作用，则把感知到的表象进行升华，这样既保留了审美现象中的具体性、鲜明性、生动性,又深刻地反映了认识事物的本质,从而构成审美感受中的理性认识,而这一活动过程恰恰是在审美情感体验中进行的。

(三)审美情感的品质

审美情感的品质包括审美情感的倾向性、审美情感的深刻性、审美情感的稳定性和审美情感的效能性。

1. 审美情感的倾向性

审美情感的倾向性,是指个体审美情感经常指向的审美对象的心理倾向。它是审美情感品质的核心,比如,通常所说的"球迷",是指个体或群体的审美情感一贯指向某一种球赛,并以此作为精神上的愉悦和满足,它构成了这一类人群的审美情感品质的核心。这种审美情感品质特征,往往难以被某些人所理解。近年来在全国范围内所掀起的"旅游热",这种倾向就体现了人们对自然美的情感倾向性。

护理审美情感的倾向性表现在两个方面:患者作为护理审美主体,其审美情感通常指向护理心灵美和护理操作美;而护理人员作为护理审美主体,其审美倾向性往往是护理康复美,即患者的身心康复。

2. 审美情感的深刻性

审美情感的深刻性是指个体的审美情感及其行为方式的广度与深度。若一个人的审美情感能渗透到自身生活的各个方面,它代表着审美情感的深刻性,同时,也说明其审美情感的广泛性。比如,某人对琴、棋、书、画的审美情感很浓,这就代表他对这些活动的审美情感很深刻。

一个合格的护理人员的护理审美情感不仅能渗透到她的个人生活,而且还能影响到她的家庭生活,甚至她的工作、职业的全部,具体体现和贯穿在她履行护理实践过程中全心全意为她所服务的对象付出全部的爱,这就是护理人员审美情感的深刻性。

3. 审美情感的稳定性

审美情感的稳定性是指个体的审美情感在时间上的持续程度。审美情感的稳定性也是评价审美情感品质高低、优劣的重要指标。比如,有的人对某一审美对象的审美情感持续时间不能坚持,不能始终如一,这就说明他的审美情感不稳定,审美情感品质不高尚。

现代护理职业要求每一个医疗护理工作者,都必须具备高尚而稳定的审美情感,对待人类的健康与康复始终能保持持续的审美愉悦。

4. 审美情感的效能性

审美情感的效能性是指个体审美情感在自身生活实践活动中所能发挥作用的程度。一个人的审美情感效能高,就能促进和完善审美感受成为自身审美行为的动力,"化悲痛为力量"就是审美情感效能的具体体现。因此,审美情感的效能也是审美情感品质不可缺少的重要部分。我们不能低估护理审美情感的效能性。

不管是患者还是护理人员,作为护理审美主体,其审美情感的效能都是相当高的。特别是对患者而言,它能促进与完善护理审美感受,同时也具有促进自身身心康复的功效。

七、理解

(一)理解的含义

所谓理解是通过揭示事物间的联系而认识新事物的心理过程。审美理解是指通过审美知觉直接达到对审美对象本质内容的理性把握的心理活动。

(二)审美理解的基本特征

审美理解的完善与完成,必须具备两个前提条件:一是审美主体对审美对象的静观态度;二是必要的知识准备。

所谓静观态度是指审美主体对审美对象具有有意识的观赏态度,达到能自觉地意识到自身处在非实用的状态。这种态度实为欣赏的自我意识,是一种潜在性的理解,它使得审美主体和客体融为一体而仍保持静观,不做出实用、伦理的现实反应。所谓必要的知识准备,是指审美主体必须预先掌握有关审美对象的背景知识。

由此可见,前面提到的静观态度和知识准备只不过是构成审美理解的前提条件,而构成审美理解的主要因素是渗透在感知、想象、情感诸因素并与它们融为一体的某些非确定性的认识。这种构成审美理解的前提条件和主要因素形成了审美理解的不同深度,而按照审美理解的不同深度,可将审美理解分为对事物外部联系的理解和对事物内部的理解。这两种理解形式在美感活动中都不是依靠概念、判断和推理的逻辑思维形式进行的,而是与感知、联想、想象、情感等审美心理因素密切联系在一起的,是在直觉过程中对审美对象理性内涵的直接领悟。审美理解具有直接领悟的特点。

八、思维

(一)思维的含义

思维是一种在感觉、知觉、想象、联想等感性认识基础上产生的理性认识活动。思维是人脑通过概念、判断、推理的形式对客观现实所作的概括的、间接的反映。它反映一类事物的本质和事物间的规律性联系。

(二)思维的基本特征

1. 概括性反映

概括性反映是指思维所反映的不是客观事物的个别属性和外部联系,而是客观事物的整体属性和内部联系,是反映一类事物的共同的本质特征和事物间的规律性联系。因此,和感觉、知觉、表象等对客观事物的直接的感性反映比较,思维属于认识的理性阶段,属于更高级、更深刻、更完善而又更为复杂的认识过程。

2. 间接性反映

间接性反映是指思维不是直接的,而是通过其他事物作为媒介来反映客观事物,即借助于已有的知识经验,来理解或把握那些没有直接感受过的,或根本不可能感知到的事物,或预见和推知事物发展的进程。如人们早上出门时，看到地上湿了，通过思维就知道昨晚一定是下雨了，可是，人们并没有看到下雨，而是通过"地面湿了"做出的间接判断。

思维的概括性和间接性特征是彼此紧密联系在一起的。没有前者就没有后者，同样，没有后者也就没有前者。就是说，如果审美主体不能获得对审美对象的概括的认识，就无从进行间接的认识。同样，如果审美主体不能够对审美对象获得间接的认识，也就无法进行概括的认识。正是由于思维具有概括性和间接性，因此，审美主体通过审美思维就能认识那些并没有直接作用于自身的种种审美对象，同时，还可预见审美对象发展变化的进程，从而更加扩大、完善审美感受效果。

（三）思维的种类

根据思维的抽象程度，通常将思维分为行动思维、形象思维和抽象思维。

1. 行动思维

行动思维是指直接与物质活动相联系的思维，又可称为感知动作思维、直观行动思维或实践思维，通常简称动作思维。这种思维的特点是以实际操作来解决直观的、具体的问题。

这种思维方式在审美活动过程中，主要是协调审美主体的感知和动作，并在直接接触审美对象的过程中，产生直观行动的初步概括。

2. 形象思维

形象思维是指依据和运用已有的直观形象所进行的思维活动。形象思维是一切艺术认识（包括审美认识）的主要思维方法。因此，又称之为"艺术思维"，是文艺创作中不可缺少的一种特殊的思维活动。

形象思维具有以下特征。

思维运动的过程始终伴随着形象。罗曼·罗兰说"当我作画时，在我的头脑中总有一幅画，并且按照这幅画去创作。"刘勰说"思理为妙，神与物游。"这都充分阐明思维活动伴随着形象。

思维运动的过程始终伴随着想象。金庸不是一个武林高手，也许他根本就不会武功，但必须把自己想象成一个无所不能的武林高手，才能创作出那么多脍炙人口的作品。高尔基在《论文学》中提到"科学工作者研究公羊时，用不着想象自己也是一头公羊，但是文学家则不然，他虽慷慨，却必须想象自己是个吝啬鬼，他虽毫无私心，却必须觉得自己是个贪婪的守财奴，他虽意志薄弱，但却必须令人信服地描写出一个意志坚强的人。"这些都充分阐明了形象思维与想象之间的密切关系。

思维运动的过程始终伴随着情感。刘勰说"为情而造文。"罗丹说"艺术就是情感。"这些话都足以说明形象思维与情感的联系。

思维运动的过程始终伴随着美感。艺术作品的形象要被理想之光照耀，要求典型化，在结构、技巧、语言、文脉等方面都要讲求美感。其实，文学艺术的创作过程就是现实美变为艺术美的过程。

3. 抽象思维

抽象思维是指用抽象的概念和理论知识来解决问题的思维，也可称为抽象逻辑思维。它既不同于以动作为支柱的行动思维，也不同于以表象为凭借的形象思维。它摆脱了对感性材料的依赖,以抽象的概念判断作为思维的基本形式,以分析、综合、比较、抽象、概括和具体化作为思维的基本过程,从而揭露事物的本质特征和规律性联系。

此外,根据思维探索答案的方向,可以把思维区分为聚集思维与发散思维;根据思维的主动性和独创性,可以把思维区分为常规思维与创造性思维;根据思维的依靠力量,可以把思维区分为经验思维与理论思维;根据思维的结论性质,可以把思维区分为直觉思维与分析思维。

(四)审美思维的基本过程

在审美活动中,审美主体运用已有的知识经验,对审美对象所输入的各种信息进行分析和综合、比较、抽象和概括的过程,就是审美思维的全过程。

1. 分析和综合

分析和综合是审美思维活动的基本过程。分析是在审美主体的头脑中把审美对象的整体分解为各个部分,或把整体的个别特征加以区分;综合则是在审美主体的头脑中把审美对象的各个部分或不同的特征进行组合的过程。

分析和综合是彼此相反而又紧密相互联系的过程。前者是把部分作为整体的部分分出来,是从它们的相互关系上来分析的;后者是被分出来的各部分的结合,是通过各个部分、各个特征的分析而实现的。因此,可以看出分析和综合是同一思维过程的两个方面,它们相互联系、相互制约。

2. 比较

比较是指在审美活动中,审美主体把所观赏到的各种审美对象进行对比,从而确定它们的相同点、不同点及其相互关系。比较是以分析为前提,在审美活动中对审美主体的审美认识活动起着难以估量的重要作用,因为审美主体对审美客体的认识与理解总是通过比较来实现的。

3. 抽象和概括

抽象是指审美主体抽取审美对象共同的、本质的特征,而舍弃其个别的、非本质的特征的过程。概括则是把抽象出来的审美对象共同的、本质的特征综合起来,并推广到同类审美对象中去的过程。

显然,抽象和概括是紧密联系在一起的。概括是在抽象的基础上进行的,没有抽象就无从概括。同时,概括又是抽象的前提,即抽象决定于概括,只有明确要概括哪些本质属性,才有可能确定从哪些方面去进行抽象。

还必须明确,抽象和概括实质上是在比较的基础上所进行的更为高级的分析和综合。因为抽象实际上是把本质属性和非本质属性区分开来的过程,而概括则是把本质属性联合起来的过程。没有分析和综合就不可能把形态上不同的审美对象结合到同组或同类的审美范畴。

(五)思维在审美中的作用

思维在审美活动中有着极其重要的作用。审美作为认识和反映现实的一种特殊形式,具有一般认识功能,能够揭示客观事物的本质,而思维活动则是审美中不可缺少的组成部分,不但再现性强的艺术(绘画、电影)经常需要经过一定的思维过程进行审美欣赏,就是一些再现性较弱而表现性较强的艺术(音乐、图案画),如果要获得真正的审美效果,仍然需要思维活动在其中起作用。

正是因为思维在审美中规范知觉、想象的趋向，前者渗透融化于后者之中，人们才能不只是看到审美对象的感性形态自身，而且通过它获得了对生活的广阔的认识和理解，达到对对象的深刻把握，这样才能真正把许多个别的特殊的感觉材料集中、综合，概括为典型形象，揭示客观事物的本质特征。审美感受才显得不是一种低级的感性知觉或一堆空幻的主观想象，而是富于深刻内容的对生活的主观能动反映。这就是思维活动在审美过程中的积极作用。

第三节　护理审美心理过程

一、审美心理过程

审美心理过程是从动态角度描述审美感受的心理活动。审美心理过程是审美客体形象在审美主体头脑中的反映，是由审美主体各种审美心理因素相互作用共同形成的过程。上一节我们对审美心理因素的分析为揭示本节审美心理过程的活动规律奠定了理论基础，但必须指出的是：审美心理过程的活动规律并不等于各种审美心理因素的简单排列或单项相加，而是各审美心理因素在审美心理过程正常程序中处于相互激发、相互渗透、相互交叉和相互作用、相互转化的状态，形成一个协调、整合的有机整体。

二、审美心理过程的基础——审美经验

（一）审美经验的含义

审美经验有两种含义：一是从静态意义上，指美感活动的经验积累；二是从动态意义上，指现实的美感活动。审美经验作为审美心理过程的基础，通常是指静态意义上的含义。

审美经验是美感活动的心理基础和必要条件，它制约着美感活动的发生、发展和活动程度。因此，审美经验常作为评价审美能力的重要指标。

医学护理工作者审美经验的丰富程度，既受先天遗传因素的影响，又来自后天的学习和社会生活实践。既存在医学护理群体的共同审美经验，又有个体独特的审美经验。我们必须认识到护理审美经验需要有一个长期的积累和深化过程，并与护理美育有着密切关系。

（二）审美经验的结构状态

审美经验在护理审美心理过程中处于不同的意识状态，这种不同意识状态的审美经验在相同的审美过程中起着各自的特定作用。通常审美经验在审美心理结构中处于下列两种意识状态。

1. 意识状态的审美经验

在审美心理结构中处于意识状态的审美经验，几乎都是通过后天的学习和社会生活实践获得的。这种有意识的审美经验，包括直接的审美经验和间接的审美经验，前者是审美主体自身在直接的审美感受活动过程中获得和积累的，后者是审美主体通过教育和学习所获得的个体或专业群体的审美经验。这两种审美经验都能直接协调与制约审美主体的美感活动能否产生及其活动的强度。

2. 无意识状态的审美经验

在审美心理结构中处于无意识状态的审美经验，包括遗传审美心态和民族审美心态等内容，这些都与先天遗传因素有关。

（1）遗传审美心态　遗传审美心态是指人类在漫长的历史发展过程中不断积淀在心理结构中的审美经验。它们并不随着人类的发展而自动消失，而是构成一种遗传密码，转译在人类的 DNA 基因上，得以世代相传。人类在不知不觉中通过遗传获得了遗传审美心态，它操纵、指向和规范着人们的审美感受活动。

（2）民族审美心态　民族审美心态是指建立在遗传审美心态之上的，由各民族文化传统所形成的审美心理特征。由于各民族的生产方式和生活环境不同，就形成了各具特色的经济观念、政治观念、宗教观念、法律观念和伦理道德观念等，它们共同协调与制约着本民族的审美观念和艺术传统。

我国在长期的历史发展过程中，“儒”“道”两家相互对立而又相互促进，共同塑造出中华民族的审美心理结构和艺术传统。这种审美经验的特点在于寓理于情、以礼节情，追求与讲究现实人生的和谐和人情伦理的融洽。

（三）审美经验的职能

审美经验在审美心理过程中通常都处于积极、能动的状态，发挥协同效应和顺应效应两种重要职能。

1. 协同效应

协同效应是指审美客体与审美主体所具有的审美经验相适应，此时，审美主体的审美经验能积极、主动地参与美感活动，并在其中得到强化和丰富的过程。

在护理实践过程中，护患关系相互依存，各项护理美的表现形式促使患者已有的审美经验更加丰富，从而获得更高的美感愉悦。

2. 顺应效应

顺应效应是指审美经验的顺应性功能，即审美客体与审美主体的审美经验不相适应时，审美主体能积极、主动地调节审美经验，以适应审美客体而产生美感活动，并在美感活动中，形成、巩固、深化和发展新的审美经验模式。

审美经验的协同与顺应功能在审美心理过程中一般同时存在，只不过有时以“协同”为主，有时则以“顺应”为主。在美感活动中，这两种职能相互作用、相互补充、相互渗透和相互转化，形成一个完善、统一的功能系统。这充分体现了审美心理过程的科学性、逻辑性、灵活性与复杂性。

三、审美心理过程的形成阶段

审美心理过程实质上是一个前后相继的连续心理反应。为了便于分析和描述，一般人为地分为下列准备阶段、初始阶段、展开阶段和效应阶段等四个阶段。

（一）准备阶段

审美经验是进入审美心理过程的基础，要想进入现实的审美心理过程，还必须具备一定的心理条件或心理准备，这就是审美心理过程的准备阶段。

医学护理过程中的审美关系，主要取决于护－患之间各自需要的满足程度。护－患之间的人际美主要表现在：护理人员对患者病情好转与康复的热情期待，并为此而积极地努力工作；患者及其家属对护理人员的人体美、心灵美、护理技艺美与护理环境美所形成的认同心理，并积极配合、参与到护理工作中。这种护－患之间需要的满足，都能给予双方美的享受。这是正常的、符合伦理道德的护－患之间的审美需要和心态，也是护－患审美心理过程的必要心理条件。

1. 审美需要

无论是护理人员一方，还是患者及其家属一方，都有一种求真、向善、爱美的高层次的精神需要，但只有在满足基本的生理需要的基础上，才能产生这种高层次的精神需要。如当患者病情处于急、危、重阶段，其护理审美需要则暂时不可能出现。护理过程中审美需要的产生有其不同的时空条件：一是审美主体为了满足自己的审美需要而主动、积极地选择审美客体，比如，护理工作者走出病房、医院，进入社区、家庭，建立和发展新型的护－患关系，把护理审美需要推向社会美（人体美、人际美、家庭美）的高度；二是审美主体在偶然的时空条件下为审美客体的突发事件触发审美需要，中止当前一切活动而进入审美过程，享受抢救危急患者脱离险情后的愉悦。

上述两种时空条件下的审美需要的产生，都伴随有审美注意和审美心境的形成，它标志着审美主体进入审美态度之中。否则，就不能产生。

2. 审美心态

审美心态是指审美主体在进入审美心理过程之前的一种特殊的心意状态，它是审美主体根据对审美客体的审美需要，积极而快速地对自身心理状态进行调节的结果。审美心态具有如下特点。

（1）无实用功利性　如护理人员作为审美主体，其审美心态完全摆脱了种种实用的功利关系，这是它与日常生活心态的根本区别所在。

（2）具有特定的情感性　在护理过程中的审美心态与个人文化素养、医学护理教育、护理实践和人生阅历密切相关，往往蒙上一层特定的情感色彩，实质上就是指护理心理素质修养。不同的审美心态中的情感色彩（积极的或消极的），协调与制约着审美主体对审美客体的选择和审美心理过程的方向。

（3）明显的亲社会行为　亲社会行为通常是指有益于他人或有益于社会的行为。最纯粹的亲社会行为是那些当得起利他主义称号的行为。利他主义行为是一种特殊的助人行为，它的特点是自愿，行为者本人要付出代价，以及不期望得到物质的或社会的报酬。因此，利他主义行为是无私的，而不是利己的。正是因为审美心态摆脱了日常生活意识的各种功利关系，所以它具有明显的亲社会行为。

（4）导致审美注意的形成　审美注意是指审美心理活动对客体的指向和集中。在审美注意的作用下，审美主体抛开一切现实的功利性与目的性，排除来自各方面的各种非审美因素的干扰，而凝神于所要观照的审美对象。

（5）审美期望　伴随着审美心态和审美注意的产生和活动，就形成了审美主体心理的审美期望。审美期望是指主体对审美活动的期盼心理。审美期望的作用在于它能直接诱导审美趣味，缩短审美心理过程准备阶段的时间，促进审美心理调节和审美心理过程的完善与完成。

综上所述，审美需要、审美心态、审美注意和审美期望是审美心理过程准备阶段的四个不可缺少和不可分割的有机组成部分，更是审美心理活动不可缺少的必要条件，为审美心理过程奠定了生理和心理基础。

（二）初始阶段

审美心理过程的初始阶段主要是指审美心理活动开始时的感知过程。直觉是这一阶段心理活动的主要特征。在审美主体的审美注意作用下，主体审美心态中的情感色彩在审美感知中与审美客体的情感相融相通，产生感性愉悦，形成初级的情感体验。这种情感体验可以激活审美主体的审美表象与审美联觉功能，从而使审美主体的知识和经验主动、积极地参与当前的审美感知活动，促进审美形象的形成。

然而审美感知活动并不是一次就能完成的，最初的审美感知触发了审美主体的审美情感，在此情感体验的作用下激活了审美主体的审美表象与联觉，这就更强化了审美主体的审美注意，促进审美感知进一步去感受和完善审美形象。这样，在审美感知、情感、表象和联觉的相互渗透、相互作用、相互转化的反复多次之下审美形象得以真正形成（图 6－2）。

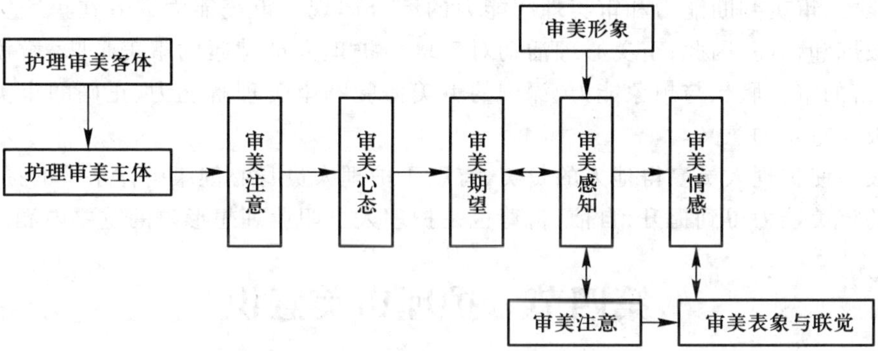

图 6－2 护理审美心理过程初始阶段

（三）展开阶段

审美心理过程的展开阶段，主要是指在审美情感推动下的审美联想、想象过程。当审美感知建构完整的审美形象之后，又能进一步激发审美主体更强烈、更深刻的审美情感，它可以融会审美主体独特的生活、工作经验和品格情操，推向更高的审美心理活动层次。由此可见，在护理中审美过程的开展，实质上就是护理人员对患者的同情与“移情”，是救死扶伤人道主义精神的真实体现。

（四）效应阶段

审美心理过程的效应阶段是指审美心理活动对护理审美主体所产生的作用和影响。审美心理过程并不是随着过程的结束而终止，它对护理审美主体的品格修养、心理功能、专业能力都有着积极的作用和影响。

1. 陶冶情操

尽善、求真、完美的审美心理过程的实现与完成，代表着“白衣天使”高尚、善良、纯洁、美好的心灵，对护理人员有着一种无形的感染力和感召力，能够涤净卑微、私利之心，起到陶冶情操、净化心灵的作用。

2. 品格修养

尽善、求真、完美的审美心理过程的实现与完成，是医学护理工作者高尚的品格修养、人生理想和道德境界的象征，可以直接呼唤和激励护理工作者的道德意识和人生境界，提高人生境界，培养道德意识，促进品格修养升华。

3. 丰富经验

尽善、求真、完美的审美心理过程的实现与完成，在陶冶情操和净化心灵的同时，还能启迪护理人员的心智，丰富其专业知识和经验，达到树立远大理想、热爱职业、热爱生活的目的。

4. 提高能力

尽善、求真、完美的审美心理过程的实现与完成，能提高审美主体的审美能力。审美能力是审美主体各种心理因素的综合指标，是审美过程中审美趣味、审美感知能力、审美联想能力、审美想象能力、审美判断能力和审美理解能力的综合体现。审美能力只有在审美实践活动中才能得到锻炼和提高，因此，审美心理活动对于培养护理人员健康的审美趣味、敏锐的审美感知能力、丰富的审美联想与想象能力、深刻的审美体验和审美理解能力、正确的审美判断能力都有着积极而重要的意义。

此阶段易使护理人员赢得他人的赞美，有助于护理人员身心健康整体水平的提高，同时使护理人员的审美能力得到提升，自信、自尊也是护理人员职业理想形象的重要内涵。

第四节 护理审美意识

一、护理审美意识的含义

众所周知，心理活动是现实的反映，人的心理通常也叫意识。当然，人在出生后的一段时间内，虽有心理，却谈不上意识的存在。意识是在个体心理发育、发展到一定阶段才能出现，是人所特有的一种高级的反映形式。

审美意识是指存在的诸审美对象在人们头脑中创造性的反映，是广义的“美感”，它包括审美意识活动的各个方面和各种表现形态，如审美观念、审美趣味、审美感受、审美理想和审美能力等。审美意识是社会存在的反映，是社会意识的一种特殊表现，并能积极地影响人的精神世界，反作用于人类改造客观世界的活动。

护理审美意识是指医学护理人员在诊断和处理人类现存的或潜在的与生物、心理、社会有关的健康问题过程中，所涉及的护理业务、服务环境、社会人群、患者及其家属和护理人员自身等领域中的审美对象在头脑中创造性的反映。护理审美意识是医学护理工作者心理品质的基础与核心。

二、护理审美意识的特征

（一）具有明确的目的性特征

护理审美意识能使医学护理工作者以尊重患者、同情患者、关心患者、救死扶伤、竭诚为患者服务为工作目的而计划自己的行动，并在实现目的的过程中，调节自己的行为，坚持预定的方向，分析各种可能出现的情况和问题并予以解决，这便是护理审美意识的目的性特征。

（二）具有“自我意识”特征

什么叫自我意识呢？人在与周围及其人群交往的过程中，不仅认识着自然界、社会及其人群与自己的关系，而且也会通过这些关系逐步认识到自身的存在与价值，从而把自己从客体（非我）中区分出来，作为一个主体（我）来加以考虑，这种回顾自己内部的心理活动状态和对“我”的认识，就叫自我意识。自我意识是个体在一定发展阶段才出现的心理的重要特征，对个体的品格修养和事业发展有着极为重要的意义。

詹姆斯曾将组成“我”的要素分为三类：物质我、社会我和精神我。物质我主要是指个人的一切财富；社会我的核心成分是指人际关系；精神我则是指内部体验、价值观念、能力、情感和思想境界等，这是自我意识中最为持久的部分。至善、求真、尽美的护理审美意识主要是完善、完美“精神我”。正是这种自我意识，才能使护理人员能够对自己的所作所为进行自我分析、自我评价、自我调节和自我控制，在满足自我实现的需要上起着重要作用。

（三）具有“职业经验”体系特征

护理审美意识具有能够巩固和发展头脑中的知识和经验体系的功能。这是因为护理审美意识是护理人员通过第二信号系统（语词）参与了社会（特别是患者及其家属）交往沟通和护理服务实践，不断地积累个体职业经验与接受人类知识财富而产生的。

意识与各种认识过程有着相互依赖和密不可分的联系。护理审美意识是通过诸审美心理因素，特别是想象和思维过程形成与发展起来的，它一旦形成，便能促进个体知识和经验的积累和完善。同时，这种知识、经验体系常常与职业情感、职业道德相融洽，促使个体行为方式总是带有一定的职业倾向性，从而产生积极的心理体验，并成为护理专业人员所特有的对患者的情感与态度，促使护理人员的主观世界更为稳定和丰富。

三、护理审美意识的活动过程

护理审美意识活动也就是高级的审美心理活动，与审美心理活动过程一样分为初始、展开和终结三个阶段。审美意识的基本形式是审美意象，当审美情感被审美注意所选择，即进入审美意识系统。

（一）初始阶段

在审美客体的审美信息刺激下，潜伏于无意识中的自我实现需要的欲望不断升华，超越现实的追求，转化为审美理想。此时的审美理想只是一种有某种指向性的冲动、欲望与期待，这是审美意象的雏形,即审美意识活动过程的初始阶段。

(二)展开阶段

当审美意象的雏形产生之后,即进入审美意识活动的展开阶段。审美意识的展开过程也就是审美想象、形象思维过程。审美想象是对审美表象的加工和组合,具有形象性与生动性的特点。同时,审美想象又受到知识和经验的制约,表象的加工和组合遵循着一定的逻辑性,表现出理性思维的功能和特点。因此,审美想象是连接审美感性和理性的纽带,是感性和理性的统一,是形象思维的中心环节。审美想象可以直觉到"怎样",就按照这种"怎样"去创造。比如,王安石作"春风又到江南岸"这句诗时,总觉得其中"到"字用得不妥,后改为"来"或"过"字等,均不满意,突然领悟到"绿"字,改为"春风又绿江南岸",这是何等形象而优美!诗人突然想到要用"绿"字,在脑海里形成了鲜明生动地绿遍江南的审美意象。这是审美意象初始阶段的象征——灵感所引发的审美想象的创造活动。这就是直觉到"怎样"就怎样去创造的过程。

(三)终结阶段

审美意识的终结阶段,也就是完成阶段,是审美意象的最后形式,它符合审美理想,审美情感达到高潮,审美主体陶醉于对审美意象的心理体验之中。

在审美意识的初始阶段和展开阶段,审美兴趣专注于创造之中,还只能对最终结果抱着期望的心情,而在终结阶段,审美主体彻底理解和掌握了审美客体,明确了审美理想,只有这样才有可能更深入地回味、体验和进一步深化审美意识(图6-3)。

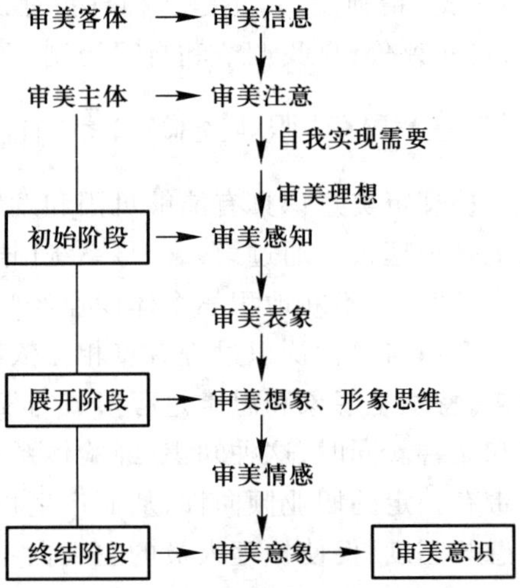

图6-3 护理审美意识的活动过程

客观现实的美,经由审美主体的审美活动转化为主体所意识的美,即审美意识。审美主体所意识的美,经由主体的艺术创造活动转化为一个物化了的可供欣赏的美的对象——艺术作品。艺术作品又可经由审美主体的欣赏活动,丰富和提高主体的美感,从而深化和丰富审美主体的审美意识,这时的审美主体又可通过社会实践活动作用于客观现实中的美的创造。因此,审美意识在审美活动中处于中心和主体的地位。

在心理学中"需要-情绪-健康"这个模式所涵盖的基本原理中,已经把护理审美心理学的内在需要与内在健康的联系,阐述得十分透彻。这些基础理论在护理实践领域中得到延伸和具体化。

护理审美心理学除考虑本专业的社会职能特性外,对护理人员实施职业心理素质的规范化管理,还应着眼于护理人员作为普通人的平凡性,为护理人员保持身心健康而排忧解难。通过对护理人员的职业审美心理主导需求的满足,充分调动每个护理人员为人类健康事业而甘于奉献的内在积极性。

护理审美心理学也就成为护理美学研究中的基本组成部分。当护理美学还处于前科学的不成熟阶段的时候，护理审美心理学是促进护理美学走向成熟的真正动力。

思 考 题

1. 联系自己对护理工作的认识与理解，谈谈在护理过程中审美情感的重要作用。
2. 简述审美心理各因素在审美活动中的地位与作用。
3. 审美心理过程分哪几个阶段？各阶段的具体内容是什么？
4. 结合所学的内容，谈谈审美心理学在护理过程中的现实意义。

（李竞成　程朝晖　邹路琦）

第七章 护理美育

[学习要点]

掌握美育与护理美育的含义。理解美育思想的来源;理解对护理美育的本质分析。理解美育与德育、智育、体育的关系。在领会护理美育任务的基础上明确护理美的概念;提高自身的审美能力及创造美的能力。

第一节 护理美育概述

一、美育与护理美育的含义

美育又称审美教育,它是培养人正确的审美观点、健康的审美情趣,提高与丰富对现实美的感知、观照、鉴赏与创造能力的一种教育,或称为美感教育。美育能够陶冶人的情操,增长人的智慧,增强人们对生活的热情与乐趣,从而使人们变得高尚、健美、睿智、聪慧。因此,美育既是人类自身文明建设的一个重要内容,又是人类文明发展的必然,它对培养社会主义全面发展的人才,对建设社会主义物质文明和精神文明都有着极其重要的意义。

护理美育是指对护理审美主体,主要是指对医学护理人员美的素质的培养和教育。医学护理人员既是护理审美主体,又是护理审美客体,因此其自身就应该是美的形象与象征,只有这样才能满足护理事业发展的需要和高质量地完成整体保健护理服务。护理美育的核心内容是培养与提高医学护理人员自身的审美和创美能力,掌握和运用美的人际沟通技巧,以适应现代护理事业发展的需要。

二、美育思想的来源

(一)中国美育思想

关于中国古代美育的论述,其代表人物有孔子、孟子、荀子等。孔子是中国美育思想学理论最为重要的奠基人,他是中国古代伟大的教育家、思想家、政治家,儒家学派创始人。孔子的美学思想建立在他整个思想核心——仁学的基础之上,即“里仁为美”。孔子在他的教育思想中有一个显著的特点,就是通过审美的形式,即以礼教(指德育)为目的,以诗乐(指美育)为手段,去培养完善的人格。孔子的思想见于《论语》一书,其美育思想的基本点是“尽美”“尽善”。“子谓《韶》,尽美矣,又尽善也。”①因此说,孔子在中国美学史上第一次明确地区分了美

① 《论语·八佾》

与善，同时还主张美和善的融洽和统一。他认为感性形式的美和感性享受的审美愉悦，都应具有社会性的伦理意义，应该同道德上的善统一起来，即“尽善尽美”。孔子非常重视艺术的情感特征，注重通过艺术的情感因素去感染、陶冶个体，从而达到个体与社会的和谐统一。

孟子主张“充实之谓美”，荀子认为“不全不粹之不足以为美”，都特别强调美和善的联系。宋代张载认为内在的德性显示在外部才能成为美，提出“充内形外之谓美”。韩非子认为依靠外在装饰的人，往往是由于他的素质不美，想借外部的装饰来掩盖内在的空虚，曰“夫物之待饰而后行者，其质不美也。”这些主张的一个显著特点都是强调人的内在美，即素质的美。

中国古代美育思想的发展虽然有着悠久的历史，但尚未建立起美育系统。直到近代梁启超、王国维、蔡元培等才明确提出了“美育”的概念，创立了中国的美育体系。梁启超是中国近代史上提倡美育的先导，他提出“天下最神圣的莫过于情感。”“用情感来激发人，好像磁力吸铁一般，有多大分量的磁，便能吸引多大分量的铁，丝毫容不得躲闪。所以情感这东西，可以说是一种催眠术，是人类一切活动的原动力……情感教育的目的，不外将情感善的、美的方面尽量发挥，把恶的、丑的方面渐渐压服淘汰下去，这种功夫做得一分，便是人类一分的进步。”梁启超还认为情感教育的“最大的利器，就是艺术，音乐、美术、文学这三件法宝，把‘情感秘密’的钥匙都掌握住了。”梁启超所说的情感教育就是我们现在所说的美育。

王国维是中国近代系统地提出美育思想的杰出代表，是最早将美育列入教育方针的人。他在美育上的贡献体现在以下两个方面：第一，提出美育观点，重视美育对人类的特殊作用，并明确阐述教育的宗旨是培养德、智、体、美全面发展的人才。他说“德育与智育之必要，人人知之，至于美育有不得不言者。盖人心主动，无不束缚于一己之利害，独美之为物，使人忘记一己之利害，而入高尚纯洁之域。”王国维认识到美育可促使人的精神和情感得到良好的熏陶，同时对德育和智育也会产生有益的影响。他明确提出：“美育者，一面使人之情感发达，以达完美之域，一面又为德育与智育之手段，此又为教育者不可不留意也。”第二，提出审美心理层次，他认为人心的活动可归纳为三个层次：一是“食色之欲”；二是“以求其生活之道”；三是“嗜好”。“嗜好”又分为心理（精神）上的和生理上的两类，前者属于审美的范畴。在王国维的审美心理论述中，明确阐述审美是一种积极的、能表现人的内心情感而又与物质需求无关的心理需要。因此，他认为文学美术是“最高尚之嗜好”，自身的情感能融化于全人类的情感之中，体验世间的“悲欢啼笑之声”，这才是审美心理的最高层次。

蔡元培是中国近代史上杰出的教育家、思想家，是中国近代美育体系的首创者。他提倡“以美育代宗教”的思想，他对美育的本质、内容、作用和途径做了较系统的考察。他认为“美育者，应用美学之理论于教育，以陶冶情感的目的者也。”他主张美育是超越功利的。这是因为美和美感具有普遍性，如山，“我游之，人亦游之”；明月，“我与人均不得而私之”；花石水木，“人人得而赏之”，即在美的欣赏中“无人我差别之见”。

蔡元培强调美育，认为通过美育能使人们脱离现实中的离、合、祸、害、生、死，忘记由此而产生的喜、怒、哀、乐、恐惧之情，以致性灵得养，情操提高。他把美育称为世界观教育。蔡元培在美学上的贡献主要是在美育方面，为了实施美育，他多方筹划，亲自讲授，形成了较系统的美育体系，在中国近代美育史上做出了卓越的贡献。

（二）西方美育思想

这里仅仅介绍柏拉图、闵斯特堡两位不同时期的代表人物的美育思想。

柏拉图（公元前427—前347）提倡“理智”的艺术，要求艺术能为改善人的灵魂服务，他特别强调音乐的教育作用，他认为“音乐教育比起其他教育来是一种更强有力的工具，因为节奏和声调有一种渗入人的灵魂深处的特殊方法。”他还指出音乐、艺术潜移默化的作用，主张从儿童时代起就应该接受音乐艺术的熏陶。“应该寻找一些有本领的艺术家把自然的优美方面描绘出来，使我们的青年像住在风和日丽的地带一样，四周一切都对健康有益，天天耳濡目染于优美的作品，像从一种清幽境界中呼吸一阵清风，来呼吸它们的好影响，使他们不知不觉地从小就培养起对于美的爱好，并且培养起融美于心灵的习惯。”①同时他还认为通过艺术教育可以提高识别美丑的能力和陶冶自身的性格、情操。由此可以看出，柏拉图强调美育与德育的结合。

闵斯特堡（1863—1916）是当代价值论的先驱之一。他的《艺术教育原理》一书，对审美教育功能做了有价值的论述。他认为科学与艺术、知识与美感都不是个人私欲、本能、幻想的表现，而是都要求普遍性，超乎个人的价值。知识对一个人来说表现为真，对众人来说也表现为真；美对一个人显现为美，对众人来说也显其美。他提出了“艺术的孤立性”观点，这就是指艺术“孤立”于现实的利害关系之外，而可以普遍被人欣赏。闵斯特堡深切地感到充满着挣扎和冲突的现实社会给人心灵带来种种创伤，因此必须在艺术中去寻找“安慰”。他反复强调审美能力如知识能力一样，应及早培养和发展，它的价值是绝对不可抹杀的，因为有了这种能力，人们才可能在他们所处的世界里求得“安慰”。

第二节 护理美育的本质分析

美育是人类按照美的规律认识世界、改造自然的重要手段。一方面，它和其他教育一样，是在人类生产实践和社会实践的基础上形成和发展起来的，反过来又促进和影响人类的生产实践和社会实践。另一方面，它又和其他教育不同，它是特殊的美感教育。它是通过人对美的感受，引起感情的激荡，形成情感的共鸣，使人不自觉、潜移默化地在心理愉悦中受到教育。它不带有一般教育所具有的强制性，能使人们在不知不觉中、心甘情愿地受到美的熏陶，接受美的教育，培养高尚的审美情操，形成优秀的品质。美育这种不同于一般教育的特点，正是美育的本质特征。

一、寓教于乐

护理美育是通过对护理美的感受、认识、理解，从中得到心理愉悦，这正说明护理美育是在个人兴趣爱好中，是在娱乐中接受教育的。护理审美教育就在寓教于乐的享受之中产生，不带一般教育所具有的强制性，从而使受教育者心甘情愿地接受美的教育，在分辨真假、善恶、美丑的过程中，培养崇高的审美情操，得到精神的满足和快乐。

---

① 《柏拉图文艺对话集》．北京：人民文学出版社，1963：56．

二、以情动人

护理美育是通过美的事物来调动受教育者的心理功能，激发人们的情感，使人们在心理上产生感动，在情感上产生共鸣，在性情上得到陶冶，这就是护理美育以情感人、使人怡情养性的本质特征。情感是人们对客观现实的一种态度，在护理美育中主要是培养护理审美主体对护理美的热爱和对护理丑的憎恶，使人在情感上受到陶冶。由此可见，情感是护理美育的核心，情感既受理性的调节，又可以转化为意志，在护理美育中，知、意、情多种心理因素和谐统一，这种情与理的结合体现了一种更高的精神境界。孔子云"知之者不如好知者，好知者不如乐知者。"这里所说的"知之者"指懂得应该如何去做；"好知者"指在习惯上成为爱好，这表现了行为的主动性，不是强制的；"乐知者"则是完全自觉去做，不仅不是强制的，而且是一种快乐。

在现实生活中，有时理性上觉得对，但情感上不一定能接受；有时情感上喜爱，但从理性上看却是错误的。护理美育的本质特征就是要使人不仅在理性上认识到是正确的，而且在情感上产生热爱。

三、以形象为手段

护理美育中以情动人是通过形象的手段来实现的。不论是美的欣赏还是美的创造都离不开形象。因为美的事物都是具体可感受的个别形象，个体性是美的重要特征，因此，以生动鲜明的形象为手段是护理美育的本质特征。审美的境界是以具体化、直接化为其特性的。它始终化无限为有限，藏普遍为特殊，也始终是具体地而又直接地，通过官能而感受，达到愉悦的境界。在美的领域里，只有形象才能给人以愉悦的感受。特别需要指出的是护理美育中所指的形象，是具有感染力的形象，是饱含着情感的鲜明生动的形象。因此，护理美育必须以各种鲜明生动的形象为手段来感染人、打动人，使人产生情感上的共鸣。所谓"随风潜入夜，润物细无声"，在不知不觉中受到教育，才能收到最好的美育效果。

四、潜移默化

古人常用风来比喻美育，认为美育像风那样无影无踪，又像风那样有力而不可抗拒。这充分说明美育是一个潜移默化的过程。这是因为美育是以情动人，理在其中，人们在欣赏美的时候，直接的效果是情感上的体验，并且在情感的体验中就暗含着理性的认识。无论是对美的热爱或者是对丑的憎恶，都不是无缘无故的，而是基于一定的审美理解。尽管人们在欣赏美的时候似乎是不假思索的，但是在这种"直感"的形式中，已经包含着平时所积累的对事物的理解。所以，认识审美活动中的情理结合，理在其中的特征是美育潜移默化过程形成的原因。我们还必须明确：美育中的潜移默化过程，并不是靠一两次美的欣赏活动就能够完成的，而是要靠反复多次、经常性的精神上或情感上的"熏陶""陶冶"和"影响"。

五、娱乐性的自由方式

护理美育是在护理审美主体的内心愿望与要求和个人爱好与兴趣的形式中，在娱乐性的自由、舒畅方式中接受教育。这种教育方式的特征是：既不通过硬性灌输，也不经过任何形式的强迫命令或说服动员，而是使受教育者身心都处在自觉、自愿、自由、愉快的状态中接受审美教育。爱美之心，人皆有之，人们在追求美的过程中，也自觉地在接受美的教育。比如，人们看电影、电视，听音乐会，阅读文学作品和游历名山大川，常常不是为了受教育，而是为了娱乐、欣赏，自由、舒畅地去寻找与追求美的享受。

以上对护理美育本质特征的分析说明，护理美育是以培养情感、陶冶情操为特征，以鲜明生动形象为手段，通过富有个性爱好的自由形式，潜移默化，以促进护理审美主体全面发展的一种教育形式。

第三节　护理美育与德育、智育、体育的关系

德、智、体、美是培养社会主义全面发展的人才所不可缺少的几个重要方面，其中德育、智育、美育主要涉及人的精神生活，体育主要是增强人的体质，当然，体育也和人的精神生活有着密切的联系。

美育与德育、智育、体育的关系，正如王朝闻所说“德育、智育、体育与美育的关系不是一种加法，而是一种化合，前三育离不开美育，美育的作用渗透在前三育之中。”因此，在实际生活中，美育与德育、智育、体育虽各有其特点，但又是相互联系、相互渗透、相互依存、相互促进、相辅相成而又不能相互替代。

在现实社会生活中，美是以真、善为基础和前提，美育也是如此，离开真、善就没有美育。但是，美育本身又不是真、善，因此，美育不能与智育、德育等同。智育主要是求知，辨别真伪，寻求真理，这就是“真”；德育主要是培养高尚品德，趋善避恶，这就是“善”；美育是培养人们正确的审美观，提高人们鉴赏美和创造美的能力。这就是客观的事物中所存在的真、善、美，也是人的心理活动中所反映的知、意、情。美育是以美引真，以美导善，但美育却不能替代智育和德育，当然智育和德育也不能替代美育。王国维在《论教育之宗旨》中指出“完全之人物不可不备真善美之三德，欲达此理想，于是教育之事起，教育之事亦分三部：智育、德育（即意育）、美育（即情育）是也。”这说明美育和德育、智育、体育在教育事业中是一个不可分割的有机整体。

一、护理美育与德育的关系

德育是教育者按照一定社会的要求（政治的、思想的、道德的），有目标、有计划、有组织地对受教育者心理施加影响，以使受教育者养成良好品德的活动。因此，德育的主要内容应包括社会主义思想觉悟教育，科学的世界观与人生观教育，以及社会主义道德品质教育，必须体现出社会对善与美的要求，或者说是帮助人们对善恶的原则界限加深理解。德育的主要手段是通过说理、说服、监督、奖惩等形式，诉诸受教育者的信念和意志，从而培养正确的道德观念、道德情操和道德作风，并能自觉主动地用社会道德规范严格要求自己、约束自己。护理美育则主要是通过美的形象的魅力，潜移默化，以诱发、感染、陶冶等方式诉诸人的审美情感，从而使人们树立起高尚的审美理想，培养与发展健康的审美趣味，能使人乐善好为。

在德育中培养人的高尚品德，实际上涉及人的性格美、精神美、心灵美。高尚的道德会完善一个人的心灵美，只有心灵美，才能孕育出美的行为和语言，同样，从一个人的行为和语言也可以窥测其心灵的美与丑。这就是善与美的和谐统一。

德育是护理美育的基础，护理美育是德育的深化。德育对护理美育的促进作用，首先表现

在美感的产生有赖于德育作背景。美感具有直觉性，如人们被舞台或银幕上的英雄人物为正义而牺牲的悲壮场面感染，激动之情和崇高之感油然而生，这种直觉的基础恰恰是平时潜移默化、日积月累的道德熏陶，同时美感也会反过来增加人们的道德意识。因此，重视护理美育的人必然会重视其德育效果。

二、护理美育与智育的关系

智育的实质在于育智，在于传授科学知识、训练专业技能和培养与发展职业能力。可见智育的核心是求“真”，这就与美育有着不可分离的密切关系，因为通过美育，可以以美导真。比如，通过对自然美、社会美和艺术美的欣赏，可以在获得心理愉悦的同时了解自然、了解社会，获得各种自然科学和社会科学的知识，美育能促进智力的发展。

我们在学习护理学发展史及护理知识体系时，对护理学的奠基人南丁格尔的高尚品德和精湛护理技艺的敬仰与赞美，充分体现了智育与美育的联系，说明智育中渗透着美育。蔡元培说“矿物学不过为应用矿物起见，但因此得见美丽的结晶，金类、宝石类的光彩；生物学固然可以知动植物构造的异同、生理的作用，但因此得见种种植物花叶的美、动物羽毛与体段的美；天文学研究各种星体引力的规则与星座的多寡，但如月光的魔力，星光的异态，凡是文学家几千年来叹赏不尽的有较多机会可以赏玩。”这段话充分体现出智育和审美的联系。在美育中也包含智育，以美引真，爱美、爱生活、爱创造，必定会引导人们去开拓、研究科学真理，促进科学发展。

目前，在对学生进行素质教育的过程中，在重视培养学生的观察、感受、创新和动手能力的同时，必须与护理美育结合起来，这样才能收到事半功倍的效果。由此可见，护理美育对于护理专业学生进行护理技能技巧训练和开发学生的智力，以及从事护理职业服务和继续教育都是十分重要的。

三、护理美育与体育的关系

体育就是促进人体的骨骼、肌肉和内脏的生长、发育与健康，改善人体神经系统的活动功能，提高大脑皮质的分析与综合能力，促进身心素质的全面发展和整体提高，使人获得体力上、精神上和社会适应能力的和谐发展。因此，体育就是健与美的综合教育。“健”就是健壮或健康；“美”就是美观或美化。车尔尼雪夫斯基说过“生命是美丽的，对人来说，美丽不可能与人体的健康分开。”可以说健康是人体美的基础，只有身心健康的、充满活力的、朝气蓬勃的人才能是美的，体育的目的也就是获得健康美。通过体育活动，可以培养学生的自信心、成功欲和顽强拼搏的毅力以及集体荣誉感；通过护理美育活动，可以提高学生创造美和鉴赏美的能力，无疑会促进学生对于健美的自觉认识，不断提高自身的健美素质。因此，有人将护理美育和体育喻为一对“孪生姐妹”。

第四节 护理美育的任务和意义

一、护理美育的任务

希腊神话中医药之神阿斯克勒庇俄斯的温柔美丽的女儿海吉娅是一位受人尊敬，能使人得到身心健康的女神。如今,人们总是将“白衣天使”作为集心灵美与形象美为一体的护士的象征。因此,可以说从古到今护理总是与美同在。南丁格尔说:“人是各种各样的,由于社会职业、地位、民族、信仰、生活习惯、文化程度的不同,所得的病与病情不同,要使千差万别的人能达到治疗或康复所需要的最佳身心状态,本身就是一项精细的艺术……护理是精细的艺术中之最精细者。”中华护理学会规定了护理工作的八项标准是“安静、舒适、整洁、美观、及时、准确、安全、节约”。这就明确地对医学护理人员提出了较高的美学要求和对护理美育提出了下列相适应的任务。

(一)培养正确的审美观

审美观是人们对美丑的基本观点,它是世界观的一个组成部分。人们对某一美的事物有了感受之后,就产生了审美经验。审美观是由审美经验积累和归纳而成的概念形态。因此,审美观的形成是根源于实践中的审美感受,反过来又对审美感受起指导作用,并能提高审美的敏感性,使人们可以更好地去辨别美丑和创造美。我们必须树立正确的护理审美观。

首先,要理解马克思主义审美观关于“劳动创造美”这一基本观点。因为,这一观点肯定了美的根源在于实践,美是在实践中产生和发展起来的是智慧和力量的显示,美的事物由于体现了对生活本质、人的本质的肯定而使人感到愉悦。

其次,必须正确理解护理实践中真、善、美的辩证关系。护理美和护理真与善是在护理实践创造中所达到的和谐统一。护理美是以护理真和善作为基础和前提的。美离不开“真”,因为人的社会实践活动,都是以对客观规律(社会的和自然的)的认识和掌握为前提的。护理的“真”是指在系统论思想指导下的护理认知领域和精神运动领域中的现代护理学的知识体系。美离不开“善”,因为人的社会实践创造活动,其出发点和最终目的都是为了实现一定的功利要求。护理的“善”的本质体现在:护士的主要职能是帮助患者或健康人进行有益于健康或恢复健康(或者临终时得到安宁)的活动。必须承认护理美与真、善的内在联系和辩证关系,但护理美并不等于护理真和善,护理美属于护理情感领域中救死扶伤的人道主义精神范畴;它是一种在情感上具有感染力的肯定形象,它是情感观照的对象,如护理人员的心灵美、人体美、语言美、人际美、行为(护理操作技巧)美等。在这些美的形象中,真和善只不过是作为一种潜在因素而存在的。

最后,培养正确的审美观,不仅需要掌握必要的护理美学理论知识,而且需要在生活实践中注重自身的审美修养。评价一个护理专业学生的审美素养时,决不能仅仅局限于考察她在某些领域中的欣赏能力,更重要的是要从世界观、人生观,从整个生活质量、生活态度上去衡量和评估。教育家德米特里耶娃说“只有在审美观点和趣味成为心理气质的一部分并且影响到人的行为准则,影响到人对于劳动、对于同志的态度,影响到生活目的和理想的性质的时候,才能真正谈到审美修养。”

(二)培养鉴赏美的能力

护生必须具有审美的敏感性,这是一种善于在自然界、职业实践、社会生活和艺术作品中发现美与鉴赏美的能力。鉴赏美的能力的获得和审美经验的积累以及文化知识、艺术素养、美育方式等因素密切相关。刘勰在《文心雕龙》中说“操千曲而后晓声,观千剑而后识器。”这充分说明审美敏感力的形成和提高来源于美育中的多看、多听、多想象、多研究，在审美实践中多练习、多锻炼。同时，值得注意的是，审美鉴赏能力的提高与观赏、分析最好的艺术作品有关。歌德说"鉴赏力不是靠观赏中等作品，而是靠观赏最好的作品才能培育成的。"

美育必须在鉴赏中提高学生的审美能力，使学生在欣赏美中将感性认识上升到理性认识，使学生能感受到事物的美，并且能理解它们为什么是美的。

审美鉴赏力是指对具体美的事物的感受、分析与评价，它应该属于审美观的组成部分，因此也必然受审美观的制约。

（三）培养美的创造能力

美育的根本任务就是要创造一个美好的世界，追求理想的生活，不断提高人类的生命质量。护理美育的根本任务是要使受教育者学会如何创造一个良好和谐的物质与心理环境，适应审美主体、客体的生理与心理需要，追求美的生活。护理美育的目的是为了提高审美主体创造美的能力。

美的创造是在一定审美理想的指导下进行的，就像生活的理想是为了创造理想的生活一样。审美理想是人在社会实践生活中所追求、向往的一种完美的生活境界，它是美的创造蓝图。它不仅可以提高审美的敏感，明确美的创造的目标，而且可以成为创造美的动力。

要想提高护理专业学生创造美的能力，必须注重提高其创造美的心理素质。在美的创造中，感知、联想、想象、情感、理解等心理因素相互渗透，协同、综合起作用，特别是情感因素是美的创造形成的核心。正如狄德罗所说"没有感情这个品质，任何笔调都不可能打动人心。"这说明审美主体的情感素养是决定美的事物的感染力和培养创造美的能力的内驱力。

在护理美育中，必须加强学习美学的基本知识，这可以进一步开阔护理美学的理论视野，为培养正确的审美观提供坚实的基础，从世界观的高度加深对护理美育的理解。

二、护理美育的意义

对现代高级护理学生来说，护理美学有着不容忽视、不可替代的独特作用与意义。鲁迅主张"发扬真美，以娱人情"。郭沫若曾提倡要用艺术的精神来美化我们的内在生活，要养成一个美的灵魂。这都是对美育的重要性及其意义的肯定。护理美育的作用与意义主要包括三个方面。

（一）对学生进行情感教育

情感是美育的核心，美感教育实质上就是情感教育。教师通过引导学生对审美对象直接感知和体验来陶冶学生的情感，使其情感日益丰富、深厚，升华为高尚情操，从而为她们的个性充分和谐发展奠定良好的心理基础。

护理美育能使学生既认识和了解普通美学的基本理论，又能掌握和运用护理实用美学的知识；既能理解护理实践中的美学问题，又能能动地结合护理职业的特点，树立正确的审美观。这既是护理美育的作用和意义，也是护理美育的教学目标。由此可见，护理美育不仅仅能培养护理人员自身的美感，而且能使她们较系统、牢固地掌握与运用美学的基本理论、基本知识和基本技能，不断提高自身美的素质和审美、创美的能力。

（二）明确护理美的核心概念

护理美育能使学生明确护理美的核心概念。什么是护理美的核心概念？王秀瑛曾说过："护理工作，可以发扬女性所有的力和美。"这就是护理美的核心概念。护理美是现代护理事业社会服务实践过程中所体现的美的集中；它存在于审美主体（护—患）自身的审美理想、审美观念和对美的愿望与追求之中；存在于引起欢欣愉悦、可见可感的美的生活形象之中；存在于护理人际美和物质与心理环境美之中；存在于保健、康复的欢快喜悦之中。护理美育可以开拓、发掘和创造在护理服务实践中的美，以达到完美、完善护理美的目的。

（三）护理美育渗透于学校一切教育中，是培养学生综合素质的重要手段

护理美育能渗透于医学院校一切教育和教学活动之中，是培养学生综合素质的重要手段。

学校对学生进行道德品质和思想政治教育的同时，能将抽象的善恶理论，寓于生动可见可感的形式之中，以美引善，使学生在美感中潜移默化地、自由自愿地接受善的观念。

体育是培养和训练学生良好身心素质的教育。通过护理美育，可以使护士生对健美有更深刻的认识，会更自觉、自愿地参加体育活动，促进学生身心全面和谐地发展。

劳动的实质就是创造，创造中孕育着美，要教育和鼓励学生运用美学的理论与实践去创造精神和物质财富，并在创造的过程中得到审美体验和不断完善自我。

第五节　护理美育的实施

美育的任务既然是培养人类对现实客观世界的鉴赏和创造能力，陶冶情操，提高人类的生活情趣和生命质量，那么，它就应该是人类自身建设的一个重要方面，必须贯穿整个生命的始终。

教育家苏霍姆林斯基（1918—1970）指出"美能磨炼人性。"一个人如果从童年时期就受到美的教育，特别是读过一些好书，如果他善于感受并高度赞赏一切美好的事物，那么很难设想，他会变成一个冷酷无情、卑鄙庸俗、贪淫好色之徒。美，首先是艺术珍品，能培养细致入微的性格。性格越细致，人对世界的认识越敏锐，从而对世界的贡献也越多。蔡元培认为"美育要着眼最早的一步，至少也要从胎教开始。"由此可见，美育是人生的大事，其实施越早越好。

一、美育的实施途径

蔡元培在他的《美育的实施办法》一文中，关于实施美育的途径，提出了家庭美育、学校美育和社会美育等三大方面。

（一）家庭美育

家庭作为社会的细胞，是社会的基本单位，也是人降临社会遇到的第一个初级社会群体。家庭是人们生长、成熟、生活、学习和歇息的重要场所。家庭美育应包括胎儿美育、幼儿美育和

青少年美育。这里主要指出对青少年美育的两个重要方面:一是家庭物质基础和心理环境美,如室内陈设简朴实用,窗明几净,布置朴素、整洁、美观。良好的家庭环境,有利于培养青少年健康的审美情趣和对生活的热爱。二是和谐、和睦的家庭氛围。人的一生大部分的闲暇时间是在家庭中度过的。因此,家庭又是个人精神生活的重要场所。在家庭中,每一个成员之间的情感都能得到最充分的沟通与交流,能充分享受家庭精神生活美和人际美所带来的欢乐,得到家庭以外无法得到的精神安慰与寄托,这就是幸福的家庭。在这种幸福、美好、和谐的家庭氛围中,能陶冶和养成高尚的情操、审美理想与审美情趣。

家庭美育实质上是家长的美育。这首先要求家长具备较为完善的自身美学素养,能为孩子(们)做出榜样。同时,家庭美育的目标必须和学校美育、社会美育的目标相一致,其着眼点也要从不同侧面去培养孩子(们),使他(们)成为有理想、有道德、热爱美、追求美的普通劳动者。

(二)学校美育

学校是有目标、有计划地教育青年一代的社会组织和专业机构。这里以教育人、培养人为中心。同时,从其组织系统建构来看,它又是一个多因素构成的多层次、多维度的复杂大系统。因此说学校是人类最活跃、最丰富多彩,特别是与社会人际交往沟通最为频繁、最为复杂的心理环境。无数教师正是在学校这个丰富多彩的心理环境中,遵循人的心理活动规律,用真诚、真挚的爱,进行着一项辛勤设计、塑造和抚育人的灵魂的伟大事业。因此,学校是实施美育的重要场所和主要途径。学校美育至少可以通过下列三个方面进行。

1. 通过课程教学和课外活动进行美育

学校课程教学中,语文、音乐(欣赏)、美术、书法等是直接与美育相关的,而地理、历史以及其他社会科学甚至自然科学等课程也都与美育直接或间接相关。如地理课中讲到秀丽的祖国河山时,既学习了地理知识,又陶冶了学生的情感。历史课中悲壮的历史事件和英雄人物,革命先烈崇高的自我牺牲精神与高尚的道德情操,也能激发学生对革命先烈的敬仰与爱慕,和对英雄人物美的向往与追求。蔡元培说“凡是学校所有的课程,都没有与美育无关的。例如数学,仿佛最枯燥不过了,但是美术上的比例、节奏,全是数的关系;数学的游戏,可以引起滑稽感。几何的形式,是图案美术所常用的,理化似乎机械了,但是声学与音乐,光学与色彩,密切得很。”这段话说得既有依据又不无道理,它启发我们对于任何课程教学,都应紧密联系美育来实施。

学校的课外活动,要以美育为中心进行第二课堂教学。要有组织、有目标、有评估、有奖励地进行内容丰富多彩、形式多种多样的美感教育。如音乐、舞蹈、美术、书法、摄影、戏剧、诗歌、集邮、文艺创作、健美操等美育活动,不仅能增进学生的审美感受和审美趣味,还能锻炼意志、陶冶情感、净化心灵,营造校内和谐的氛围,增强群体之间的团结和对人际美的理解与体验。

2. 通过欣赏大自然进行美育

大自然是美的源泉,组织学生欣赏大自然,认识和理解自然景物,可以加深对美的感受。如组织学生野游、采集生物标本、观光名胜古迹等,都是接触自然景物,欣赏祖国河山美,增进学生审美情趣和陶冶情操的极好方法。

3. 通过社会调查、社会生活实践进行美育

社会生活中时时处处都充满着美的现象和美育的因素。见义勇为、助人为乐等好人好事

对学生是一种社会美的生动教育。宁静、优美的物质与心理环境，世人的文明举止和勤劳朴实的高尚品德，都能净化、美化学生的心灵。

（三）社会美育

社会是人类相互交往的产物，没有人与人之间的相互交往，也就不会有社会的存在，由此，自然人必然要成为社会人，即离不开社会现实生活，因此，社会美育在人的一生中，更广泛地作用于和影响着人的审美观的形成和发展。如自然风光、旅游景点、名胜古迹、影剧院、博物馆、展览馆、图书馆、阅览室等，都是进行美育的很好场所。再就是开展各种文艺书刊、画报、画册的阅读活动。还有定期举行音乐欣赏会、舞会、诗歌朗诵会、文艺会演、文学艺术竞赛等，更是普及美育的极好形式。正因为人离不开社会，也就无时无刻不接受社会的审美教育。

从家庭美育、学校美育和社会美育这三条途径看，家庭美育是基础，学校美育是中心，社会美育是辅助。学校美育与社会美育都与家庭美育密切相连、不可分割，且相互影响、相辅相成。总而言之，家庭美育、学校美育和社会美育是一个有机的整体，在向全社会普及美育的过程中，三方面应该相互支持、相互配合、相互协作与相互补充，从而培养出更多社会主义爱美新人。

二、美育活动的方式

自从有了人，就有社会存在。既然有社会存在，就有社会生活，哪里有社会生活，哪里就有美，有美就有美育，这是美育的一个普遍规律。因此，美育的形式是多种多样的。

（一）自然美形式

自然事物的美，侧重于形式美。自然美是社会性与自然性的和谐统一。对自然美的欣赏有的是侧重形式美；有的则通过自然美使人想到生活的美。祖国大自然的美，可以激发人们对祖国、对生活的热爱，寄托远大的理想和培养美好的审美情趣；自然美还可以调节和美化人的心灵和生活，使人得到休息和娱乐。因此，自然美是进行美育的极好教材。

（二）社会美形式

社会生活美是一个极为广阔的领域，下面就人的美、人际美、劳动美和环境美四种情况进行描述。

1. 人的美

“充内形外之谓美”，人的美侧重于内容，是指内在品质通过外部特征表现出来。人的美侧重内容的原因有如下四点：一是人的美和人的本质有密切联系；二是内在美具有心灵和性格特征；三是内在美的显现是丰富、生动的（包括表情、动作、语言等）；四是内在美可以提高人的精神境界，是进行美育的重要内容。人不仅有内在美，而且还有外在美、形式美或仪表美，虽没有内在美重要，但在美育中也是不可忽视的。

2. 人际美

人际美是人与人之间的良好、和谐关系所表现出来的美。它代表着人们的根本意愿和追求，是美育的重要内容，也是社会生活的重要稳定因素。

3. 劳动美

劳动美是一个广阔的领域,它渗透在社会生活中衣、食、住、行等各个方面。劳动美的特点表现在劳动美是劳动者智慧、力量、创造的物化形态,是美与实用的结合,在实用的基础上讲求美。如护理美就是劳动美的一种表现形式。

4. 环境美

环境美包括物质和心理环境的美,同样是一种社会生活的美,它反映着各种美的综合与高度协调,是人的美和人际美的中介。环境美是人的创造美,反过来影响和表达人的社会生活美。

(三) 艺术美形式

艺术美是美育的一个重要领域。艺术美本质上是审美意识的物化形态,它体现着一定时代艺术家的审美理想,是艺术家创造性劳动的产物。

艺术美包括两个方面:一方面再现生活的本质特征;另一方面表现艺术家的思想情感。艺术美是再现与表现的统一,是客观与主观的统一。由于艺术美是美的一种集中形态,它既可以培养人们进步的审美理想,又可以提高人们对美的鉴赏和创造能力。这也是艺术美之所以成为美育的主要手段的重要原因。

三、学校美育实施方案

(一) 教师垂范

学校是塑造人类灵魂的工厂。教育家加里宁曾指出“教师是人类灵魂的工程师”。教师在学校这个最活跃、最丰富多彩的心理环境中,遵循学生的心理活动规律,利用学校良好和谐的心理氛围,从事设计、塑造和完善人的灵魂的伟大事业。从这个意义上讲,显然,教师不只是知识、技能和能力的传授者,更重要的是美的播种者。因此,教师在学校美育中起着主导作用。美育是以陶冶情感、培养情操为特征,通过富有个性爱好的自由形式,潜移默化地促进人的全面发展的一种教育形式。因此,教师的“为人师表”在美育中的感染力、感召力和影响力就显得特别重要。这对教师的形象提出了更高的要求。首先要求教师必须积极、主动地与学生建立良好的师生关系。良好师生关系的标准是什么?良好师生关系应该体现在统一认同的师生认知关系、协调融洽的师生情感关系和积极配合的师生授受关系,在高尚朴实、纯洁无瑕地“尊师爱生”的情感基础上,师生之间能充满相互信赖、相互尊重、民主平等的和谐融洽的心理气氛,促进美育目标的顺利实现。由此可见,良好师生关系是学校开发美育活动的基础,而在创建与协调良好师生关系的过程中,教师起着关键性和决定性的作用,这个作用的核心是教师的心理素质、教师的威信和教师的言传身教。

(二) 环境的熏陶

环境是指环绕并影响人的客观现实。学校环境主要是指学生所直接学习与生活的场所。学校环境美可以潜移默化地陶冶学生的情操。学生的审美理想和审美趣味时时刻刻、处处事事都将受到学校物质和心理环境美的熏陶与影响。

学校物质环境是指校园自然环境。校园自然环境美是大自然美的一部分,它的优美、崇高、秀丽、宁静、整洁、卫生,能潜移默化地陶冶学生的个性与情操。大学生的精神状态,在大多数情形中,都是由环境培养出来的,那么,在他读书的地方,他无论走到哪儿,所看到的,都应当不是别的,而是宏大的、强壮的、优雅的东西才对。

学校心理环境,是指对学校师生员工产生了心理影响的环境因素,也就是说客观现实的存在,被人所感知、分析、理解并以观念的形式出现的"环境"。它是作用于人的心理,从而被人的心理所反映的并能使之心理与行为发生变化的部分现实,也就是通常所说的校风。

学校心理环境,或曰校风,是指一所学校师生员工文化教养、道德修养和精神面貌的综合体现,是指学校内外各种环境因素综合地作用于学校中的个体和群体,从而使之心理与行为发生动态变化的客观现实。心理环境美的共性表现在该所学校政治思想进步,办学方向明确,精神向上、勤奋学习、尊师爱生、纪律严明、实事求是、勇于创新、热爱集体、团结友爱等方面。学校心理环境美对学生的情感熏陶与影响有着积极意义。

(三)课外美育的开展

课外活动——学生第二课堂是进行审美教育的重要场所。第二课堂美育要采取多种多样、灵活机动的方式进行。要把社会当作美育天地,如利用寒假、暑假或节日长假组织学生旅游,在观赏大自然美的同时,可以组织学生写生作画,创文吟诗,尽情交流对美的不同感受。并可以接近临床,走进社区,开展为社区保健,照料患者献爱心等美育活动,接受道德美的教育,净化心灵、陶冶情操,激发对护理专业的热爱。

思考题

1. 如何理解护理美育的含义?
2. 详细分析护理美学的本质特征。
3. 讨论护理美育与德育、智育和体育的关系。
4. 如何正确理解护理美育的任务和意义?
5. 如何在护理学院进行护理美学教育?

(李竞成　梁超兰　李邦会)

第八章 护理美的培养与训练

［学习要点］

掌握护理心灵美、护理仪表美的主要内容；掌握护理语言美和行为美的特征；了解护理人际美的主要表现形式，了解护理艺术美和护理环境美的主要内容。

美，人类社会生活中一种高层次的心理需要；美，可以陶冶人的情感；美，可以潜移默化地培养人的高尚情操；美，可以使人的兴趣广泛，促使人的精力充沛。爱美、向往美、追求美、欣赏美、享受美是人的天性。美的实质就是引起人内心愉悦，具有生机盎然特征的、可见可感的社会生活形象，它是人类在社会实践中自由创造的生动的显现。

护理美是一种超越任何艺术类专业美的特殊职业美，体现在她能激发患者或健康人的美感，形成和保留美好的印象，激活身心抗病或保健能力，促进身心康复与健康。人生旅途最艰辛苦楚的莫过于身心创伤，而护理美恰是这种伤害的“良药”和爱抚，是维护人类身心健康的“女神”。因此，“白衣天使”是真、善、美的象征。

护理人员由于职业的特殊性和需要，必须提高对护理美社会价值的认识和增进对护理美的心理与行为体验。需要热切地向往美、追求美和热爱美，而且必须在理论上和实践活动中不断地探索美和创造美。

第一节 护理心灵美

心灵美是指人内心的美，即精神境界的美，是人的本质美，它支配着其他美。因此，心灵美是人的一切美的基础，它又是人最基本、最重要的心理素质。

心灵美包括美好的理想、高尚的道德、真挚的情感、坚贞的情操、诚实的品格、忠诚的友谊、同情与“移情”的精神和社会行为等。护理心灵美是以真为基础，以善为灵魂，以美为形态，达到真、善、美的完美与和谐统一。因此，护理心灵美与哲学中的“真”和伦理学中的“善”是相互联系、相互渗透和相互交融的。

护理心灵美是反映护理美的一面镜子，也是护士职业美的实质所在。医学护理人员的心灵美，主要表现为情感美、情操美、诚实美和宽容美。

一、护理情感美

护理情感美是护理美的心灵密码，是组成护理心灵美的一个最基本的核心要素。

（一）情绪与情感

情绪与情感是伴随人的认识活动而产生的一种心理活动过程。人们在认识世界的过程中，不仅可以了解客观事物的表面特征，揭示事物的本质与事物间的联系，而且还会对所反映的事物产生好恶或肯定与否定的态度。人对客观事物采取的态度，是以该事物是否满足人的需要为中介的。凡是能满足人的需要或符合人的愿望的事物就引起肯定的、积极的态度，产生满意、喜悦、趋向等内心体验；凡是不能满足人的需要或违背人的意愿的事物，就会引起否定的、消极的态度，产生悲哀、愤怒、憎恨、回避等内心体验。有些事物与人的需要毫无关系或暂时没有关系，人就会对它抱有“无所谓”的态度，既不喜欢，也不厌恶，也就是说这样的事物引不起人的情绪与情感。由此可见，情绪与情感反映客观事物与人的需要之间的关系，是客观事物是否能够满足人的需要时所产生的一种内心体验，是人对客观事物的一种态度。

（二）情绪与情感的区别和联系

情绪与情感的区别见表 8－1。

表 8－1　情绪与情感的区别

项目	情绪	情感
反映层次	低级的生理需要是否得到满足而产生的体验，是人与动物共有的心理活动	高级的社会性需要是否得到满足而产生的体验，是人类所特有的心理活动
性质	具有较大的情景性和不稳定性	较为稳定和持久
表现	具有较明显的冲动性与外部表现	较深沉和内隐，有时会深深地埋在心底

情绪与情感虽然有着明显的区别，但它们又是密切联系在一起的。一方面，情绪依赖情感，往往要受到情感的制约和影响；另一方面，情感又依赖于情绪，情感是在情绪的基础上形成的，而又在各种变化着的情绪中表现出来。因此，情绪是情感的外部表现，情感是情绪的本质内容。任何一种情感，离开了具体的情绪过程，就很难断定情感的性质与特点。同时，同一种情感在不同条件下又会有不同的情绪表现。总之，情绪与情感总是彼此依存交融为一体，难以把两者分开，所以习惯把情感与情绪统称为感情。

（三）护理情绪与情感状态

中国古代把人的情绪分为喜、怒、哀、乐、爱、恶、惧七种基本形式。中医则把喜、怒、忧、思、悲、恐、惊谓之“七情”，作为情感的表现形式。现代心理学一般把情绪分为快乐、愤怒、悲哀、恐惧四种基本形式。总之，情绪的表现形式是多种多样的，根据情绪发生的强弱程度和持续时间的长短，又可以将人的情绪分为心境、激情、应激等几种情绪状态。

心境是一种比较微弱而持久的情绪状态。它具有弥漫性的特点，往往影响一个人的整个精神状态，它具有较强的感染力，在一段时间内，可使周围的事物都感染上同样的情绪色彩。护理情感美所体现的愉快、喜悦、积极、良好的心境，极易感染患者的情绪，使他们心情舒畅，抗病的信心与能力倍增。由此可见，护理人员的心境对患者及其家属的情感与情绪影响至关重要。

激情是一种迅速强烈爆发而时间短暂的紧张情绪状态。在护理工作中，一般要尽量协调好自己的情绪，防止与控制这种“激情”的发作。

应激是在出乎意外的紧急状况下所引起的情绪状态。在抢救急、危、重患者的应激状态中，要求医护人员迅速而准确判断，瞬间做出抉择和正确处理。

（四）护理情感美的特征

根据情绪与情感的性质和特征的不同，可将情感分为正常情感与异常情感、健康情感与变态情感、一般情感与特殊情感。护理情感美的特征就体现在正常的情感、健康的情感、特殊的情感上。

1. 护理情感美的正常、健康特征

护理情感美的正常、健康性体现在因果适当、表现适合、时间适度和强度适中四个方面。

（1）因果适当　护理情感美所表现的因果适当是指医学护理人员主观情绪的反应适应客观的刺激，是“事出有因”，不是喜怒无因。

（2）表现适合　表现适合即情绪的表现程度与刺激的强弱相符合。该喜则喜，该怒则怒，不是喜怒无常。

（3）时间适度　时间适度是指情绪表现的时间，不过于短暂或无休止地延长。

（4）强度适中　强度适中是指情绪所表现的强度，既不过于强烈，也不过于淡漠。

2. 护理情感美的特殊性特征

护理情感美除具有正常、健康情感的特征外，还必须具备特殊情感的特征。所谓护理情感的特殊性是指它与其他职业所不同的情感，是在救死扶伤人道主义精神指导下的高尚道德情感，又称之为护理职业情感。护理职业情感的特殊性表现在：护理人员面对的不是普通的消费者，而是身心受病痛折磨的人和与之相应的环境气氛。在身心经受病痛折磨后形体变得丑陋、心灵失去理智或情感变态、情绪极不稳定，甚至就连患者家属或至亲好友都难以忍受或不敢接近时，“白衣天使”却要带着同情、爱护的情感，不厌其烦地对其进行安慰、照料、护理和治疗。护士也有个人的喜、怒、哀、乐，只不过是护理这种特殊的职业情感要求护士只要进入了护士角色，不论自己的心境好坏，必须协调与调控个人的情感，做到急患者之所急，痛患者之所痛，要带着最大的职业涵养去理解患者的痛苦，谅解患者因病痛或病态所产生的失礼或不善言行，尽量满足患者生理、心理和社会适应的需要，完善护士角色情感。这恰恰是难能可贵的、高尚的、特殊的护理职业情感，是护理心灵美的集中体现。

（五）护理情感美对患者的需要与影响

情感是人类的需要，更是患者的需要。不同的患者，有不同的情感变化和情感需要，特别是对护理情感美的需要。因此，护理人员要根据不同患者的具体情况和需要，进入护士角色应有的人物情感。如在患儿面前应带有阿姨、妈妈或奶奶的角色情感；在同年龄患者面前，应带有朋友的角色情感；在老年患者面前，应带有晚辈的角色情感。这充分表现了护理服务过程中，护士的高度责任感与真挚同情心或“移情”心态，这就是确切的护理情感美，对患者的身心影响极为重要。

护理审美情感是护理审美感受极其重要的心理形式。它的独特性在于它是审美心理活动的动力，规定了审美心理活动的方向，它是审美心理活动中最活跃的因素，同其他审美心理因素紧密联系在一起。护理审美情感不同于日常生活情感、认识情感和意志情感。日常生活情感是同人的物质需要紧密联系在一起的，它不仅需要物质的形式，而且需要物质的内容，其实质基本上是一种生理满足的情感体验。因此，它是一种低级的生理快感。护理审美情感是与人（护理人员或患者及其家属）的审美要求、愿望和理想紧密联系在一起的，它只需要对象的形式满足自己审美观的需要，超越了个人狭隘的功利目的，是一种高级的令人精神愉悦的情感体验。

由此可见，患者的审美情感的重要特点在于：当护理情感美（同情、体贴、关心、照料）能满足患者的审美愿望时，护理人员的这种情感美就能大大地感染患者，促使患者的生理、心理机能产生激烈的活动和效应，患者在心理上会产生对护理人员的信任感、依赖感和对自身康复的自信心与宽慰感，这种积极的情绪与情感体验的延续，可以消除患者的焦虑、紧张、忧郁、悲观等负性（消极）情绪，恢复或形成良好平静的心境，诱发战胜疾病的信心，愿意支持、配合和接受医疗、护理服务，有利于患者的身心康复。

二、护理情操美

情操是指人的情感和节操，所谓节操即气节操守，它包括行为与品质。情操是人的一种稳定、深沉、高级、复杂的情感，是与人的社会性需要相联系的情感体验，常被称为社会性情感或人的高级情感。

情操美是指人的高尚情感和崇高节操。组成情操美的三大要素是美好的情感、坚强的毅力和无私的精神。

护理情操美是护理心灵美的基础。医学护理人员想要具有美好的心灵，首先必须树立高尚的情操。护理情操美的表现形式集中体现在护理道德感、护理理智感和护理美感三个方面。

（一）护理道德感

道德感是指在社会生活中，根据一定的社会道德标准和行为规范去评价别人或自己的言行时所产生的情感体验。道德感是客观现实与主观的道德需要之间的关系在人脑中的反映。人之为人主要在其社会性，而道德正是人的社会本性的突出表现。当自己的行为、举止、思想、意图符合社会公认的道德行为准则时，就会产生愉快、满意、自豪、自慰、幸福等情感体验；反之，如果不符合社会公认的道德行为准则时，则会感到羞愧、自责、不安、不快等情感体验。当衡量与评价别人的言行时，若能符合这些标准，就会对他产生爱慕、崇敬、钦佩等情感；反之，则会对他感到厌恶、蔑视，甚至产生愤怒等情感。因此，道德感是由那些能满足人的社会道德行为准则的需要而产生的。它的形成和发展离不开现实社会实践。从群体的角度上讲，道德感受社会历史条件的制约，不同历史时期有着不同的社会道德行为准则，因而也就有着不同的道德感；若从个体的角度上讲，一个人的信念、理想、价值观和人生观决定着道德感的形成和发展。

医学护理人员的道德感是指对服务对象、合作对象以及自身的行为、举止、思想、意图是否符合护理职业道德准则所产生的内心体验。当前，在社会主义条件下的护理道德感主要应包括:爱国主义情感,集体主义情感,对护理事业的职业满足感、自豪感、责任感、义务感和对患者救死扶伤的人道主义情感等。

2003 年,“非典型肺炎”在中国暴发、流行。在这场抗击“非典型肺炎”的斗争中,涌现出了大量的具有强烈道德感的医护人员。在患者总人数中,有很大比例是医护人员,他(她)们是在抢救患者的过程中被感染的。在这场保证人民健康和挽救人民群众生命的斗争中,医护人员舍“小家”为“大家”,冒着被感染的危险,没有一个人退却,他(她)们前仆后继,不惜牺牲自己的生命。有的几个月都没有回家,始终战斗在工作岗位上,与病魔抗争,与死神搏斗;有的不幸被感染,躺在病床上想到的还是患者,痊愈后,他(她)们又义无反顾地投入抢救“非典型肺炎”患者的工作中去。这就是医护人员对医疗护理事业的职业责任感、义务感和对患者救死扶伤的人道主义精神的具体体现。

护理道德感的培养对于高级护士生是十分重要的。它是使她们把护理道德概念转化为护理道德行为的必然中介,因此也是护理美育的重要内容。护理道德知识必须以护理道德情感和护理道德习惯为依据,否则就不能产生护理道德行为。这就充分体现了护理事业中真、善、美的完善、和谐与统一,从中也可以看出护理美学和护理伦理学的联系与统一。

(二)护理理智感

理智感是在智力活动过程中,人的认识和追求真理的需要是否得到满足而产生的情感体验。理智感与能否满足人的求知欲、认识兴趣、探索与解决问题的需要相联系;它同时还与自控能力方面的情感相联系。人们对新奇事物所产生的好奇感或奇异感;追求与渴望认识某事物的知欲感;遇到与某种规律相矛盾的事件所产生的疑惑感或惊讶感;难题得到解决或有了新的发现和创造时的喜悦感;还有对真理的热爱,对偏见和谬误的憎恨、鄙视等,这些都是理智感。理智感是人认识世界和改造世界的动力。列宁曾说过:“没有人的情感,就从来没有,也不可能有人对真理的追求。”这充分说明缺乏应有的理智感,人的认识就难以深入,人的知识的广度与深度就更难达到。

护理理智感是护理工作者肩负护理事业重任,追求真理、履行救死扶伤职业角色,充实专业知识、技能、能力与才华的必然情感需要。有了护理好奇感或奇异感,就能在病情观察过程中鉴别真伪,发现异常;有了护理疑惑感或惊讶感,就能在医疗、护理服务过程中,发现新情况和解决新问题;具有护理满足感和喜悦感,就能增强克服困难和解决难题的勇气和自信心,就能在平凡的护理工作中,有所创造、有所发明、有所前进;护理人员保持对真理的热爱与追求,对偏见和谬误的鄙视,就能自觉地、能动地热爱护理专业,确立为中国护理事业兴盛与发展的远大目标而献身的信念。由此可见,医学护理工作者只有在自我实现的需要中渗透深厚的护理理智情感时,才能激励自己积极思考、勤奋探索。因此可以说,护理理智感是激励护理人员智力活动的重要心理条件之一。

护理理智感中的“理智”还体现在护理人员自控能力方面。如在医疗护理服务过程中,有时难免会给患者带来一定的痛苦,因而可能引起患者或家属的一时误解或暂时反对,这时,护理人员的态度要既能自控,又能坚持利于患者康复的原则,绝不能盲目迁就患者和家属而放弃治疗原则。这就是理智情感和道德情感融洽结合的具体体现。因此,医学护理工作者要善于控制自己的情感,尽力做到“忧在心而不形于色,悲在内而不形于声”,只有这样才不至于因自己的情感失控导致患者的情绪波动而不利于身心康复。这是护理情操美的又一体现。

（三）护理美感

美感是指审美主体接触审美客体时所引起的感动，是对美的认识、欣赏和评价，是一种赏心悦目的心理状态。这种内心体验是个人根据所掌握的审美标准评价客观事物时所产生的。美感是在个体特殊的心理状态或心境下由自然景物、社会生活以及艺术作品等方面所引起（详见第四章）。医学护理工作者的自尊、自重、自爱、自信，“尊医爱患”，屈己让人、宽宏大度、人体美、人际美和服务美等美感的表现，也是护理情操美的重要内容。

医学护理工作者，既是护理审美主体，又要充当护理审美对象，但在保健护理服务过程中，充当后者是主要的。因此，护理美感的意义在于，一方面它能给患者带来精神愉悦和享受的内心体验，产生对审美对象的信任感与依赖感，增进对医护服务程序的支持与配合；另一方面，这种美感具有明显的倾向性，表现为对审美对象的美好风格和行为方式的注意与肯定，激发患者战胜病魔的自信心和对现实生活的迷恋感，有利于身心康复。因此，护理美感在护理保健服务事业中有着极其重要的意义。

综上所述，护理情操美中的道德感、理智感和美感是相互联系、相互融洽和相互补充的，都是在正确的世界观和人生观的基础上形成与发展起来的。只有高尚的护理情操美，才能达到“从善如流、视恶如仇、从美弃丑”的崇高精神境界。护理情操美对现代护理事业的发展有着十分重要的作用和影响。只有具有高尚护理情操美的医学护理工作人员，才能心怀大志，对现代护理事业充满爱和执著的追求。

三、护理诚实美

诚实情感的基本特征是诚恳、正直、可信、可靠、实实在在。护理诚实美是护理人员的职业美德之一，是护理心灵美的重要表现，也是护理人际美的重要基础与前提。它需要通过一系列的诚实行为才体现出来。

在护－患人际关系中，护患之间的相互信任、相互支持与配合，“诚实”在其中起着非常重要的作用，因此，它是构成护理人际美的重要因素之一。

在现代护理模式所推行的系统化整体护理中，其护理程序的完成造就了护理工作人员的特殊性与独立性，因而，护理诚实美必然要在护理人员的境界中体现出来。例如，单独为患者进行任何护理操作时是否自觉地遵守严格的操作规程和要求；独立为不同年龄、不同心理状态的患者进行心理护理时，是按照规范化心理护理技艺进行操作，还是“随心所欲”敷衍了事；在无人知晓的情况下出现了失误或差错，能否及时报告，毫不隐瞒等。这些原则性的事件，都有赖于护理诚实美来体现真伪。

护理诚实美的“美德”主要体现在护理人员对患者的安慰、同情、支持与鼓励上，这种同情与怜悯、仁慈是不同的，它不是个人的恩赐，而是护理人员应尽的义务和职责。因此，要能理解有时对家属诚实却不能对患者“诚实”的言行（有学者称为“善意的谎言”），才是护理诚实美的真实体现。

护理诚实美，不仅仅有利于医疗护理服务的顺利进行，促进患者的身心康复，而且还能通过患者及其家属的传播扩大社会影响，增进医院的知名度和护理美誉度，美化护理人员的自身形象,同时,这种社会公众赞誉的反馈信息作用,能激励和鼓舞护理人员自觉地培养与完善护理诚实美,提高工作质量和成效。

四、护理宽容美

宽容是指对于与己不同的观点或见解的容忍、耐心与谦让,并允许对方有申述、判断与鉴别等言行的自由,也就是说,具有宽大的气度,“能容天下难容之事”,能听得进与己不同甚至反对自己的意见,不计较个人得失和个人恩怨。当然,宽容绝不能理解为懦弱无能、卑躬屈膝或委曲求全,而是胸怀宽阔、忍辱负重、顾全大局,特别是护理宽容,是医学护理工作者的高尚美德。

护理宽容美主要是针对患者及其家属而言的,它更是适应护理事业的职业需要。这种护理职业性的宽容美,重点体现在护-患关系上的相互理解、体谅和信任。由此可见,护理宽容美是在对患者同情、“移情”基础上的“宽”;在对患者爱护、关照、谅解基础上的“容”。在护际关系和医-护关系之间的护理宽容美,体现在对非原则性的问题和矛盾,要本着“以和为贵”的精神,尽量减少摩擦与误解,形成和发展良好和谐的护理人际关系,这一切都是为了患者的利益,这势必加强同道之间的团结与协作。因此,护理宽容美也是组成护理人际美的重要因素。

第二节 护理仪表美

在社会交往中,美好的风度总是受人欢迎的。自然潇洒的举止,给人以轻灵舒畅的感觉;稳重大方的姿态,显得踏实可靠;言谈风趣含蓄,给人以亲近感;衣着整洁合体,款式新颖,令人喜爱;服饰大方别致,给人以美感;晶莹明亮的眼睛,乌黑柔软的头发,矫健灵活的体态,则是健美的标志。这是仪表美的真实写照。患者在接受护士美感护理或进行审美活动过程中,首先接触的就是护士的仪表。所谓人的仪表,是指风度、姿态和服饰。护士仪表美能立刻唤起患者的审美趣味,有助于患者接受美感护理,从而护士能更好地发挥护理职能。

一、护理风度美

(一)风度和风度美

别林斯基曾说:“讲究风度,这种必要性不是来自社会身份或等级地位的虚假观念,而是来自崇高的人类称号;不是来自礼仪体面的虚假观念,而是来自人类尊严的永恒观念。”这是他对“风度”本质的分析与评价。

风度是指一个人的言谈、举止、性格、气质、品德、作风、态度的总称。风度,是人类在漫长的社会生活实践中逐渐形成和发展起来的。它是人类对于美的人体形态、举止谈吐、性格气质、装束打扮的一种肯定的审美尺度。然而,风度毕竟具有可感性和外露的特点,因此它与思想、品德、性格和情操这些内在的素质是有所区别的。风度可以是心灵美、性格美、品德美的外露和物化,但绝不能替代性格的陶冶和品格的修养。比如,有的人思想品质高尚,但他们并不都具有良好的风度;而有的人则外表相当考究,举止潇洒,但思想品质却很低劣。不同民族、不同层次、不同职业、不同文化素养的人，存在着不同的风度要求和表现形式。因此，风度是以人为审美对象，对其符合社会生活美的内在社会属性与外在阶层标志相统一的综合表现。

风度美是指一个人在日常工作、学习、生活中，在人群、人际交往沟通中，通过言谈、举止、表情、姿态等行为方式所体现出来的一种动态美。它是心灵美、性格美的外化，是人的内在精神的外部感性形式。培根在《论美》中说："相貌的美高于色泽的美，而秀雅合适的动作美，又高于相貌美，这才是美的精华，是绘画所无法表现出来的。"这是对风度美本质的分析与描述。风度美是在长期的社会生活中所形成的，它还受到历史条件、地理环境、民族习俗、文化传统以及多种意识形态的制约与影响，呈现出纷繁复杂、丰富多彩的内容和表现形式，并随着时代的变迁而不断发展。

风度美，是人类遵循美的客观规律，实现自我认识和自我完善的结果。因此，风度美作为客观的审美标准，能够在现实社会人际交往过程中，彼此进行全面的、综合的、比较正确的审美判断和审美评价。在现代社会生活中，随着物质文明和精神文明的提高和发展，人们更加重视风度美，追求更高层次的自我实现和自我完善。

（二）风度美的特征

1. 风度美的时代性

风度美作为社会生活美的一种，决定了它是人类社会进入一定阶段的产物。这是因为人类把自身作为一种审美对象，有意识地进行审美活动，因此，风度美经历了一个形成、发展的历史过程，显示出风度美的时代性特征。

2. 风度美主观、客观属性的统一性

人的声音、语言、表情、神态具有丰富的表现力，只有人才能以最佳的形态、角度、方式来表现极为复杂而细腻的情感，这些表现复杂情感的生理、心理机制就是人的风度美的内在物质基础，即主观属性；人体结构的各个部位之间，所具有的一种极为对称、平衡、协调、和谐的比例关系，是人体风度美的客观属性。风度美也是这种主观、客观属性的融洽与统一。

3. 风度美的民族性

风度这种审美观念是在长期的社会生活中逐渐形成、积累、发展起来的，因此，不同的历史时期，不同的民族信仰和风俗习惯所反映出来的有关风度美的内容、方式和评价标准，也必然有所不同，这是因为人们赖以生存、生产、生活的物质条件，由于地理、环境、气候、文化程度和历史背景的各不相同，造成在此基础上形成、发展起来的人的风度美也就不尽相同。这就是风度美的民族性。

4. 风度美的多样性

由于风度美存在于纷繁复杂的现实生活中，而现实生活的内容又是那么丰富多彩，这就不仅决定了风度美内容的多姿多彩，而且也决定了风度美形式上的千姿百态。比如，学者有学者的风度，护士有护士的风度，医生有医生的风度，教师有教师的风度，演员有演员的风度等，充分体现出在现实社会生活中，由于职业不同，风度各具特色。

（三）风度美的客观标准

由于风度美内容上的丰富多彩和形式上的千姿百态，因此，很难用统一的风度标准评价风度美,但必须把握下面两点。

1. 心灵美与风度美的融会和统一

风度是内在品格的自然外露,是内心世界和外部姿态的融会与统一,这样才构成了人的完整形象。一个人的内心世界,总要借助于外部形态表现出来;同样,一个人的外部形态总是包含着内心活动的内容。因此,精神世界的美丑,是风度内在的根据。只有心灵美才能真正导致外表的风度美,这正是风度美的奥秘。一个人的风度是他的道德品质、思想情操、性格气质、学识教养、处世态度的综合反映,是内在美的外在表现。只有加强内在美的修养,养成迷人的气质、高贵的人品、机敏的才智、高雅的情趣,才会在举手投足之间表现得风度翩翩,这就是心灵美与风度美统一在风度美的客观标准上的尺度。

2. 风度美的共性与个性的融会和统一

处于特定的历史时代和特定的社会环境中的人,必然具有这个时代和环境所集中提供的审美内容与审美标准,这些为社会风气所认同、所肯定的美的内容,就是风度美的共性内容。比如,在日常生活中所谈的仪表美、服饰美、语言美、行为美的审美标准中,都包含有风度美的共性因素。这也可以看作是社会群体风度美的内容,而这种社会群体的风度美的共性内容,又必须通过社会个体的不同个性表现而得以具体体现。诸如个体性格、气质、道德、情操、文化素养、职业特征、知识水平、能力结构、身心素质、审美趣味、生活习惯、容貌特点和语言技巧等,都是表现出千差万别的风度美的个性内容。这也就是风度美的共性与个性内容融会和统一的客观标准。

(四)护理风度美

护理风度美是以护理人员作为审美客体的一种审美观念的评价尺度。护理风度美是护理人员仪表美的核心,也是护理人员社会生活美中的一项既重要又具体的内容,是一个需要多方面加强修养的过程。

按照现代护理的新概念,护理对象不仅是患者,而且还包括健康人,其目的是促进患者的心身康复和保护健康人的身心健康,而且这种健康服务的范畴已由医院扩展到社区和家庭。在社区或家庭护理中,还要完成卫生咨询、保健和一般医疗服务项目。随着护理服务对象、服务范围和服务项目的增加与扩展,护士的人际交往显得更普遍、更广泛、更密切,特别体现在护－患关系的交往与沟通中。因此,护理风度美就成了患者及其家属的主要审美对象。一方面,优美的护理风度是沟通护－患关系的心理基础,是形成良好护理人际美的前提,对患者具有美感的吸引力和感染力,能激发美的注意与审美情趣,调节和制约审美对象的印象,诱发和增进对护士的信任,增强战胜病魔的信心,有利于身心康复;另一方面,它也是护理人员完善、塑造美的自身和满足自我实现需要的主要内容之一。

(五)护理风度美的内容

护理风度美是护理人员仪表美的核心,是公众评价护理人员形象的重要指标。因此,它应包括以下几个方面的内容。

1. 饱满的精神

护理人员精力充沛,神采奕奕,自信和富有青春活力,这样才能激发患者的交往动机和活跃交往气氛。若护理人员无精打采，萎靡不振，患者会对其失去信任。

2. 文雅的谈吐

风度的体现离不开谈吐。护理人员的语言是一种艺术性极强的语言，护理人员与患者或其家属通过语言的沟通与交流，不但起到交往的目的，还能起到治疗和协作的目的。护理人员的言谈应谦逊温让，同情安慰，含蓄蕴藉，文雅宽厚，轻言细语，做到面向患者言之有因、言之有理、言之有利，能使患者重听、乐听，诱发精神愉悦，体现护理人员风度美的魅力。

3. 优雅的礼仪

护理人员的仪态端正、风度潇洒，能使患者敢于接触和乐于亲近。这种魅力不仅仅来自美的长相和得体的衣着，更重要的是来自良好的气质和优雅的礼仪，这是人的内在品格的自然外露。护理人员端正的相貌、端庄的仪表、得体的着装、文雅的举止、关切的表情、优美的姿势等表现能给人以心灵的慰藉和满足，是生命与健康的本质力量的体现。这种美可以潜移默化地影响人的心灵，激发人们对美好生活的追求。

4. 恰当的表情

护理人员的表情和神态，是沟通护－患之间情感的非语词交往工具，是护理风度美的具体表现方式。护理人员美好的内心世界及其对患者和蔼的态度，通过表情传递给对方。护理人员的眼神可以表现出对患者真诚、友善的情感。透过护理人员的目光，人们看到的是护理人员善解人意、豁达大度、包容百川的宽阔胸怀和美好的情愫。护理人员美好、微笑的表情，可以表现出对患者的同情体贴、人格尊重、文明礼貌和真诚服务。透过微笑我们看到护理人员对患者的真正接纳与尊重。微笑使护理人员的容貌美变得更加生动感人，给护理人员的形象增添了无穷的魅力，使护理风度美得到升华和体现。

5. 诚恳的态度

护理人员态度热情，待人平等、诚恳、耐心、和气与坦率，能获得患者的亲近和依赖。护理人员对患者的爱心集中体现在对患者诚恳的态度上，护理人员要用自己的行为、态度去感染和帮助患者摆脱困扰。诚恳的态度是护理职业风度美的本质内容和具体展现。

6. 良好的性格

性格是个性结构中最重要的心理特征。性格是指一个人对现实社会稳固的态度体系及其与之相适应的、习惯性的行为方式方面的个性心理特征，是一个人经常对人、对事和对自己所表现的基本特性。它是一个人的心理面貌的本质属性，是人与人相互区别的主要内容。性格是在个体生活中，在家庭、学校、社会的影响下，在与周围环境互动的过程中，通过认知、情感和意志活动，逐渐形成一定的态度体系，并以一定的形式表现在行为活动中，构成了个人所特有的行为方式。性格总是通过行为表现出来，因此，性格与风度美密切相关。

护理人员良好的性格表现在：对工作热爱、热情、谦虚、审慎、认真、负责、机智、果断、作风严谨、沉着冷静、操作利落等；对患者热情、诚恳、正直、有礼有节、一视同仁、乐于助人；其自身开朗而又稳重，自尊而又大方，自爱而又自强等。这些都是极受他人（特别是患者及其家属）欢迎的护理风度美中的性格特征。

（六）护理风度美的培养与训练

护理人员由于生理上的成熟所引起的心理、社会属性的显著变化，是构成塑造风度美的最强有力的内在动因。年轻女性亭亭玉立、婀娜多姿、丰润秀丽、体态优美，她们喜欢对镜梳理，常常自我陶醉，自我欣赏，她们渴望和追求优美的风度。然而，风度美的奥秘在于：有了美好的心灵和良好的修养才有风度美。

一个人精神境界（人格、人品、情操等）的高低，可以直接影响到他（她）的风度。培养风度美，首先要培养人格美。为人热情、诚恳、正直、坦率、表里一致，恪守信用，这是护士人格美最基本的表现形态。人品的好坏也直接影响人的风度。因此，要培养优美的护理风度，不能忽视对人品的培养。护理人员要与人为善，先人后己，严于律己，宽以待人，特别是对患者要善于体谅、富于同情、亲切关照等。同时还必须培养护理人员的职业责任感、角色义务感和集体荣誉感等。这些都是人品高尚的表现，它可以给风度增加无穷的魅力。

1. 培养护士角色风度及其社会角色期望

世界卫生组织的护理专家委员会早就指出：完整的护理应当在健康和疾病的维持健康阶段、疾病威胁阶段、疾病早期阶段、临床治疗阶段和恢复阶段等五个阶段进行。国际护士学会早在1956年就规定了护士的基本职责是保护生命、减轻痛苦和增进健康。这些都应该是护士角色的义务。社会历来把护理人员看成是自己的"亲人"或"代理母亲"，这是社会对护理人员的期望。本着充当什么样的社会角色，应用什么样的风度去表现的原则，要重视对护士角色及其角色期望的培养与训练。

2. 注重培养全面的才能

现代护士，除了学好现代护理学的知识外，还要学习人文社会护理学领域的新学科。要培养广泛的兴趣爱好，以助于开阔视野、增进知识、增长才干、提高文化和艺术素养以及开拓和发展创新能力，这对于风度美的培养也能起到积极的作用。

3. 培养和训练语言美

美好的语言是护理人员良好心理品质的表现，是护理风度美的一个重要组成部分。关于护理语言美将在下一节详细描述。

4. 讲究服饰美

仪表美是风度美、姿态美和服饰美的综合，因此，风度美与服饰美具有相辅相成的关系。关于服饰美将在下面谈及。

二、护理姿态美

护理姿态是指护理人员在日常生活中，特别是在医疗护理服务工作中的姿势和态度、容貌和体态。显然，一个人的姿态是受意识支配的，它与个体的性格、气质、兴趣、爱好、文化修养、审美能力以及当时的感知、注意和情绪密切相关。人体的活动主要表现在站、立、行三个方面的姿势，体现出大众美、姿态美和人体欣赏美。在医疗护理服务工作中，医学护理人员的大量活动展现在患者眼中，因此，美的姿态在美感护理中起着非常重要的作用并产生重要影响。

（一）护理人员的站态美

护理人员的站姿体现出护士特有的一种静态美，是护理姿态美的基础，它也是护理风度美的关键。护理人员的工作大部分时间是站立的，因此应该特别注意护理人员工作中的站姿。优美的站姿应该是：头正、颈直、挺胸、收腹，双腿并拢，两脚稍错开，肩外展、臀紧收，两手在身体两侧自然下垂或轻轻握手置于下腹部。总之,护理人员的站姿从正面看,身躯正、直,重心上提。这种自然、大方、端庄的站姿,显示出护理人员所特有的稳重、文雅、自信和充满青春活力的美,极易感染患者,并为患者及其家属所信任、尊敬和爱戴。护理人员的站姿切忌歪脖、耸肩、驼背,两腿叉开或弯曲,更不能随心所欲、无精打采地倚靠在病室墙壁或患者床边等处。

(二)护理人员的坐态美

护理人员在工作中通常应采取浅坐姿势,即臀部位于椅子前1/2或1/3处。端庄、文雅的坐姿应该是腰直、两肩稍后展,肩臂放松,两大腿并拢而小腿稍后收,双手自然交叉或相握置于大腿上。落座时应用双手在身后抚平裙摆,落座无声。护理人员的坐姿要体现出护理人员的谦逊、诚恳、娴静、端庄之美。切忌半躺半坐,闭目养神,摇头晃脑,将双手夹在大腿中间或压在大腿下,两膝分开或跷二郎腿,脚尖冲着他人,不停抖动,这会给人以轻佻之感。

(三)护理人员的步态美

人的步态各异,给人的感觉自然也各不相同。有的步态轻松、矫健、灵活、敏捷,富有弹性,能使人联想到健康、青春、活力,振奋精神;有的步态端正、稳健、自然、大方,给人以沉着、庄重、文明的感觉;有的步态轻盈、灵敏、行如和风,给人以轻巧、欢悦、柔和之感。上述种种步态均能给人以美的享受。然而,在日常生活中,表现在步态上的不良习惯仍历历可见。如有的人总是摇头晃膀、左右摇摆,形若酒醉,给人以庸俗、无知和轻薄的印象;有的人则低头弯腰、步履蹒跚,给人以疲倦、老态龙钟的感觉;"八字步""鸭子步"更破坏了人体步态美。要做到步态美必须注意以下几点。

走路的正确姿势应该是脚尖朝前,不要迈"八字步";起步时脚跟接触地面,脚趾稍微抬起,不要向前伸展;走路时,要做到抬头、平视、挺胸,脊柱要正直,手肘微曲,两臂自然摆动;走路时,迈出的步幅要恰当,要与身高相适应;后腿离地时,要脚尖用力,同时注意膝关节随着抬起的脚跟而适度弯曲,另一膝关节则一定要伸直;走路时,最好能让整个身体(不是单指身体上部)略为前倾($3° \sim 5°$)。

护理人员工作的绝大部分时间是在行走,如巡回病房观察病情或为患者进行各种治疗及护理等。因此,必须注意步态美。行走时要做到头部端正,不宜抬得过高,目光平和、平视,上身自然挺直、挺胸,收腹、提臀,以胸带步,自然摆臂而幅度要小,以含蓄为美,两腿并拢,碎步而行,步履轻捷、自如、匀称、轻柔,弹足有力,柔步无声,显示出端庄、温柔、文静、典雅的步态美。

总而言之,"冰冻三尺,非一日之寒。"护理风度美和姿态美是依靠学校的正规美育培养以及自身日常生活、工作中不断训练所形成的。因此,必须要求每一个护生每时每刻有意识地注意自己姿态与风度的培养与训练,这样日久天长、持之以恒必然可以形成良好的习惯,塑造优美的风度与姿态。

三、护理服饰美

服饰是指衣服与装饰,它不仅仅能御寒与遮羞,更重要的是具有装饰人体美和美化生活的作用,是重要的艺术鉴赏内容之一,也是社会文明的重要标志。护理服饰美不仅反映一个护士的精神面貌、文化素养、职业水平、工作与生活态度,而且体现医院的文明程度和心理形象。

一个护理人员对职业无比热心,对生活充满信心,对服务对象满怀爱心,那么她的服饰,肯定是端庄、高雅、整洁、美观的。这种服饰美是护理人际美的前提,也是社交活动成败的重要因素之一。

护理服饰美必须遵守"得体、适体、适度"六字原则。"得体"是指护士必须根据其特殊的职业特点和特殊的工作服务环境,选穿得体、得当的衣饰,要显得端庄、高雅。绝不可穿奇装异服,不能给人(特别是患者)庸俗、轻薄之感,令人产生厌烦的心理。"适体"是指护士的服饰一定要按照大众审美的要求,根据个体的年龄、体型、肤色而制作,讲究服饰的配色、款式和面料。"适度"是指护士服饰既不能奇异与妖艳,但又不能过于粗俗和陈旧。一般在工作环境中,主要以素雅、大方为度。

医学护理工作者的服饰,要根据护理职业特点的需要,做到庄重、大方、整洁、适体,衣裙长短、松紧适当,既美观又方便工作。护理人员的工作帽、袜、鞋要规范、干净。燕帽不仅是护理人员职业的标志,而且能使护理人员显得仪表大方、美观,同时,还衬托出护理人员的自信、高尚和高雅的气质,象征着护士善良、圣洁的形象。

目前,我国医学护理人员的服装有统一标准样式。护理人员服装色调统一规定为白色或浅色,这不仅显示护理人员完善、和谐的形式美,还能使患者感到和平、恬静、安康。这也是特定时间和空间所赋予的一种护理职业规范。每一个护理工作者,都必须认真遵守和维护。

第三节 护理语言美

语言是人类思维的"物质外壳",人类的思维想象是运用语言或在其调节下进行的。语言是各种信息的重要载体,因此,语言是人与人之间进行情感和信息交流的工具,是一种重要的行为表达方式。同时,语言也是能力的一部分,是知识结构和心理修养的重要组成部分,也是人们道德水准的主要体现。语言能力同样是现代医护人员必备的能力之一。

无论是在医院还是在社区的职业服务过程中,护理人员的人际关系是非常复杂的。特别是与患者及其家属之间的沟通与交流更为频繁而复杂。因此,这就要求护理人员,不仅要具有广博的学识和精湛的专业技能,而且要具有良好的语言艺术修养和语言交流技巧。只有这样,护理人员才能在熟悉和掌握各类患者不同的心理状态下,与其进行最佳、最恰当的语言交流,从而使每一位患者都能在最佳的心理状态中支持、配合和接受治疗与护理,最终使患者的身心得到康复。

现代护理模式已是一种系统化的整体护理模式。它是以社会人的护理程序为中心,对服务对象的生理、心理、社会、文化等多个层面进行系统的整体护理服务。因此,护理人员不仅仅是完成疾病的生理护理和各项护理操作,更重要的是提供心理和社会适应方面的护理服务。由此可见,护理人员的语言沟通能力与现代护理工作有着非常密切的关系。

护理语言美具体体现在语言道德美、语言通俗美、语言文明美、语言声调美和语言体态美等方面。

一、护理语言道德美

护理道德基本原则是:同情患者,尊重患者,关心患者,救死扶伤,竭诚为患者服务。俗话说:“良言一句三冬暖,恶语伤人六月寒。”对于求医者来说,语言既可以治病也可以致病。“言为心声”,护理工作人员在与患者进行沟通交流时,应善于坦诚表达对患者善良愿望的心声。护理语言道德美体现在护理人员言谈的态度、内容、用词和声调之中,因此,这几方面都必须自然而温情地体现出同情与体贴,能使患者听了心情愉快,感到关切温暖,得到莫大的安慰和鼓舞,这必将调动与发挥患者的内在抗病积极因素而有利于患者的身心康复。

护理语言的道德美还表现在护理人员的人际交往(特别是护患交往)中不得使用伤害性语言。伤害性护理语言会像种种劣性信息一样给护理服务对象带来伤害性刺激,从而通过大脑皮质与内脏相关的机制扰乱皮质、躯体、内脏之间的生理、心理平衡。如果这种刺激过强或持续的时间过久,就会引起或加重疾病的发生或发展。伤害性护理语言主要包括对患者训斥、指责、讥讽、威胁和恐吓(患者最害怕听到的语言),同时也包括消极的暗示性语言。

二、护理语言通俗美

护理语言通俗美是在语言道德美的基础上,要求护理人员的语言要精练、清楚、明确、自然,语气婉转,有逻辑性与灵活性。特别是在向患者交代或解释病情、进行健康教育时,语言要口语化,尽量做到通俗易懂,既要符合医学科学性,又要表现其通俗性。在向患者说明或解释某一问题时,一定要做到避免咬文嚼字或用患者难以理解的医学术语,以免引起患者误解而产生精神不安,甚至引起心理障碍而影响医疗、护理服务效果。

三、护理语言文明美

文明的人际关系往往取决于语言文明,因为激发美的情感和调节美的行为是语言的功能之一。因此,“语言是思想的衣裳,谈吐是行为的羽翼。”也可以这样说,语言既是一个人内在文明的重要标志,又是一个人内在文明的外部表现形式。同时,语言文明美也是护理人际美的重要基础。

护理人员的语言文明美主要体现在人际交往(特别是护患沟通交往)过程中使用礼貌语言。比如:您好——表示尊敬、知理和祝福;请——谦恭的标志,礼让的象征;祝——诚挚的情意,良好的愿望;谢谢——真挚诚恳,知书达理;对不起——谦让,自责;别客气——对方知理,而自己更谦虚谨慎;没关系——善于宽容,更见涵养。诸如此类礼貌用语,都能令人倍感温暖、亲密、和谐、融洽和无所拘束。礼貌用语表现出护理工作人员的高雅气质和善良形象。

护理人员与患者之间的关系,应建立在相互尊重、相互信任、相互平等、相互合作与相互配合的基础上。因此,讲究文明礼貌,也是护患之间交谈的基本原则。比如,对患者要采用恰当的称谓,绝不可用床号代替称呼(用床号代替称呼,目前还不算是少数);最好用商量、关照的口吻为患者进行治疗护理,避免采用命令式语气;对能主动、积极配合完成护理操作的患者与家属,不要忘记诚心致谢;由于护理技术操作或其他种种主客观原因,而增加患者痛苦或影响护理任务完成时,不要抱怨患者,应主动表示歉意,这样就不会造成患者的负性情绪;当患者或其家属诉说病情或请求帮助时,应该认真听取,并关心地回答:“您有哪些问题和困难,尽管向我们反映,我们会想方设法帮助您,请放心。”当患者在医疗护理过程中,因痛苦而吵闹或烦躁不配合时,要耐心地安慰并给予正面的鼓励与诱导,绝不可顶撞甚至训斥。要随时了解和掌握不同病种和病情的患者的心理特点和个体差异,针对不同层次、不同性格的患者,在不同的医疗护理场合，采用不同的语言和遵守某些特殊的礼仪要求。如用“指教”“赐教”“请问”“包涵”“恭候”“光顾”“关照”“打扰”等。绝不能把这些礼仪性语言，仅仅看作是商业服务性语言，其实，在社会主义市场经济繁荣和发展的今天，每一个医务工作者，都必须清楚地看到医疗护理保健是面向广大社会公众的特殊的服务性行业，它的服务对象同样是广大消费者，同样是心目中的“上帝”，因此，必须履行诚信与礼仪性语言原则。这样做既能使服务对象获得美感与心理愉悦，有利于身心健康或康复，同时，又能树立医学组织机构的良好声誉和塑造护理人员的美好形象。

四、护理语言声调美

语言的声调在表达人的情感方面起着十分重要的作用。语言中的声调，被称为“副语言”，说话者的副语言可以神奇地影响信息的含义。富有情感而甜润动听的嗓音，令人感到温馨、悦耳，使人在听觉上产生美感。优美的嗓音具有音乐感，可以说语言的形式美就是语言的音乐美。

值得指出的是，说话与发声是一门艺术，除了要求讲究抑、扬、顿、挫之外，还要求速度适中、强弱适宜、高低适当、转折适应自然和情感表达和谐。

声调是付诸人体听觉的，因此，护理人员在与患者进行语言交流时，一定要根据患者的听觉功能好坏和距离大小，恰当地将自己的声量控制在患者能听到的限度内，声量过高会显得粗鲁不雅；声量过低会因听不清楚而引起误解。护理人员的语言声调美要求做到真实、亲切、温和、顺耳，那种关心、体贴、同情而富有深厚职业情感的话语，可以使患者在感官上觉得自然、舒服，心理上感到愉快、亲切、依赖和可信，并有助于护 - 患之间的情感交流和医学信息传播，有利于护 - 患之间的相互信赖、支持与合作，从而促进医疗护理服务质量的提高。

巧妙地运用声调来表达语言以达到语言美的效果，需要一个培养和训练的过程。为什么演员、播音员比一般人的语言声调优美得多？这是因为演员、播音员都是经过较长时间的专业培养和训练，掌握了语调的抑、扬、顿、挫，懂得如何对声调进行合理“包装”而使声调“色彩”变幻莫测，能把握住不同时空条件，尽情地运用和发挥语言声调的魅力。由此可见，护理语言声调美是一门护理职业技艺，有待我们进一步研究和探讨。在护理美育过程中，经常有意识地对护理人员的声调美进行培养和训练也是必要的。因此，要开展有利于语言训练的诗歌、散文、小说甚至剧本片断的朗诵会，必要时还要请专业人士指点。

五、护理语言体态美

护理语言体态美是指护理人员的优美体态语言。体态语言又称“行为语言”“体势语言”“人体语言”，或称“意识信息”“无声动姿”等。它主要是指面部表情、眼神、体态、手势、触摸等非语言性行为，而又有一定语言信息含义，有时甚至具有较丰富而深刻的含义，可以增加语言形式美和增进语言信息交往效果。

护理人员与患者或家属交谈时，要面带亲切、关心的微笑，无论是立姿或坐姿都应大方、自然和沉稳，表示在耐心聆听患者及其家属的陈述。在看到患者极度痛苦的表情时，护理人员应立即收敛笑容，眼神含有同情、关怀、体贴之情，态度要亲切、自然而不做作，切记流露出厌倦、呆板和冷漠的表情。总之，良好的体态美是取得患者及其家属尊重和依赖的重要前提。

第四节　护理行为美

一、护理行为美的含义

护理行为美是指护士在职业实践活动中，在神态表情、举止行动、待人接物等人际关系中所显露出来的美。因此，护理行为美与护理风度美、护理姿态美和护理人际美有着密切的联系，但又有所区别。护理行为美注重于个体的道德修养，它又不同于个体的品格、情操。因为护理行为美毕竟属于感性的外在美，它反映着心灵的内涵，是护理心灵美的外在形式。

二、护理行为美的特征

护理行为美与护理仪表美有着密切联系，但又有着明显区别。护理行为美体现如下几个方面的特征。

（一）护理行为美是护理职业道德的反映

在人们的行为里，总是蕴含着社会的道德美。道德是通过人的行为规范表现出来的。执着的道德追求，表现出人们的行为美；道德的败坏，是使人行为堕落的原因之一。护理人员在医疗护理服务实践过程中的表现和贡献，在对待护理服务对象的态度上，即其职业行为举止方面，都直接反映出她们的角色责任和道德情操。因此，社会道德规范是评价护理人员行为美的重要尺度。

护理人员对受疾病折磨而痛苦呻吟的患者的温和善良、体贴、细心照料的行为，不怕苦、不怕累、不忌脏臭，一切为患者着想的不是亲人而胜似亲人的爱，把自己的青春默默地奉献给人类健康事业的精神，都是高尚的护理心灵美和护理行为美真切的反映。

（二）护理行为美是护理职业需要的反映

护理职业的特殊性在于其服务对象是人，其中大部分是患者，并且护士与患者的接触最广泛、最密切、最频繁。患者把自己的希望寄托于护理人员，护理行为美最明显的特征就是患者希望的反映，其核心就是事事处处能满足患者的合理需要和维护患者的利益。人们对美的追求是无处不在的，即使是躺在病床上的患者，也不情愿自己是龌龊和狼狈不堪的样子。因此，护士有责任和义务帮助患者，满足他们的要求，哪怕是患者到了生命的最后一刻，也要尽自己的努力让他们活得有尊严，尽量使他们舒适和愉快一些。此外，护士行为文雅，举止端庄，表情亲善，作风正直，技术熟练，动作准确，无疑可以得到患者的信赖和尊重，从而积极参与和认真配合医疗护理程序，发挥与疾病作斗争的能动作用，促进患者身心早日康复。

（三）现代护理行为是护理学科要求的反映

现代护理学是在生物－心理－社会医学模式的影响下完善与发展起来的一门具有社会科学、自然科学双重属性的有着特定专业领域的综合应用性学科。它以人的健康为中心，为患者恢复健康和为健康人提高生命质量与健康水平提供理想的物质与心理环境支持，并把这种为健康服务的范围从医院扩展到社区和家庭，这样充分显示出护理职业的社会责任和护理人员的自我价值。因此，护理人员的职业行为，必须符合护理学科的科学要求，要符合现代护理学科整体护理中的护理程序，恪守护理制度、护理规范和护理操作规程，从严谨、求实、准确的工作方法中体现护理行为美。

三、护理行为美的培养与训练

护理行为美并非与生俱来，也不可能一朝一夕形成，而是要经过长期的训练和培养才能获得。只有靠崇高的理想和坚强的意志，并有意识地在生活和专业实践中进行刻苦磨炼，不断地进行自我评价，才能慢慢地形成和发展，并成为自己习惯的行为方式。这其中要特别注重如下几个方面的培养与训练。

（一）培养和树立献身护理事业的崇高理想

一个优秀护士所表现的护理行为美，来源于她所具有的优良心理品质，即来源于她对护理事业的热爱和对护理事业献身的崇高理想，只有这样，她才能理解护理工作的社会意义和自我价值；才能懂得为什么而学习和怎样学习以及为什么而工作和怎样工作；才能真正同情、爱护和尊重自己的服务对象，以维护人类的健康、解除患者的痛苦为己任，真正做到想患者之所想，急患者之所急，痛患者之所痛，使自己的行为更好地适应和满足患者的生理、心理与环境的需要。这才是护理行为"真""善""美"的结合与体现。

（二）培养护理事业的成就动机

动机是直接推动人去活动的内在动因或动力，是指引人的行为去满足一定需要的意图、愿望、信念等，也就是说，动机是行为的直接原因。动机是在需要的基础上产生的，而且人的绝大部分动机都是需要的具体表现，或者说是需要的动态表现。需要、动机和行为之间的关系可用图 8－1 来表示。

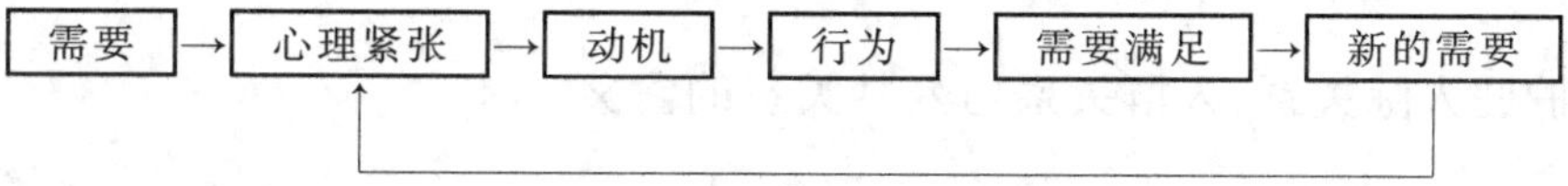

图 8－1　需要、动机、行为的关系

马斯洛"需要层次论"把人类多种多样的需要，归纳为生理需要、安全需要、爱与归属需要、尊重需要和自我实现的需要五大类，前三种属于低级的需要，后两种属于高级的需要。高级需要的满足对于个人学习与工作的激励有着极其重要的意义。自我实现的需要是指个人的理想、抱负，发挥个人的才能于极限的需要。因此，教育护理专业学生认识、理解并进入护士角色，就应该表现护理行为美，就是满足护士自我实现的需要。也可以这样说，既然选择护理专业，就必须热爱护理职业，发挥护理角色才干，尽情地表现护理行为美，只有这样，才会得到最大的满足。自我实现的需要能得到满足，就必然对所从事的护理事业充满信心，充分认识它的社会意义与自我价值，并希望能取得圆满的结果和优异的成绩，这就形成了成就动机。

护理成就动机与护士的理想、抱负水平密切相关，后者是指她们在从事护理工作之前估计自己所能达到的成就目标。这种护理成就动机能推动护理人员去争取在群体中受到尊敬，享受角色权利和尽角色义务,这也可以充分看到护理成就动机与护理交往动机有着密切的联系。

护理成就动机是在学习和生活环境的影响下产生的。因此,护理成就动机与家庭教育特别是学校教育关系密切,因此,培养学生的护理成就动机是医学护理院校的重点教育内容,也是培养与训练护理行为美的重要手段。

(三) 培养亲社会行为意识

亲社会行为通常是指有益于他人或有益于社会的行为。援助、援救、帮助、同情、奉献、合作、捐献、施舍、照料、护理等大量具体的行为,都可以被认为是亲社会行为。亲社会行为通常只着眼于行为的结果,其实必须考虑行为动机。因此,可以这样说:最纯粹的亲社会行为是那些当得起利他主义称号的行为。

利他主义行为是一种特殊的助人行为,它的特点是自愿,行为者本人要付出代价,以及不期望得到物质的或社会的报酬。因此,利他主义行为是无私的,而不是利己的,也就是"毫不利己,专门利人"的精神,这是一种非常高尚的共产主义道德情操。由此可见,亲社会行为就是对现实社会真挚的爱。世人都相信,也都会说:如果人们更亲社会(人人都奉献一点爱),那么这个世界就会变得更加美好。根据护理职业的特殊性和社会性服务内容,可以界定护理行为是一种纯粹的亲社会行为——利他主义行为。因此,要培养和训练护士的护理行为美,就必须加强对护士亲社会行为意识的教育和培养。

第五节 护理人际美

护理人际美也称为护理社会关系美,它包括护理人际关系、人群关系和公共关系。这三种社会关系相互交叉、相互渗透,真可谓错综复杂。

一、护理人际关系、人群关系与公共关系

(一) 护理人际关系、人群关系与公共关系的含义

1. 护理人际关系

护理人际关系又称为护理个体关系或护士个人关系。它是指护士在职业实践和社会生活交往过程中,所形成的人与人之间的直接相互吸引、相互作用、相互依赖、相互适应的心理和行为关系,如护-患关系、护际关系和医护关系等。

2. 护理人群关系

护理人群关系主要是指医学组织内部护士个体与群体之间的关系。如护士与本科室以及其他部门或科室之间的关系,这主要是从管理的角度探讨和掌握组织内部的人际关系,即人的动机、需要、态度、行为等心理关系。

3. 护理公共关系

护理公共关系是指护士代表本医学组织的形象与组织内部和外部公众(人群、人际)的信息沟通关系。总体上讲,它属于一种群际关系。护士代表医院与患者之间的交往关系,是一种护理公共关系。护理公共关系的研究重点是医学社会组织(或代表本组织的医务工作者)与

社会公众之间大范围、全方位的医学信息传播和情感信息的双向沟通。

（二）公共关系与人际关系、人群关系的联系

1. 护理人际关系、人群关系、公共关系的交往沟通技巧相互结合

护理人际关系中人与人之间的语言、文字、身势、情境交往沟通手段与人群关系、公共关系的传播媒介技巧相结合，既提高了护理公共关系活动的信息双向交往效果，又扩大了护理人际关系的交往范围；既加深了人与人之间的情感吸引，又实现了社会组织目标，树立了组织的良好形象和满足公众的物质与精神需要。

2. 护理公共关系活动通常表现为护理人际关系、人群关系交往行为

护理公共关系的主体虽然是一定的医学社会组织，但具体的执行者是代表这个组织的特定的人——护理工作人员，没有具体的个人参加的公共关系活动是根本无法进行的。从这一点来看，护理人际关系及其交往是护理公共关系活动的前提。作为代表医学社会组织的护理工作者个人，在护理公共关系交往中是以充满职业个性特色的方式和富有专业性特点的语言来进行沟通的，是以联络个人之间的情感和协调个人之间的关系开始的。因此，只有协调好医学组织内部及外部的人际关系才能产生良好的护理公共关系，而管理和协调好组织内部的人际关系，就是护理人际关系的主要任务。

综上所述，护理人际关系、人群关系是护理公共关系的基础，而护理公共关系又反过来促进、扩展与协调、改善护理人际关系和人群关系，表现为三者之间的相互联系、相互交叉与相互渗透，但又相互有别。

（三）护理人际关系、人群关系与公共关系的主要区别

护理人际关系、人群关系和公共关系，这三种社会关系之间既有联系又有区别，其区别见表 8－2。

表 8－2　护理人际关系、人群关系和公共关系的区别

项　目	护理人际关系	护理人群关系	护理公共关系
关系的性质	血缘、地缘、业缘或事缘相联系，存在或不存在利益关系	以事缘、业缘为主，一般存在利益关系	一般不以血缘、地缘、事缘为基础，而以互惠、互利为基础
对象	社会群体中的个体关系	医学组织内部管理中的个体关系	医学社会组织内部和外部的人群、人际关系
关系主体	个体	个体或群体	医学社会组织
交往的方式	个体 ⟷ 个体	个体 ⟷ 个体 ↕ 组织内部 ↕ 群体 ⟷ 群体	医学社会组织 ⟷ 公众
交往的手段	直接用语言、身势、情境交往	直接或间接的个体交往沟通	主要运用现代大众传播，也有人际交往沟通
交往的范围	小	中	大

二、护理人际美的含义

护理人际美是指护士在社会生活或职业实践中，所发生的人际、人群或公共关系活动，能使关系双方都获得美的享受，形成良好、和谐的关系状态。

护理人际美，简单来讲就是护士人际关系好。通常所指的人际关系，就是指人与人之间的相互交往、联系和沟通。交往双方相互吸引、相互作用、相互接受和相互给予；而护－患之间的交往，完全在于护士一方无私地给予而别无他求，完全属于“毫不利己、专门利人”的纯粹的亲社会行为——利他主义行为。对护士来说，她在整个医疗护理工作中，处于人际交往的主体和中心地位，扮演着举足轻重的角色。因为护士与患者及其家属接触的时间最多，护士与医生之间和护士与护士之间在工作上又必须密切合作。这些复杂的多角联系，显示了护士人际关系的重要性。护士与患者之间人际关系好，有利于患者身心健康，有助于医疗护理计划的顺利执行；护士与患者家属之间人际关系好，就能更深入地了解和掌握患者的情况，并可调动患者家属在医护措施中的积极性。做到医院与家庭结合起来，为患者尽快恢复健康创造有利条件。有良好和谐的医护关系与护际关系，就会在医疗护理服务过程中配合默契，得心应手，有利于不断地提高医疗护理服务质量。有人认为，护士职业成功的最主要因素，是护士与她周围人的相处能力（护理人际美），这种说法不无道理。

三、护理人际美的主要表现形式

护理人际美主要表现在护－患关系、护－护关系和护－医关系三个方面的关系交往中，其中特别是表现在护－患关系中，有着极其重大的意义。

（一）护－患人际美

护－患关系是指护士与患者之间的交往关系，这是护理工作中的主要人际关系，是护理人际美的核心。要塑造护士与患者之间良好、和谐的关系美，首先得认识和理解现代医学对“患者”的新概念和在此基础上所建立起来的护－患关系的特征与类型。

世界卫生组织（WHO）对健康的定义是：“健康不仅仅是没有疾病，而且是在躯体上、心理上、道德上和社会适应上的完好状态。”与此相反则谓之疾病，也就是患者。因此，“患者”是指面临共同的医学问题（患病行为，卫生保健行为，求医行为，心理、社会适应障碍困扰，计划生育行为等）的社会群体和个人。WHO所提出的健康定义旨在要求全社会和医学社会组织竭尽全力致力于不断改善人类身心生活条件、环境保护条件、医疗卫生保健条件和计划生育条件，以提高人类生命活动质量，延年益寿。这恰恰是现代护理事业的总任务、总目标，也是护士工作的总目标。显然，现代护理的新概念——护理是诊断和处理人类现存的或潜在的与生物－心理－社会有关的健康问题的反应，是在现代医学模式对患者的新概念的基础上而产生的。由此可见，护理人员必须转变对“患者”的传统概念。在现代医学对患者的新概念的基础上建立起新型的护－患关系。

1. 护－患关系的特征

护－患关系除了具有一般人际关系的特征外，还具有它独特的性质和特征。

（1）护－患关系的特殊性　护士与患者之间的关系，不只是表明个体与个体之间的关系，而是显示出群体与群体之间的关系，前者是指以护士为代表，包括医生以及其他工作人员的医疗保健机构这个群体；后者是指患者及其家属和其他亲朋好友这一群体。由此可见，护－患关系既具有医学人际关系的特征，又具有医学公共关系的特征。护理人际美不仅仅对护士与患者之间的交往产生良好的作用和影响，并且对医学保健组织机构与社会公众之间的关系，同样也产生良好的作用和影响。

（2）护－患关系的专业性　由于护理职业的专业性，护士与患者之间的关系必然影响现代护理知识的传播和护理技能的实施。在这种关系中，存在医学信息的传播、咨询和护－患之间的专业支持与合作。这绝不是护士与患者之间的简单“相遇”关系，而是专业上的相互作用关系。

（3）护－患关系的主体性与客体性　在护士与患者的关系中，决定这一关系优劣的主要方面是护士，护士是关系的主体，护士的行为在很大程度上决定着这一关系的好坏；患者因身心经受疾病折磨，生活难以自理而焦急求医，迫切期望医疗护理帮助，因此，在护－患关系中患者必然处于被动地位，而成为这一关系的客体。

护－患关系的确定目标是促进患者早日恢复健康，这就依靠医－护－患相互信任和积极支持与配合，在这个过程中，医护仍然是主体，患者是客体。

在具有明确目标的护－患关系中，其关系后果有正性和负性两种，前者是医护成功，患者治愈恢复健康；后者是指医护失败，这种负性关系后果，是与关系目标不相符的，是医－护－患都不希望的。显然，在护－患关系后果中，医护仍然是主体，而患者却是这一关系后果的客体。

（4）护－患关系的依赖性　患者一方对护士一方的依赖性是护－患关系的又一显著特征。它与一般社会关系中的相互依赖不同，这种单方面的依赖性是因为患者患病后，将渴望康复的希望都寄托于医生和护士身上而形成的。一旦患者恢复健康，这种特殊的依赖关系结束，那么，护士与患者的关系也就宣告终止。

（5）护－患关系的情感性　护－患关系中的情感性是指这种关系活动中的情感交往。护士的职责在于维护患者的利益和满足患者的合理需要。在医疗护理过程中，护士对患者的同情、关怀、体贴、耐心、负责等人道主义精神和患者对护士的尊重、信任、期待、依赖、支持、配合等富有情感色彩的心理、行为方式，止是护患关系之间情感交往的物质基础。

护－患关系中的情感交往是相互进行的，但护士却是主要、主动的一方，起着主体和主导作用。护十的情感状态是这种交往能否顺利进行和取得良好效果的基础与前提。这是因为在护－患关系的情感交往之中，更多地表现在护士的给予和患者的接受帮助的关系上，因此，护士的同情、谅解和道义是这种情感关系的基础。

2. 护－患关系的类型

护－患关系最基本的问题表现在护理实施过程中护理人员与患者彼此之间的地位。传统的护－患关系是一种家长式的关系。医护人员具有绝对的权威性，医护人员始终占据主动，充当患者的保护人。随着现代护－患关系民主意识的增强，患者不再是完全被动地接受治疗，而是参与到医疗方案的制定中来。

按照护－患双方在治疗活动中所处的地位与活动态势的主动性大小，美国学者萨斯（Szasz）和荷伦德（Hollender）将它分为三种类型，见表8－3。

表 8-3 护-患关系的类型

模 式	护士的地位	患者的地位	临床模式应用	生活原型
主动-被动	为患者做什么	被动接受（无反应能力）	麻醉、急性创伤昏迷	父母与婴儿
指导-合作	告诉患者做什么	合作（被动）	急性感染	父母与少年或青少年
护-患参与	帮助患者自疗	进入伙伴关系（提供内行的帮助）	大多数慢性疾病心理疗法	成人之间

（1）主动-被动型　护士是主动的，并以主导地位自居，把医护系统以及个人的意见，强制性地施加于患者，要求患者绝对服从任何安排与处置；患者是被动的，心甘情愿地服从护士的命令，无条件地接受和执行护士提出的种种要求。这种关系类型在心理上不是相互作用，而是建立在一个人对另一个人的作用之上，单纯强调护士的权威，而忽略了患者的主观能动精神，摒弃了患者对护士的支持、配合和监督作用。因此，它应该只适用于那些意识丧失而不能表达独立意志的患者和婴幼儿。对于多数清醒的患者来说，尽管听从护士的吩咐，接受与执行护士的意见，是应该的、合理的，但毫不征求患者的意见，执意要求患者绝对服从，这也是很不恰当的。

（2）指导-合作型　这种类型的特点是护士仍然是主动的，但尚能把患者看作有意识的人，在一定的条件下，给予患者一定的主动性。也就是说，患者必须以执行护士的意见为条件，包括诸如诉说病情，反映治疗或护理情况，提供检查资料或配合检查，支持与配合种种护理措施等，都要以护士的意见和要求为前提。那种仅仅在护理操作（注射、给药等）过程中患者的被动“合作”，并不能算作真正的“指导-合作”。其实，一个理解和承认患者主动合作的护士，就必须认真做好对患者（有时还包括家属）的心理护理，及时消除患者及其家属的恐惧、焦虑和紧张情绪，并详细讲清医疗护理程序的作用及注意事项，反复说明患者主动合作的意义，这样患者及其家属才会自觉主动地进行配合。这种类型应该适用于急性患者和重患者。

（3）护-患参与型　这种类型的特点是突出以患者为中心，以护-患平等关系为基础。明确护士和患者都具有同等的主动性与权威性。在医疗护理过程中，患者不仅主动配合，而且能积极参与，包括主动反映病情和与护士共同探讨某些护理措施是否适合与合理。总之，护-患之间不断地进行双向交流与沟通，护士可以及时从患者及其家属那里获得有关患者病情及医疗护理效果的反馈信息，必要时可以通过与患者商量来重新修正医疗护理计划，提高医疗护理服务质量；患者也可以从护士那里了解针对自己疾病的医疗护理程序的内容、过程以及具体实施情况，并能及时地向护士咨询与自己疾病有关的医学知识，主动接受和参与医疗护理。正是这种相互作用、相互投入、共同参与的护-患关系，有效地加速了医疗护理的进程，有利于提高医学护理服务质量和促进患者的身心康复。护-患共同参与型的护患关系，是一种较为理想的护患关系，它反映了现代整体护理系统的发展需要。只有在这种护患关系的存在下，护理程序才能真正满足患者生理、心理、社会、文化、精神等多层次的需要，更充分地显示护理专业的社会价值和护士的自身价值，这也是护理人际美的实质和真实体现。

3. 护－患关系的发展过程

要真正理解和掌握护理人际美的核心与现实意义，还必须认识和熟悉护士与其服务对象之间相互关系的发展过程。护士与患者（或健康人）的关系，是从护士与患者接触开始，直到患者康复离开而终止，这实质上是一个护士履行职责与患者求医旅途的动态过程。通常这一过程经历接触－注意－吸引－适应－依附（相容）五个阶段，每一阶段历时不等，可以很短暂，也可能历时较长，急、慢性患者差异很大。一般五个阶段是按顺序进行的，但也可能出现某一阶段的停滞和某两个阶段的重叠或逆转。医学护理人员要熟悉和运用护－患交往的过程及其所表现的基本规律，这是建立和发展护理人际美的关键。

（1）接触阶段　患者及其家属踏入医院的大门或护士到社区、家庭巡视，就开始了护患交往的接触阶段，它包括“环境接触”和“护－患接触”。环境接触是指患者与医院的自然环境和心理环境的接触。自然环境主要是指诊室或病房的采光、照明、温湿度、装修、布局等，是否能给人以舒适感；心理环境主要是指服务情境，如接待员、挂号员、喊号员、收费员等的服务质量与服务态度等，是否能给人以自信和安全感。“环境接触”是护患关系交往接触阶段的重要“媒介体”。良好的“环境接触”是激活医院业务正常运转的关键，也是创造良好护－患关系的前提。所谓护－患接触，是指患者与护士的直接接触，这相当于护理程序的第一阶段——护理评估。这时护士与患者都十分陌生，互不认识。因此，这一阶段实际上是一个彼此相互了解的过程。护士应该有目的、有计划、系统地全面了解和掌握与服务对象健康有关的全部资料，特别是患者的病情、患者的家庭等生理、心理和社会适应方面的情况。患者及其家属对护理人员同样进行了解而进入下一阶段。

（2）注意阶段　患者及其家属通过与医院的“环境接触”和“护－患接触”，必然引起护患双方的注意。注意是常见的一种心理活动，这种心理活动的实质是对一定对象的指向和集中。护患交往中的注意阶段，患者表现在对护士的注意——对某一护士的指向与选择。患者的这种“注意”来源于护患接触中的“第一印象”，如年龄、气质、风度、仪表、谈吐、举止、行为及与其他患者交往的表情。

护士对患者的注意，应该从一接触患者就开始了，即从“第一印象”中就立即形成。通过护理评估，要求记录患者的姓名、年龄、职业和文化程度，同时患者的表情、体态、症状、体征等也要引起护士的足够注意。

“第一印象”是指护－患在首次接触时相互之间留下的印象，它是护理审美认知中的一种主观心理倾向，尽管它并非全部能符合审美对象的实际面貌，但它总是能最鲜明、最牢固地引发护患双方的注意，并且直接影响着以后双方的进一步交往。在“第一印象”中双方都能获得美感，才能引起护患双方的交往动机与愿望。否则，护－患双方的交往动机与愿望就难以形成或勉强促成。这种由于第一印象所产生的审美效应，被称为首因效应。

由此可见，“注意”是护－患交往过程中的重要阶段，只有护患双方注意，才能引起护患双方的交往动机和交往愿望。

护－患之间的交往动机是指在护－患交往需要与愿望的基础上发展起来的一种社会性动机，是一种护理审美动机。护－患之间的交往需要建立在护患双方都愿意和对方进行交往与沟通的基础上，其目的是：患者希望得到护士的关心和帮助；护士希望得到患者的理解和支持。这种交往需要的满足，促进交往动机的形成。如果这种交往动机能满足护－患交往需要，就能使护－患双方产生正性情绪，有利于良好护－患关系的建立和护理人际美的形成。交往动机的产生不仅受情绪状态的影响，而且受认知水平的影响。因此，护－患交往动机的形成不能忽视护患双方的认知水平与情绪状态。如果护士与患者能建立起友好合作的关系，那么这种相互交往能促进患者的身心康复。相反，如果护士和患者之间的友好合作关系不存在，或者甚至出现互不信任、对立情绪，那么对患者的身心康复是极其不利的，甚至会起消极作用。这也充分说明护理人际美在提高医疗护理服务质量及帮助患者早日康复方面的重大意义。

（3）吸引阶段 “注意阶段”是短暂的、瞬时的，但就在这一瞬间，护患双方强化了某种需要，并在此基础上产生了交往动机、愿望与兴趣，双方有控制信息与反馈信息的交流，即有了情感的交流，此时“吸引”就产生了，也只有在此时护患关系的交往才真正展开。如若双方只停留在“注意”上，那么短暂的“注意”就会立即消失，结果不是患者拒绝，就是护士离去，护－患吸引就不能产生，护－患交往也因此中断。要想产生、加深和发展护－患交往，护－患双方都应了解三种导致双方相互吸引的因素。特别是护理人员，因为护理人员是护－患交往的主体和主动者，更应掌握和运用下列三种因素。其一，相似。相似又称相似性吸引。相似吸引是指交往双方在若干方面（物质的和精神的）具有相似之处，便能导向双方彼此感兴趣而相互吸引。如患者因病求医，物质上需要用药解除躯体上的痛苦；精神上需要增强抗病信心（意志）、盼望良好的预后和安全感（情绪、情感）。就在这时，护士热情接待、细心巡视病情，体现出高度的同情心与责任感，特别是让患者听到这样的安慰“不要着急，你这种病很常见，只要你合作，有信心坚持医治，会很快康复的。”这时患者对医护人员的“注意”会立即产生“吸引”，这就是相似性吸引，其中包含了患者对医护人员的尊敬、信任与希望等丰富的心理内容。护理人员在护－患交往的注意阶段要特别注意，细心观察，敏锐感知，恰当评价，精心寻找，紧紧抓住患者的相似点，巧妙地打开护－患交往的大门。其二，互补。互补又称互补性吸引。护－患双方的相似性可以产生吸引，然而交往双方的差异性亦可产生吸引，这就是互补性吸引。“互补”者，即取对方之长补己之短。护士对患者而言，具备职业性互补吸引。医护者职业之“长”便是救死扶伤、治病救人，而患者生理与心理之“短”便是求医而得以康复。因此，可以看到护－患关系是随着其产生、发展过程自然地形成了这种“互补”吸引力。互补吸引同样是在满足护－患交往双方的需求基础上产生的。其三，诱发，又称诱发性吸引。诱发性吸引是指由于某一刺激因素的出现，引起护－患双方的交往兴趣而导致的相互吸引。如患者及其家属心目中的“倾慕”常常诱发于某一护士热情的服务态度和高超的专业技能。这种“诱发物”的作用可以加深和发展护－患之间的交往。因此，护理人员应能掌握和运用对患者具有“诱发”功能的诱发刺激因素。

（4）适应阶段 护－患交往通过双方相互吸引彼此产生兴趣而进入适应阶段。护－患关系的适应阶段，具体体现在双方都能约束与调节自己的情感和行为，去适应对方的行为与个性，将交往推向更高的层次，使双方都能真正体验和享受到护理人际美。这时的护－患交往对医疗护理质量及医疗效果起着积极作用。

（5）依附阶段 通过护－患交往的适应阶段，护－患交往进入依附阶段，或称相容阶段。这时患者及其家属的希望与需求完全寄托于医护人员。护－患之间情感融洽、心灵相通，具体体现在护－患共同参与医疗和护理过程。医护人员在患者取得最佳医疗效果的同时也获得了心理上的最大满足，而患者及其家属面临康复而快慰。这时的护－患交往，达到了最佳与最高的境界，这是护理美学所追求与向往的人际关系的效果。

4. 护－患关系中的交往水平

护－患关系的交往水平是指护－患双方信息传递及其交流的方式限定在某一层次的水准上，实质上是指护－患交往的手段和技巧。护－患交往通常是在语言性交往、非语言性交往、转化交往和情境交往的水平上进行的。

（二）护－护人际美

护－护人际美是指护士与护士之间的良好、和谐、融洽的关系能给双方美的享受。同时，正确协调处理好护际关系还是提高护理服务质量、完成医护目标的关键。护际关系的好坏取决于护士自身的品格修养，特别是心理素质与共同的价值观念。

要想创立和稳定良好、和谐、融洽的护际关系必须具备下列基本条件。

1. 护士之间具有共同的价值目标

护士之间共同的价值目标就是“一切为了满足患者的需要”。护士群体中的每一个成员都能敬业尽职，全心全意为患者的医疗护理和安全服务，才能有良好、和谐、融洽的护际关系。

2. 护士之间要相互尊重、相互支持、相互协作、相互帮助

每一个护士都应尊重同行的医护服务活动，即使有不同的意见，也要本着对患者负责的态度，善意提出，协商解决。绝不可打击别人，抬高自己，更不能在患者面前诋毁他人，既影响护际关系，又影响医疗护理服务质量。

3. 护士之间必须正确对待上、下级关系

上、下级之间有着领导与被领导的关系，这种关系在工作上是很严肃的。在护理服务活动中，高年资的护师对低年资的护士，从护理专业知识到护理职业道德，都要确实地、满腔热情地、耐心细致地做好传、帮、带。高级护理人员有培养护理事业接班人的责任。作为年轻一代，应该利用一切时间与机会，向老师们虚心学习操作技术和经验及护理职业道德与工作作风、服务态度，更要学习老师们热爱护理职业并为之献身的优秀品质。只有护际间的互敬、互学，共同提高，才能有护际关系的协调发展。

4. 开展护士之间的交往沟通

建立护理业务各项评价标准，确立与实施护士工作条例，经常开展护理学术交流，强化护际交往沟通，既能提高护理服务质量，又能联络护士之间的情感信息，建立良好、和谐、融洽的护际关系。

（三）护－医人际美

护－医（医护）人际美是指护士和医生在医疗、护理、保健、康复等服务活动中的良好、和谐、融洽的相互关系能给双方以美的享受。同时，护－医人际美还有利于医护工作配合默契，有利于提高医疗护理服务质量，有利于患者身心康复。治疗与护理是医疗、保健工作中不可缺少的两个重要组成部分，因此，医护人际美是极其重要的护理人际美。建立与体现医护人际美，首先必须认识医护关系模式和完成现代医护关系模式的转变，同时还必须理解医生与护士

双方的角色期望。

1. 医护关系模式

(1) 主 - 从型传统医护关系模式　所谓主 - 从型医护关系，是指在这种关系中医生是主体、核心，一切由医生说了算，护士只是处于一种从属地位。自从1860年南丁格尔在英国一所医院的附近开办世界上第一所正规的护士学校之后，护理学就从临床医学中分离出来成为一门独立的学科，随之产生了医生与护士之间的相互关系。一百多年来医生与护士之间的关系，一直沿用这种主 - 从型模式，临床实践证明，这是一种不合理的医护关系。

(2) 平等 - 互补型现代医护关系模式　平等 - 互补型医护关系是一种理想而科学的医护关系。这种关系着重指出医疗和护理在促进患者的康复过程中所起的作用同等重要，忽视其中任何一方都不利于患者的康复。中国医学科学院已故院长黄家驷曾说“护士和患者接触比医生多得多，病情变化觉察得比医生早，患者有什么话，时常很早对护士说，因此，患者健康的恢复对护士的依赖丝毫不低于医生。”临床实践早已证明，医生和护士之间的关系，绝不是主次或先后关系，而是平等关系。同时要注意到虽然医生和护士的工作目标和工作对象相同，但各自的工作性质和工作内容都有所侧重，医生侧重于疾病的诊断和治疗方案的拟定；护士侧重于使每个患者摆脱不良因素的干扰，促使在治疗过程中出现最佳心理状态，并能动地执行医嘱，做好躯体和心理护理。这种模式要求医生和护士在医疗护理服务过程中不断地相互交流信息，做到相互尊重、相互信任、相互协作、相互补充和相互扶持，充分体现出良好和谐的关系，这就是共同完成医疗卫生保健任务的坚实基础和基本条件，也有利于医疗水平的提高和服务质量的改善。

2. 医护关系中的角色期望

(1) 医生对护士的角色期望　医生对护士的角色期望包括：观察了解患者的身心状态；能理解医嘱的意图与意义，准时正确执行医嘱，及时反馈医嘱执行情况、患者身心反应及治疗效果；能及时对病情诊断和治疗提出意见和建议；具备一定的医学基础知识、现代护理知识、特定的护理操作技术及护理心理学、医学公共关系学和护理伦理学等人文学科知识。

(2) 护士对医生的角色期望　护士对医生的角色期望包括：观察了解患者的身心情况；医嘱及时、简明、准确，便于执行，并能协助向患者说明和解释医嘱；能虚心听取正确意见和建议，必要时修改医嘱；具有扎实的医学基础和医学专业知识以及一定的医学心理学、医学公共关系学及医学伦理学等人文学科知识，并掌握一定的临床经验，能及时在整体护理中发现问题、提出意见或建议；遵守护士工作时间，支持(忙时协助)护士工作，理解护士心理和维护护士尊严。

四、护理人际美的培养与训练

护理人际美是协调护士人际关系的动因和结果。它有利于促进医疗保健组织的正常工作运转和职能的发挥，有利于医疗护理质量的提高，有利于患者身心康复，满足患者的生理、心理、社会适应的需要和维护医 - 护 - 患三方利益。因此，必须加强对护士生护理人际美的培养和训练。

护理人际美的建立，取决于护理人际双方的交往动机与愿望，但从护理的角度出发，完善护理人际美的主体是护理人员一方。比如，良好护 - 患关系的建立，是护 - 患关系的情感交往过程，是护理人员助人行为与患者求助行为的有机结合过程。患者都渴望有良好、和谐的护－患关系，以获得最佳的医疗护理效果。因此，护理人际美形成的动力主要来自于护理人员尽职尽责的护理心灵美。

（一）强化护理人员的利他主义行为修养

利他主义行为是一种最高尚、最纯粹的亲社会行为（在护理行为美的培养与训练中已有详细论述）。它是一种“毫不利己，专门利人”的特殊的助人行为；它的特点是自愿做出无私奉献的行为，行为者本身要付出代价，而且不期望得到物质的或社会的报酬。利他主义行为是护理职业道德标准的最高境界。它是护理心灵美的外显行为方式，也是护理人际美的核心动力。

（二）培养和完善护理人员的自我形象

“自我”不是“私”的表露，不只是限于个体的范围。“自我”是在人际关系中，人与人之间在相互作用、相互影响、相互适应基础上的产物，表现出个体的社会性。因此，要特别教育护理人员必须时刻重视在心理和行为方面不断塑造和完善自我职业形象，这对排除和预防护理人际障碍，建立良好、和谐、融洽的护理人际关系有着巨大的影响。

护理人员的自我形象，由“物质我”“精神我”和“社会我”三大要素组成。

1. 物质的自我形象

物质的自我形象，主要是指护士的仪表美，包括服饰美、姿态美和风度美，是护士人体美的物质基础。

2. 精神的自我形象

精神的自我形象，也可称为心理的自我形象。这方面包括职业能力、情感（事业感、责任感和同情感等）、价值观念等。

3. 社会的自我形象

社会的自我形象，其核心成分是护士从生活和社会经验中所得到的他人对自己的承认与理解，特别是在人际关系中所体验到的他人对自己的良好评价。

护理人员的良好形象留给人们（主要是患者及其家属）的“第一印象”，对建立与完善护理人际关系中的美息息相关。还有一点必须着重指出：护理人员的形象，不仅仅是代表护士个人、护士群体的形象，更重要的是代表本科室、本医学组织机构的形象。因此，护理工作人员要把不断塑造和完善自我良好形象，提高到强化训练护理人际美意识的认识高度。

（三）培养与训练护理人员的“移情”意识

“移情”所产生的心理体验是热爱、喜欢或同情，这称为正移情；若产生憎恨、厌恶、反感等心理体验，则称为负移情。这里所指的移情作用是专指正移情而言。在护理人际交往中的移情作用是指交往双方对对方的情绪体验，是双方都能站在对方的立场上体会对方的困难和心情，即“多替对方想想”，有学者把这种移情作用又称之为心理互换。由此可见，移情作用无疑是维护和发展良好、和谐的护理人际关系，显示护理人际美的纽带。

（四）培养与训练护理人员的人际交往技巧

注重并不断提高护理人员的人际交往技巧，是建立良好、和谐、融洽护理人际关系和及时排除与预防护理人际交往障碍的关键，也是体现护理人际美的重要手段。护士处在医疗保健组织机构的群体之中，其人际交往十分频繁而复杂，其中主要人际关系应该是护－患关系，关于护－患关系的人际交往工具主要是通过“语词”与“非语词”进行。

1. 护理人际关系中的“合群”

“合群”既是一种现象，也是一种动机的心理体验。前者是指与他人交往或参与某个群体活动的过程；后者则是这种过程的动机或愿望。无疑“合群”可以消除孤独或孤独感。孤独是独处时的一种客观状态，观察者很容易做出判断；而孤独感却是一种主观心理体验，常与焦虑伴行或使人不愉快，它不能简单地靠观察某个人是独处还是与别人在一起来衡量。护理人际关系中的合群，不仅仅是消除自身有可能存在的孤独或孤独感，更重要的是出于护理职业的需要，而把与人交往的合群愿望变为合群行为来表现护理人际美。因此，培养护士的合群意识和训练护士的合群行为，也是护理人际交往技巧中不可忽视的课题。

2. 护理人际关系中的人际吸引

人际吸引是护理人际关系中的一种特殊形式。人际吸引体现在护理交往过程中的一个重要阶段（详见上述“护患关系的发展阶段”），双方不仅可以相互认识、相互了解，而且可能形成一定的情感联络。人际吸引可以定义为“对某个人或这个人的特征进行某种肯定或否定评价的一种倾向性或事先存在的意向”，简言之，人际吸引力指“人与人喜爱”的程度，它是护理人际关系亲密性的主要调节器。为了建立良好、和谐、融洽的护理人际关系，创造护理人际关系美，人际交往双方，特别是交往主体必须增强人际吸引力。现在要研究的问题是护士应该具备哪些特征和条件才使她们具有吸引力？专家们进行了大量实验研究，总结出下列人际吸引力的种类。

（1）仪表性吸引　仪表性吸引是指护士仪表美在服务对象心目中留下的人际吸引力。亚里士多德指出：“长得漂亮比任何文字介绍都更起作用。”在现实社会生活中，不能否认一个人的外表仍然是取得成功的非常重要的因素，特别是当人们的物质生活水平有了明显提高的时候，用于化妆品、健美运动、保健美容、健美食品以及追求时髦服装，甚至整容手术所花金钱的数量增大，足以证明人们越来越关心自己的外在美。爱美、追求美、欣赏美，是人类高层次的精神需要。

仪表是指一个人的长相、身材、风度、姿态、发型、服饰、举止、神态等的综合表现。仪表吸引明显地建立在第一印象（首次交往时形成的印象）的基础上。如护士或医生服饰不洁、不修边幅、举止随便就会留给患者一种“这个护士（医生）诊病不会太认真”的印象，使患者缺乏安全感；如护士（医生）态度高傲自负，过分严肃，会使患者有难以接近之感；如护理人员仪表漂亮、大方，态度热情、耐心细致，会使患者感到可亲、可近、可信。这就是仪表性吸引的魅力。

（2）接近性吸引　接近性吸引又可称为邻近性吸引，互相邻近或接近，容易互相熟悉，彼此了解，从而产生相互吸引，它取决于接触频度及心理上的共鸣。护理人员在工作实践和社会生活中，若能主动、热情地合群，就容易形成人际吸引力。护理人员热情而频繁地接近患者，深入了解患者需要，有利于建立良好的护患关系。

（3）相似性吸引　相似性吸引是一种交往双方以态度、信念、个性特点和价值观相似为主的人际吸引。我们往往喜欢那些在态度和价值观上表现与我们一致的人，而不喜欢那些与我们不一致的人。如果他们的个性特点与我们相似，吸引力则会更强。显然，体现在临床医疗康复工作中，护士的角色行为应与患者对医护人员的期望相吻合。

（4）奖励性吸引　人际交往的过程中，常常涉及双方要求达到一定的目的，满足某种需要，这种需要得到满足就是一种奖励。如护理人员得到患者的鼓励和赞扬，会进一步激发她们的责任感和同情心；患者得到医护人员的鼓励和赞扬，就会增加对医护人员的信赖和增强战胜疾病的信心。

（5）能力性吸引　聪明、能干、有能力的人比没有这些特征的人更具有人际吸引力。虽然外表魅力是更直接、更明显的信息，但是护士的聪明、才智，特别是专业知识、技能与能力，在护理人际交往中的人际吸引魅力往往要大于她的仪表魅力。

（6）品格性吸引　通常人们都喜欢好人或做好事的人，这是因为她（他）们都具有令人愉快和满意的品质。好（内在美）的都是美的；美（外表美）的不一定都是好的。因此，好的品质更容易吸引人，不过，各种个性品质的可爱程度不同，而且我们比较喜欢表现出积极特征的人，不大喜欢表现出消极特征的人。不过，除了对一个人的特征本身进行评价之外，我们也关心这些品质在人际交往中的附带意义。比如，一个护士应具有同情患者、体谅患者的良好品质，患者及其家属不但喜欢这样的护士，并且在护患交往过程中，患者会从这种好品质中得到有利于身心康复的积极因素。

护理人际关系协调和护理人际交往双方的相互作用与人际吸引力密切相关。同时显示在人际交往中的相互作用有一个逐渐产生和不断发展的过程。据此，莱文杰（Levinger）制订了人际吸引力的等级，见表 8－4。

表 8－4　人际吸引力的等级

吸引力等级	人际相互作用的具体表现	人际关系程度
0 级	无任何接触	两人无任何关系
1 级	一方产生单方面的态度、印象	无交往
2 级	双方各持某种态度进行表面接触	有些交往
3 级	双方相互亲近	一种在发展着的交往过程

3. 护理人际关系中的“爱”

“爱”是合群和吸引的最高形式。关于“爱”的定义是较为复杂的，哲学家们、小说家们、作曲家们、诗人们等已经争论了几个世纪，至今仍然众说纷纭。但有一点是值得肯定的，那就是爱的基础是关心对方。在相爱关系中，行为的动机往往是对对方利益的关心，不是对自己的利益的考虑，如果首先关心自己的需要，则往往是偶然吸引的特点，不是比较强烈的爱的特点。

护理人际关系中的爱是指护理工作者对人类、对社会、对生活的爱；对护理事业的爱，对朋友、同行、同事的爱，对自己服务对象的爱。这是创造护理人际关系美的基础与前提。

第六节 护理艺术美

一、护理艺术美的含义

南丁格尔早在1859年她的《护理札记》中就指出“护理既是科学又是艺术。”随着护理事业的发展,护理工作的科学性、实践性、创造性、可操作性和它的技巧性更清楚地决定了护理的艺术性,这种艺术美具体体现在它能再现人的健康活力美,人体健康美本身就是“上帝”的艺术杰作。这是护理工作的又一显著特征,也是其他任何职业所不具备的。护理艺术美是整体护理美特性的集中显示,是护理人员及其服务对象共同的护理审美理想与愿望。可以说,在整体护理实践过程中,如果缺少护理艺术美,则护理审美主体、客体的审美需要就无法得到充分的满足,就很难达到预期的护理目标。

二、护理艺术美的创造

护理艺术美集中地显示着全部护理美的特性,也可以说它具有其他护理美所无法替代的特殊的护理审美价值。由此决定了护理艺术美必然是护理人员及其服务对象共同强烈追求的护理审美对象。护理艺术美的出现极大地充实与活跃了护理实践内容,同时,也大大提高了护理审美主体的审美能力。因此,护理艺术美的创造,必将引起现代护理学界的特别关注和研究。

护理艺术美存在于护理实践的全过程。按照“护理就是艺术”的理论,可以设想护理运作的过程与成果——对求医者护理至身心康复,就是一幅优美的护理艺术作品,这主要是护士——护理艺术家的本质力量所显现出的光辉的艺术形象,是护士职业本质力量的显现过程,是护理人员审美意识物态化的过程,即护理艺术美创造的过程。护理艺术美的创造,贯穿整个护理运作的始终。就像南丁格尔所说过的那样:一个护士就是一个没有翅膀的天使,护士走路的艺术、谈话的艺术、操作的艺术,都给患者带来幸福、安宁、健康。

(一)护理审美感受

护理审美感受是护理审美感知、想象、情感、思维等多种功能相互交融的复杂的心理过程。护理审美感受是护理审美主体对护理审美对象的直接反映,它不同于一般感觉的显著特征在于它是渗透着理解的感觉,是伴着情感表象和理性因素的护理审美直觉。这种护理审美直觉,经过护理审美理想与能力的烛照,从而转化为护理审美意象,并形成客观的护理艺术美形象。这有力地说明护理审美感受是护理艺术美创造的基础与前提。同时,护理审美感受还能激发护理人员创造护理艺术美的欲望和热情,显然,它又是护理艺术美创造的动力。

因此,要不断地培养与锻炼护理工作人员的护理美鉴赏力,包括护理审美理想、审美判断与审美经验;要培养护理工作人员善于注意与观察护理工作中每一护理事件的发生、发展及其特点,并相互对比各事件之间的差异性与独特性;要强化护理工作人员护理审美感受的细致性与敏锐性。

（二）护理艺术构思

护理艺术构思，是指护理人员从护理实践中所获得的分散、零碎的护理审美感受素材围绕某一特定中心构成整个护理审美意象体系的酝酿过程，并在此基础上完成关于未来护理美艺术作品的形式与内容的全面设计。其实质是一种护理审美意象转化为护理艺术美创造所特有的心理活动。

（三）护理艺术组合

护理艺术构思仅仅是护理人员在头脑中对护理艺术美形象的设计，要把这种护理艺术构思的成果通过物态化固定下来，就必须完成护理艺术的组合过程。实际上这种护理艺术的组合过程，就是一种把护理艺术构思心理活动转化为物态化形式的实践活动过程，是创造出物态化形式的护理艺术美作品的过程。护理艺术组合活动，是对护理事物、事件材料的编码、加工和组合，如护理语言艺术美创造的最后阶段就离不开对护患双方语言符号和语言形式的加工与组合。

综上所述，护理艺术美的创造过程，必须经过护理审美感受、护理艺术构思和护理艺术组合三个基本环节。从"无痛分娩法"和"无痛注射法"等护理艺术美的创造过程中，充分体现这三个环节的相互渗透与相互作用关系。

三、护理艺术美的内容

（一）护理操作美

护理操作美是显示护理职业美特征的一种护理行为美，它是护理专业化过程中的艺术创作。在护理操作形式上它只是护理人员的职业技能，但按照现代护理学的需要，对护理操作不仅仅要求"真"与"善"，而更重要的是要求"美"，即护理操作除了减轻服务对象的躯体痛苦，为了执行与完成某种医疗程序目标，还必须能使护理操作的执行者和接受者都能获得美感而带来心理愉悦。因此，从这个意义上讲，护理操作不再是简单的机械性操作，而是一种技巧，一种富有美的吸引力的护理技艺，是一种护理职业专业性的特殊能力，绝对不是传统意义上的简单打针、发药。这种职业性护理操作美，除了必须在专业学校进行特殊的培养和训练外，更要求护理人员在护理实践活动过程中勤学苦练，精益求精，才有可能达到护理操作艺术美的高度。

（二）"感官"护理艺术美

凡是通过护理审美主体的眼、耳、鼻、舌等感觉器官的审美感受而获得心理愉悦的护理美，都有利于护理服务对象的身心健康或康复。通过护理专业技术和艺术加工、处理后应用于医疗护理服务过程中的护理美，如芳香护理、音乐护理、漫画护理、色彩护理等，它们已经不是一般的护理美，而是护理美的最高形式，是具有艺术作品性质的美。这一类型的护理艺术美因具有直接激发护理审美主体感觉器官产生富有情感的审美感受直觉，顿时焕发护理艺术美的光辉，引发审美主体的美感愉悦，因而把这类护理艺术美称为感官护理艺术美。

随着现代护理科学的发展和护理事业服务范围的扩大，以及护理服务对象心理需要层次的不断提高，各种类型的"感官"护理艺术美将会越来越多地引起护理学界和临床医学界的关注并广泛应用。

（三）"轻松"护理艺术美

轻松是指对持续或超个体负荷能力的紧张情绪的缓解与松弛。轻松护理艺术美的主要功能在于降低护理服务对象的心理压力，这也是心理护理的主要目的。

压力一词有紧张、张力、困苦的意思。根据压力反应理论，压力指当环境对个体有所需求时，机体所产生的一种生理的、心理的，负性的或正性的非特异性的反应过程。机体面临长期不断的压力时，会引起身体整个系统的反应以应付压力，而产生各种各样的症状，如面色苍白、冷汗、心动过速、恶心、呕吐、头痛、头晕、尿频等，这些症状是许多不同压力的共同反应，称之为全身适应综合征；机体由于压力的存在，其特定器官或部位出现反应，如身体局部出现的炎症反应，这称之为局部适应综合征。因此，压力（特别是负面压力）对人体生理、心理都会带来不良影响。

幽默具有舒解精神压力的功效，这应该说是幽默的一个主要功能。幽默可以消除焦虑，使愤怒与惊恐的患者安静下来；幽默可以降低在高度精神压力下罹患心脑血管疾病危险的可能性。这是因为幽默可以放松肢体、缓和紧张、抑制惊慌，让患者能获得正面情绪，增强自信和增加康复的希望。因此，幽默护理，是一种"轻松"护理美艺术。

笑可以放松身心，驱走压力，对增进健康极为有益。有学者认为，微笑可以预防高血压的发生，微笑可以使血压下降 1.33 ~ 2.66 kPa，心率每分钟可以减少 6 ~ 8 次。因此，微笑护理也应该是一种"轻松"护理艺术美。

朗读，特别是诗歌朗诵，以帮助许多压力沉重的人放松，让有心理障碍的人吐露心声，有利于患者的身心康复。因此，朗读护理也是一种"轻松"护理艺术美。

第七节　护理环境美

一、环境概述

南丁格尔认为"环境是影响生命和有机体发展的所有外界因素的总和。"现代护理学将人体环境分为内环境和外环境。

（一）人体内环境

人体内环境是指人体细胞赖以生存的细胞外液中各种理化因素的总称。内环境在机体神经调节、体液（内分泌）调节和自我调节这三种调节机制的作用下，保持内环境的相对稳定状态和与外环境的相对适应。

（二）人体外环境

人体外环境又可分为生态环境、人文社会环境和保健护理环境。

1. 生态环境

生态环境就是通常所指的自然环境，是指存在于人类周围自然界中各种因素的总称，是人类及其他一切生物赖以生存和发展的物质基础。自然环境又包括物理环境如阳光、空气、水、土壤等和生物环境如动物、植物、微生物等。

2. 人文社会环境

人文社会环境，简单地讲就是指人为的环境，也可以说是人们为了提高人类社会的物质和文化生活水平而通过种种手段和途径用劳动所创造的环境。它包括政治的、经济的和文化教育等方面的组成因素。

3. 保健护理环境

保健护理环境也可称为医疗护理环境或护理环境，是政府和医学专业人员在以维持和保障人类健康为宗旨、以医疗护理保健为目的的前提下所创造的一个最适合于人体身心健康或康复的物质与心理环境。因此，它是一种社会职业环境，从本质上讲，仍然属于人文社会环境，只不过有它专业特殊性的特征。每一个人在生命的旅途中都有机会接触保健护理环境。这个环境所提供的种种设施和配套服务，可以直接影响服务对象的身心健康。显然，营造一个优美、舒适、安全的适合于健康人维持健康和患者恢复健康的保健护理环境，在现代护理职业发展过程中是非常必要的。显而易见，保健护理环境是指护埋服务对象所处的周围事物和内在心理的境况。因此，护理环境应包括物质环境和心理环境。

二、护理环境的范围与意义

伴随生物医学模式向生物－心理－社会医学模式的转变，生理护理扩大到心理护理；随着“社会医学”的兴起，医院护理扩展到社会护理、家庭护理。因此，护理环境也从单一的医院物质环境扩展到护理物质环境和护理心理环境。

（一）护理物质环境

护理物质环境包括医院护理物质环境和社会（家庭）护理物质环境。医院护理物质环境应包括医院的整体环境、诊室和病房的环境；社会护理物质环境则应包括社区整体环境和家庭环境。

（二）护理心理环境

护理心理环境包括三个方面：一是护理服务对象的自身心理环境；二是护理服务对象的周围心理环境——心理社会因素——社会心态、社会信息和社会意识；三是护理工作人员的自身心理环境。

从美学的角度看，造就良好、完善、和谐的护理环境，可对护理服务对象产生很大的心理作用和影响，从而使其获得美感、安全感、舒适感和温暖感，增进治愈疾病的信心，促进身心早日康复。

总之，护理物质环境和护理心理环境同等重要，是护理环境美不可分割的两种表现形式，它们相互作用、相互影响。前者是护理服务对象最基本的、低级的物质需要，是后者的基础与前提；后者是护理服务对象高级的精神需要，是前者的愿望与结果。显然，优美、明净、高雅的物质环境，是形成良好、完善、和谐的心理环境的基础与诱因，而后者又可弥补前者在某些方面的不足。

三、护理物质环境美

护理物质环境包括医院（诊室、病房）、社区和家庭的物质环境。护理物质环境的内容，如地址的选择，建筑形式、结构、色彩和布局的处理、采光照明和园林绿化、卫生设施和噪声、污染物的控制等，除在医疗、卫生、保健机构建筑学上有严格的规定和详细的说明外，还必须具备美学上的要求与规范。护理工作人员应着重掌握从护理职责、品格和护理角度上应做到和能做到的，创造和维持求医者就医、就护的物质环境美。护理物质环境美主要包括布局美、明净美、安静美、气候美和色彩美。

（一）布局美

护理环境中各类物件的陈设和空间布置，是护理环境美化的重要手段。若布置科学、合理与协调，就能显示出护理环境的空间组合美和整体美，从而达到使护理服务对象感到愉悦的效果。

护理环境布局美往往受到三个方面的限制：一是建筑结构的限制，这主要是指建筑物大小、尺寸、位置和固定的门窗等；二是室内主要陈设家具的形状、大小、高低受到实用性的限制；三是合理布局往往受到建筑物的主体、朝向和构象平面的影响与限制。因此，医学护理工作人员必须根据实际情况，因地制宜地运用均衡、对称、统一、和谐、协调等美学要求进行陈列与布局，能给护理服务对象以安全、稳重、协调、舒适的美的享受。

（二）明净美

明净是护理环境形式美不可忽视的一个重要条件。明亮、清洁、整齐、卫生是美化护理服务对象就医环境的第一要素。特别是护理服务对象身体直接接触的物件，如墙壁、地面、窗台、桌椅以及枕套、床单、被套和便器等，更要求明净、清洁，不能带有任何污迹，否则，对护理服务对象的心理是一种不良刺激。

（三）安静美

护理环境安静美是指创造一个幽美、安静的疗养环境。安静并非无声静寂，关键是排除噪声干扰。噪声是破坏人的积极情绪的恶性心理刺激，甚至是一种致病因素。然而，根据不同年龄、病种、病情和不同的时空条件，播送人们最喜爱的、悦耳的轻音乐或流行歌曲，却能感染护理对象的积极情绪，消除疾病的恐惧与焦虑，起到胜似良药的功效。

（四）气候美

护理环境气候美是指护理环境的“微小气候”。阳光充足，洁净、流通的空气和最适宜的温度、湿度是护理环境“微小气候”的构成要素。科学、合理、适宜的护理环境的微小气候能严格控制空气污染，净化空气，避免呼吸道交叉感染；同时，增加氧气的含量和降低二氧化碳的浓度，有利于身心保健与康复；更重要的是能使人有心理轻松、愉悦的美的享受。美学上的要求：

室内最适宜的温度夏季为22～24℃，冬季为18～21℃，最适宜的湿度为40%～60%。目前，室内温度、湿度的合理调节多采用空气调节器，空气经过滤器由高处垂直送入，再从接近地面的排气孔道排出，使室内空气在层流状态中保持洁净。

室外的科学、合理绿化和室内的常青花卉，不仅仅可以调节护理环境的微小气候，还能使整个护理环境显得富有青春活力与生机，给人以美的享受。

（五）色彩美

色彩具有独特的医疗护理作用。护理环境色彩，主要是指护理服务对象所处的环境中能接触到的事物的颜色。白色，在人们传统审美意识中作为医院的象征，这种在视觉反应信息中所习惯与确认了的白色与护理环境的关系，能自然地产生一种平静、洁净的心理状态。然而，白色也能带来单调、孤独、焦虑，甚至恐惧的心理，儿童多不喜欢这种单调的颜色，特别是对久病的患者，往往带来心理上的恶性刺激。因此，有不少学者，为使医疗护理服务的空间环境色彩更有利于护理对象的保健质量和身心康复，提出了与传统不同的审美改革方案。

实验证明：欣赏美的色彩，能促进人体某些有利于身心健康的活性物质如酶、激素、神经递质等的分泌，起到特殊神经－体液调节的作用。

绿色，象征着健康、幸福、生气、活泼。能兴奋人的迷走神经，减慢心率和提高心输出量，有利于消除疲劳。全绿色的环境可使人有一种回归自然的联想，可达到陶冶情操，调节心理活动的作用。有学者观察到在这种环境色彩美的条件下，可使人体皮肤温度下降1～2℃，心率每分钟减少4～8次，呼吸也变得正常均匀。因此，在医院内环境中建造具有自然景色的绿化地带，以及将室内墙壁、地面、床单、衣、帽等物件从传统的白色改为淡绿色或草绿色，这有利于护理对象的身心保健与康复。

红色，象征着喜悦、热烈、奋扬、光明。有学者研究证明：粉红色的环境可以使人安定，消除紧张与烦恼，产生满足某种渴望时的心理体验。医院妇产科采用粉红色的环境和用品是很有益的。

黄色，象征着希望、光辉、庄重、高贵，是儿童喜爱的颜色。因此，有学者建议：医院小儿科的环境与用品应以浅黄色为主调。

护理环境色彩丰富、多样，给护理对象的美感充实而持久，单调色彩是不利于人体身心健康的。要从色彩的总体效果考虑，做到色彩的重点突出、主次适当、对比鲜明、整体和谐，这是护理环境色彩美的最高要求。

四、护理心理环境美

护理心理环境与护理物质环境相比，前者具有更丰富、广阔、深刻而复杂的内涵，这是因为它既与人文社会环境有关，又直接和个体心理内环境紧密联系。护理心理环境是随着健康的新概念和现代护理宗旨的需要而提出来的新概念，护理心理环境美对人类健康的维持或健康的恢复有着重要的意义。因此，它是一个值得引起护理学界关注的新的护理研究领域。组成护理心理环境的要素包括护理服务对象自身的心理环境、社会心理因素和护理人员自身的心理环境三个方面。

（一）护理对象自身心理环境

1. 护理对象的人格特征

护理服务对象有不同的人格，按其人格、年龄和社会地位对医疗、护理、保健服务会做出不同的反应。由于遗传因素和后天环境的相互作用，每个人的人格整合的完整程度和对外界的适应能力有很大的差异，先天或童年教养的不良因素，可以引起人格不良，导致容易患病的易感倾向；由于社会适应能力差和心理防卫机制发育不足，在紧张的情况下，容易采取儿童式反应方式。儿童护理对象，由于其人格发育尚不健全，对付应激反应的能力也很差。因此，他们需要成人的爱心、支持与关照，年龄越小，这种需要也就越多、越迫切；老年护理对象，由于适应能力、灵活性、恢复平衡的能力随年龄增加而逐步减退，应激能力也较差，因此，老年人也需要别人的同情与支持，年龄越大，这种需要越强烈。由于不同人格的护理对象适应能力和运用防卫机制不同，对疾病应激的反应就有着很大的个体差异，在创造护理心理环境美时，应引起高度重视并采取不同的应对方式。

2. 护理对象的病态心理特征

护理对象一旦发现自己患病，躯体上的痛苦和折磨必然产生强烈的心理反应。最易产生的心理活动是抑郁和焦虑。抑郁是一种闷闷不乐、忧愁压抑的消极情绪。它主要是由于现实丧失或预期丧失而引起。因此，多数患者都容易产生轻重不同的抑郁情绪。抑郁情绪发展到严重阶段，往往可能导致失助感和绝望情绪。这是一种劣性情绪状态。当一个人对情境失去了控制力，并深知无力改变它的时候，就会产生失助感和绝望情绪。医护人员要了解这种情绪状态多数是不稳定的，只要病情略有好转或心理环境因素稍加改善可即刻消除。所以，要勤巡视并密切观察，防止患者出现这种劣性情绪，一旦发现要协同家属做好安抚工作。

焦虑是指一个人感受到威胁而产生的恐惧和忧郁。疾病早期，患者就可以出现病态性焦虑，因为任何人患病后，都要经受来自生理和心理两方面的威胁，难免会出现焦虑情绪。显然，患者的病感可以由躯体疾病引起，也可以由心理社会因素造成。病感产生后，患者对病感赋予一定意义，除了形成各种想象之外，当然也可有焦虑或痛苦的情绪。症状出现的部位不同，对病感有不同的意义，如心脏疾病与呼吸障碍，常被认为最有威胁性。有些疾病由于社会的偏见和忽视或被认为威胁别人而需要隔离，如精神病、结核病等常使患者觉得焦虑、恐惧与羞愧。有的患者甚至认为疾病是对他们不良行为的惩罚，从而产生负罪感。

不少患者尤其是那些对病感不敏感的患者，他（她）们在疾病初期总是迟迟不愿进入患者角色，总希望医生的诊断是错误的；不少患者通常都希望医护人员会发现他们的疾病无危险性或不会演变为慢性难愈的疾病；这就是多数患者程度不同地存在着的侥幸心理。

患者的期待心理往往表现在他们希望医护人员有能力治好他们的疾病。他们对医护人员的医疗护理服务态度和医疗技术能力水平有强烈的期待。患者对医护的期待也和他早年接触医护人员的经验有关，医护人员匆匆忙忙，仅仅注意病情或护理操作，忽视患者个性和心理状态，甚至有明显行为不良时，患者的自尊心可能受到伤害，影响他对医护人员的信任，从而使他求医时表现犹豫和怀疑。反之，如果求医时有良好的体验，医护人员态度积极，治疗效果满意，将会增加患者的信心，使他在患病时乐意求医，并对医护人员特别信任。

3. 儿童样反应

患者患病后有时会出现行为退化的表现，即童年时期形成的行为方式被不同程度激活，并移置于患者对医护人员的期望中，这种现象通常也称为“移情”，在医－护－患关系中起着重要作用。儿童样反应常表现出如下主要特征。

（1）自我中心　所谓自我中心是指患者把一切事物和有关的人都看成是为他而存在的。进食时，要求首先照顾他，要求饭菜适合他的口味；要求他人陪伴他，替他料理一切生活琐事。总之，患者自认为周围发生或预计将要发生的事件都与自己有关，否则，就很不顺心，无理取闹。例如，患者认为病室里的灯，是为他（她）而装设的，这就必须整日整夜地开着为他（她）“服务”。

（2）过度依赖　患者进入患者角色之后，大多产生一种被动依赖的心理状态，表现为患者像小孩依赖大人一样，依赖他人照顾，即使自己能做的事也不愿做，情感变得脆弱而幼稚，特别是有亲人在场时，更显得娇嗔、被动、顺从、依赖，同时还表现出情绪不稳定，反复无常。其思考问题部分地丧失逻辑性与现实性，以致产生许多不合理的恐惧和幻想。

（3）兴趣狭窄　患者只对为他发生的事情有兴趣，对周围环境及他人的言行不感兴趣。

（4）自身关注　患者往往对自身的状况全神贯注，总是想着自己的身体情况，对身体功能的轻微变化特别敏感，对进食、排便、睡眠非常关注。

4. 患者的医护角色期望

“角色期望”是指对某一社会角色的要求与愿望，患者对医生和护士的角色期望，实际上就是患者心目中医护人员良好形象的标准。一般首先要求医护人员服务态度好，表现出极大的关心、体贴、热情，有良好的医疗护理道德和医疗护理作风。其次是要求医护人员具有高超的医疗护理技术能力，诊断正确，医护服务措施周到有效，患者身心康复快，这是技术方面的医－护－患关系，也是不可忽视的护理服务对象的自身心理环境。

（二）心理社会因素

护理服务对象所处环境中的心理社会因素，是指护理对象个体认知评价后可以引起生理或心理反应的情绪或刺激。它来自护理对象所接触的人（特别是护理人员）的社会心态、社会信息和社会意识。目前，心理社会因素对护理服务对象的生理－心理应激源作用，尚未引起足够重视。

（三）护理人员自身的心理环境

护理人员良好的心理素质是形成理想的护士自身心理环境的关键，也是形成良好的护理心理环境的关键。当然，先进的护理技术与配套服务设施是护理人员赖以活动的基础，它与创造良好的护理环境关系密切。至于来自外界的不利因素对护理环境影响的大小，完全取决于护理人员所采取应对措施的可信度与效度高低。护理人员自身的心理环境，完全取决于护理人员的心理品质。所谓护理人员的心理品质，是指护理人员在从事护理实践过程中的心理能力的综合、稳定的心理特征。具体来讲，是指护理人员的感知能力、注意力、记忆力、想象思维能力、创新能力、语言能力、人际沟通能力、特殊专业能力以及意志、情感、性格、气质、兴趣等心理过程。护理人员良好的心理品质是护理工作的物质、精神基础，是护理人员获得护理事业成就的重要因素之一。南丁格尔和以王秀瑛为代表的南丁格尔式的人物，她们的共同特点是都具备作为一个优秀护理人员应有的高贵而优秀的心理品质。护理人员良好的心理品质主要的有如下十条。

1. 高尚的道德感和真挚的同情感

护理职业道德的核心是“利他”和“助人”。具有高尚道德的护理人员，会自觉自愿、竭尽全力地去为患者解除痛苦，而且，在这种情感的支配下，才能设身处地地为患者着想，以患者之忧而忧，以患者之乐而乐。

2. 敏锐的观察力

拥有敏锐的观察力，护理人员可以从患者身上获取直接资料，预感与判断患者的疾苦和需要，帮助医生诊断病情，评价治疗和护理效果，以及预计可能发生的问题等，具有非常重要的意义。

3. 准确的记忆力

良好的记忆品质包括记忆的敏捷性、持久性、准确性和准备性等。诚然，护理人员对这四种记忆品质都是应当加强培养的，但按职业性质的要求而言，更要具备记忆的准确性。原因有以下两点。第一，护理人员应当严格执行医嘱，打针、发药、查体温、数脉搏等。每项任务都必须量化，而且数量要求准确。如果记忆不准确，数量出差错，轻则贻误病情，重则造成严重责任事故。第二，护理人员面对许多患者，患者又是经常变动的，病情也是不断变化的，护理计划也在不断地改变，用药品种类和数量也在经常地改变，如果相互混淆，也会酿成不堪设想的后果。所以，护理人员要做到准确、安全的护理，减少差错和避免差错，要培养记忆的准确性。

4. 思维的独立性

国外的护理专家认为，现代护理的独立功能占 70% 左右，而依赖功能只有 30% 左右。因为护理工作对象是互不相同的患者，每个患者的疾病又时刻处于动态的变化之中，虽然医嘱是医生思维的结果，一般来说是符合客观规律的，应当坚决执行。但是，认识落后于存在，这也是经常存在的客观事实。护理人员如果像“机器人”那样执行医嘱，缺乏思维的独立性，也同样会在盲目执行中出现差错或事故。人的思维都有各自的局限性，尤其是缺乏临床经验的医生更是如此。所以，有独立思维品质的护理人员并不把医生的医嘱当成金科玉律，而是先按医生的思路去思考，再在病程的动态变化之中发现问题，运用求异思维方式去独立分析，然后提出自己的观点。尤其是当前所推行的责任制护理，要求护理人员充分发挥护理独立功能，对每个患者做出准确的护理诊断，拟定全面的护理计划，所以更要求护理人员具备思维的独立性。

5.“注意”的灵活性

护理人员的工作繁杂，患者的病情变化多端，所以护理工作要求护理人员应当具备“注意”的全部优秀品质。因为只有具备“注意”的稳定性，才能使护理人员沉着稳重，为患者长时间地做某项处置；只有具备了“注意”的广阔性（即注意广度），才能“眼观六路、耳听八方”，把自己繁杂的工作内容“尽收眼底”，做到心中有数；只有具备了“注意”的集中性，才能聚精会神地做好某项护理工作；也只有“注意”分配的能力强，才能对患者使出一边处置、一边观察、一边思考、一边交谈的“解数”，做好“整体护理”工作。在上述“注意”的优良品质中，最为重要的还是“注意”的灵活性。因为护理工作头绪多，紧急情况多，意外事故多，护理人员经常是在有限的时间内从一项工作转向另一项工作，要做到每一项工作之间清清楚楚，准确无误和互不干扰，靠的就是“注意”的高度灵活性。

6. 积极而又稳定的情绪

护理人员的情绪变化，尤其是面部表情对患者及其家属都有直接的感染作用，这是每个护理人员都应当意识到的。护理人员积极的情绪、和善可敬的表情和举止，不仅能够调节病房或治疗环境的气氛，而且能唤起患者治病的信心，增强安全感。另外，人人都会受挫折，人人都有不顺心、不愉快的时候，护理人员的工作也在所难免。这更要求护理人员对自己的情绪、情感加强调节控制的能力，做到急事不慌、悲喜有节、激情含而不露，以保持情绪的稳定性。

7. 良好的性格

性格是一个人对人、对事、对自己比较稳定的态度体系以及与之相适应的习惯化的行为方式。护理人员应当具备的性格特征主要是：对患者诚恳、正直、热情、乐于助人等；对工作应当是满腔热情、认真负责、机智、果断、沉着冷静、作风严谨、干净利落等；对自己来说，应当是开朗而又稳重、自尊而又大方、自爱而又自强等。

8. 美好的语言

语言是一个人思想的物质外壳，要想做到语言美，首先要心灵美。但这还不够，因为语言的表达是一个技巧，是一项艺术，必须认真学习、加强锻炼才能做到。谈话要态度自然，有礼貌，不高声叫喊，不命令式地直呼姓名和床号，与患者交谈时，一般少用或不用患者难懂的医学专门术语。

9. 娴熟的技术

对娴熟的护理操作技术要求是：一要稳，即动作轻柔、协调、灵巧、稳妥、有条有理，这不仅能使人获得安全感，而且能给人以美的享受；二要准，即严格按照护理常规办事，操作准确无误，恰到好处；三要快，即动作熟练、手疾眼快、干净利落，用较少的时间高质量地完成操作任务；四要好，即质量高、效果好，患者满意，自己也满意。在医疗护理工作中，时间常和生命联结在一起。娴熟的技术往往能为救治患者的生命赢得时间。

10. 人际关系好

在社会上，人与人之间的交往，是相互的给予；而医务人员和患者的交往，只有无私的给予而别无他求。对护理人员来说，其在整个医疗工作中处于人际交往的中心地位，扮演着特殊角色。因为护理人员与患者及其家属接触的时间最多，护理人员与医生之间和护理人员与护理人员之间在工作上又必须密切合作。这些复杂的多角联系，显示了护理人员人际关系的重要性。护理人员与患者之间人际关系好，有利于患者身心健康，有助于医疗护理计划的顺利执行；护理人员与患者家属之间人际关系好，就能更深入地了解和掌握患者的情况，并可发挥患者家属在医护措施中的积极性。做到医院与家属结合起来，为患者尽快恢复健康创造有利条件。良好和谐的医护关系与护际关系，就会在医疗护理服务过程中配合默契，得心应手，有利于不断地提高医疗护理服务质量。有人认为，护理人员职业成功的最主要因素，是护理人员与她周围人的相处能力。这种说法不无道理。

综上所述，要体现护理环境美，除了按照护理物质环境美的要求进行合理运作外，最关键的是营造良好、和谐、融洽的护理心理氛围，也就是必须有一个促进健康或康复的护理心理环境，这是医学保健组织机构和护理个体与群体的职业责任。

思 考 题

1. 为什么说护理心灵美是护理美的核心？
2. 讨论护理心灵美的整体内容及其相互关系。
3. 讨论护理风度美应如何体现？
4. 护士姿态美的表现形式有哪些？
5. 怎样体现护理语言美？
6. 讨论护理人际关系、人群关系和公共关系的联系与区别。
7. 护理人际关系的主要表现形式有哪些？
8. 如何理解护理环境美？
9. 护理心理环境应包括哪几方面？
10. 现代护理工作者应具备哪些优良心理品质？

（程跃英　孙　畅　邹路琦）

第九章 美学护理

[学习要点]

掌握美学在护理过程中的作用；了解色彩护理、音乐护理、幽默护理、漫画护理及微笑护理在临床上的意义。

第一节 美学护理的界定

20世纪60年代，随着现代医学模式的转变，护理学形成了独特的护理宗旨："帮助人改善和适应环境，从而达到最佳的健康状态。"其核心内容指出了护理的责任与目标：护理就是采取各种有效措施，帮助人与自身、人与人、人与环境之间维持或恢复生理、心理和社会适应方面的平衡与稳定，从而达到最佳的健康状态。

南丁格尔指出"人是各种各样的，由于社会职业、地位、民族、信仰、生活习惯、文化程度的不同，所得的病与病情不同，要使千差万别的人都能达到治疗或康复所需要的最佳身心状态，本身就是一项最精细的艺术。"她把护理与美学相联系，揭示了美学护理的应用价值。美是在特定时间、空间和条件下的和谐，以感情形式启迪人们的智慧，促使人们热爱生活、愉悦身心。而护理是"科学与艺术的结合"，现代护理中的美学概括起来有以维护人的整体健康为美、以实施有效的整体护理为美、以尊重护理对象的权利为美、以强调护理人员的自主性为美、以良好的护理职业道德和护理技艺为美。因此，美学护理就可界定为通过护理美学手段来实现护理宗旨，也就是帮助人改善和适应环境，达到最佳的健康状态。美学护理将成为一门专业护理技能或技艺，她将以艺术美的形式进入现代护理学领域，其实质就是护理艺术美，并将发挥"不可思议"和难以估量的护理、治疗、保健和康复作用。

当代，由于生产工业化和生活都市化程度的提高，社会成员生活节奏的加快和生活方式的剧变，造成社会成员与心理和社会因素有关的疾病——心身疾病将显著增加，这就更需要心理护理与心理治疗，美学护理应该说是心理护理与心理治疗中一项不可缺少的内容。

第二节 美学护理的内容和方法

追求美是人的共同特点，许多临床研究表明，身处美的环境中会促进患者康复或痊愈，因此，将美学运用于护理工作中，是新时期衡量和提高护理人员素质的具体内容之一。以患者为中心的整体护理，就体现了现代社会人们对美的渴求。南丁格尔说"护理工作是精细的艺术中最精细者。"临床护理工作，既烦琐又精细，既有科学性又有艺术性。护理管理人员应充分调动护理人员的积极性和创造性，挖掘潜力，把护理内容和形式有机结合起来，让护理更美，更赏心悦目，为患者提供优质的护理服务。

一、美学护理的内容

美学护理的内容除了我们在前面几章所论述的护理美学手段之外，更重要的内容是把“琴、棋、书、画”“鸟语”“花香”等引进医学护理领域，以色、香、味、形、声、质的美学属性，发挥其非药物而胜似药物的特殊护理治疗和康复保健作用。

随着现代护理模式转变和系统化整体护理的临床应用，美学护理必将纳入护理程序的护理计划之中，成为护理措施中的重要护理手段。尽管目前美学护理并未引起医学护理界的重视，但它却在不少康复医疗机构的临床应用中，发挥着“不可思议”的作用。

二、美学护理的方法

美学护理的方法是多种多样的，必须根据不同阶层、层次、年龄、性别、病种、病情和不同心理状态，采取不同的美学护理方法。

下面列出几种主要的行之有效的美学护理方法。

（一）色彩护理

1. 色彩的奇妙护理作用

人类生活在色彩缤纷的地球上，每个人都或多或少地被周围的色彩影响着。这是因为人不仅能识别色彩，对色彩的和谐还有一种本能的需求。和谐的色彩使人积极、明朗、轻松、愉快；不和谐的色彩则相反，使人感到消极、抑郁、沉重、疲劳。色彩对人心理的影响是不容忽视的。人对色彩的认识依靠眼睛的作用，这是生理现象，但透过视觉的冲击也能影响心理。色彩本身是没有灵魂的，它只是一种物理现象，但人们却能感觉到色彩的情感，这是因为人们长期生活在一个色彩的世界中，积累着许多视觉经验。一旦经验与外来色彩刺激发生一定的呼应时，就会在人的心理上引出某种情绪。

下面两个例子可以说明色彩神奇奥妙的跃动能量对人类的生理和心理健康有着广泛而深远的作用与影响。

“一个小女孩正在逐渐丧失她的视力，她眼球后方的血块将她的眼睛无情地往前推挤；连续三次的眼科手术都是徒劳，所有可以用的治疗都失败了。后来，她的医生开了额外的处方：这个计划里包含适当的营养、疗伤视觉法以及一个特殊的要求。这名小女孩每天必须用数小时的时间在户外接触自然的阳光，而且她卧室的墙壁、窗帘，甚至她的衣服也必须是令人放松的绿色或蓝色。在几个月后她眼部的血块消失了，而且视力也恢复正常了。”

“在某一处青少年观护中心里，有一个令人头痛的青年，由于他太有敌意、太具攻击性了，所以必须经常被安置在一间隔离室里。每一次他都会对着室内的墙壁咒骂上几个钟头，甚至用拳头猛捶墙壁。后来这个房间被漆上了粉红色，当他再次以愤怒的情绪进入室内后，不到6 min的时间他就安静地坐在地板上哭泣了。”

这就是色彩神奇奥妙的护理治疗作用。

随着医学界对色彩美和护理治疗作用的不断深入研究，色彩护理价值将会提高，色彩美在医学上的应用范围也越来越广泛。

2. 色彩与心理相连

“色彩是情感的语言”,不同的色彩给人们带来不同的生理与心理感受,它能直接影响人的情感与情绪。如情感色谱表,见表9-1。

表9-1 情感色谱

色彩项目	情感反应
红色	光明、热烈、喜悦、兴奋、警觉
粉红色	制怒、安静、动情、奋发、安定
绿色	健康、安宁、生机、活泼、幸福
蓝色	深远、幽静、浪漫、广阔、高雅
白色	纯洁、天真、朴素、坦率、单调
黑色	沉默、朴实、素净、恐怖、神秘
灰色	安静、和谐、浑厚、诚恳、淳朴

3. 色彩的特征

要合理地运用色彩进行医疗、护理和保健,必须掌握色彩的下列特征。

(1) 色彩的冷暖性　色彩既能给人们的生理、心理带来温暖或凉爽的良好感觉,也能使人产生燥热或寒冷的不良反应。红、橙、黄色是暖色调,使人很自然地联想到阳光、火焰,或给人以温暖感,或给人以烦躁感;绿、青、蓝、紫色是冷色调,则使人自然联想到蓝天、海洋,可使人感觉凉爽,也可使人感觉寒冷。要发挥色彩美的护理效果,必须根据服务对象的不同病情与不同性格特点,选择和运用不同的色彩进行护理。

(2) 色彩的轻重感　明亮的色彩显得轻,幽暗的色彩显得重。如绿色、浅蓝使人感觉轻,而黑色、红色、橙色使人感觉重。因此,对于心理压力较重的护理服务对象就应该选择轻松感的色彩。

(3) 色彩的情感性　关于色彩的情感性在情感色谱表中已经谈得很清楚了。在美学护理中,要根据不同的护理服务对象和不同的情境,恰当、合理、巧妙地予以运用。

(4) 色彩的偏爱性　色彩的偏爱性是指对某种色彩的爱好带有强烈的倾向性,因此,又称为“色彩偏爱”,分为群体色彩偏爱和个体色彩偏爱。前者如医疗器械多涂以白色,机电危险部分一般喜用红色,“太平门”、急诊室的门灯也是红色,就连禁食的患者床头也挂上红色布条标记。这种群体的色彩偏爱一旦形成,便具有相对稳定性,因此,又称为“色彩习惯”。所谓个体色彩偏爱是指个人表现出对某种色彩的喜爱程度,这与个性心理特征有密切关系。所以色彩美与不美直接与个体生理和心理因素相联系。护理工作人员要科学合理地应用色彩的形式美,为护理服务对象送去美的享受,增进色彩美的护理价值。

(二) 音乐护理

1. 音乐的本质

音乐是“心灵的直接语言”,是一种声音的表达艺术。音乐运用音响、节奏和旋律塑造艺术形象，反映现实生活和尽情表达人们的思想情感。因此，音乐美能激发人们的情感、陶冶情操、鼓舞斗志；音乐美能丰富人们的精神生活，激励人们奋发向上、排除万难；音乐美能促进身心健康，提高思维与创新能力，是思维联想的艺术。由此可见，音乐美的价值是很大的。

2. 音乐与医学

清代医学家吴尚先曾说“七情治病，看花解闷，听曲消愁，有胜于服药者也。”音乐起源于自然，作用在于感化、调节人的性情，让人们获得美的享受，即“乐之务在于和心”。医学和音乐是在各自的历史演变过程中，相互渗透、相互促进、相互影响和共同发展的。

传统上医学与音乐早就有着漫长而密切的关联。早在古希腊时期就有“音乐医学的专门术语”。哲学家毕达哥拉斯为日常生活的苏醒、工作、放松与睡眠开出了音乐的良方。而且，从文艺复兴到19世纪，音乐和歌曲都被用来治疗“精神忧郁症”，帮助调节情绪，稳定心理平衡。通过大量临床实践证明，音乐与医学关系密切。音乐不仅具有重要的艺术欣赏价值，而且也是人类身心保健与康复的良方。

自20世纪80年代开始，音乐美在医学上的应用及其对人体身心的作用机制的研究进展有了新飞跃，并且发现音乐美和“生理回馈”“催眠术”等医疗技术并用，更能发挥音乐的神奇功效。现代医学科学研究证明，音乐可以通过作用大脑皮质及其边缘系统、脑干等中枢神经系统影响思维、情感等心理活动，调节心跳、呼吸、肌肉紧张度等生理机能，同时还能促进人体分泌某些有益于身心健康的生化活性物质，如酶和激素等。有学者认为音乐能够促使大脑产生一种叫“内啡肽”的化学物质，能减轻疼痛和引起积极的心理状态。

3. 音乐护理的魅力

音乐美在护理与保健服务中具有神奇的魅力是毋庸置疑的。在美国洛杉矶凯撒医疗中心的患者有一种选择：当他们疼痛的时候，他们可以服用医生所开的处方药，也可以打开他们的手提录音机，聆听20 min抚慰心灵、缓和疼痛的竖琴演奏以及放松技巧的指导。该中心有一些医生甚至只开音乐处方来替代止痛剂和镇静剂。目前它被使用的时机与对象有：心脏手术前、化学治疗期间，有长期背痛的患者以及脊椎骨损伤的患者。在医院的“门诊患者压力处理中心”，同样的音乐与放松训练被用来治疗许多与压力相关的疾病——包括高血压、偏头痛和溃疡病。精通行为医学的一名精神医学家渥克说过“难以放松是很多疾病的一个共同问题……能够学会充分放松的人就可以营造出一个更佳的康复心境。”音乐美能使生理和心理处于紧张状态的人得到充分的放松，这就是音乐护理的魅力，或许它能够改变患者的心境，来达到转变某一种环境的目的。

在凯撒医疗中心住了数周，甚至几个月的烧伤病患者，每天都是很艰难地度过，因为他们的伤痊愈后，他们仍然经常感到疼痛。其伯瑞克博士说“对于这些人，我们不能一直让他们服药；而这种音乐和放松指导却能很有效地帮助他们；在接受治疗时，他们能保持宁静、放松的状态。”

不仅如此，精神病学家贝利斯说“我把声音的使用当作是对抗生活中的沮丧和创伤的方法之一，它能帮助我们在感情的层次整合经验；而这若是单靠理智上的洞察和领悟是无法办到的……声音能量的放射其实是从双脚开始的。当你完全地融入声音中时，你会感觉到它在你的身体内上上下下地振动着。”贝利斯非常重视生物能量的作用，在护理治疗中广泛应用生物能量，在他看来，音乐的声音振动，就是人体内生理与心理的“按摩”。

4. 音乐护理对患者的影响

（1）对脑损伤患者的影响　对脑损伤患者定时播放他所熟悉的音乐，能提高大脑皮质的兴奋性，提高神经系统的修复能力。

（2）对临终患者的影响　临终患者由于躯体疾病的折磨，对生的渴求和对死的恐惧会产生一系列复杂的心理变化，甚至出现行为与人格的改变。自从癌症护理、临终护理、安息护理等属于临终关怀性质的护理活动出现后，世界上就有不少护理专家开始研究如何将有关的护理模式适当地应用于临终关怀护理中，以达到不断提高护理质量的目的。英国的圣·克里斯多佛安宁院在病区管理上比较宽松，护士与患者之间的关系也不公式化、职业化，护士可以应邀即兴地为患者唱歌、跳舞等。患者的心情愉悦，恐惧心理降低，这说明临终患者的心理护理比常规护理重要。患者静听安详的音乐后收缩压明显下降，焦虑和抑郁程度明显改善，临终患者可以平静安详地离去。

（3）对神经症患者的影响　神经症又称神经官能症，它是大脑功能活动暂时性失调所致的一组心理疾病的总称，并有躯体的或精神的不适感，强烈的内心冲突或不愉快的情感体验而形成苦恼，表现为神经衰弱、焦虑性、强迫性、恐怖性、抑郁性、疑病症。“紧张是百病之源，松弛可以常葆青春。”音乐的节奏、旋律、音色、速度、力度可影响人的精神世界。根据患者的性别、年龄、文化程度不同，选择不同类型的音乐，每天进行 40 min 的音乐护理，通过节奏缓慢，平稳而幽雅的音乐护理，配合心理指导来缓解患者的失眠、紧张、焦虑、抑郁、烦乱、激动的症状。

（4）对恶性肿瘤患者的影响　音乐可以改善恶性肿瘤患者的生活质量。国外一些肿瘤医院把音乐治疗作为一项重要的辅助治疗手段。音乐给肿瘤患者以生的信心和勇气。肿瘤患者离不开化疗，恶心、呕吐是化疗过程中最普遍的不良反应，患者非常痛苦。有时不得不中断化疗，音乐配合止吐药物治疗化疗引起的恶心、呕吐与单纯药物治疗疗效相比差异有统计学意义。

5. 音乐护理中音乐的选择

首先以患者为中心，根据患者的年龄、文化层次、个人喜好选择患者喜欢的音乐。自古以来，人类不仅把音乐作为一种艺术欣赏，而且把音乐作为强身保健的一种手段。古希腊哲学家亚里士多德曾指出“音乐具有治疗的功能”。在早期巫医的魔法治病“艺术”中，音乐起到了相当的暗示作用。研究表明，音乐的影响力主要是通过心理和物理两条路径来实现的①。不同的音乐能激发人不同的情绪。

（1）紧张、激动、惊恐引起的自主神经系统功能紊乱，可选用：《高山流水》《梁祝》或《天鹅湖》组曲及莫扎特的《蓝色多瑙河》等清纯、柔润的乐曲。

（2）精神忧郁、迟缓不敏，体力、精力、脑力全面下降等神经官能症，可选用：《金蛇狂舞》《春江花月夜》《平湖秋月》等悠扬、沉静的乐曲。

（3）睡眠紊乱可选用：《二泉映月》《春江花月夜》及莫扎特催眠曲等舒缓、恬静、幽雅的乐曲。

（4）缓解疼痛可选用：《太阳雨》《金色小溪》等优美乐曲，可放松患者紧张的心情，减少对疼痛的关注。

目前音乐护理已成为一项科学的新兴心理学治疗与护理方法，无痛苦，无不良反应，经济

① 傅涛.《马乃雁音乐疗法在临床护理工作中的应用》. 中华中西医杂志，2006，7：15.

方便，患者易于接受。研究证实，音乐疗法有镇静、止痛、催眠、降压等作用。随着医学的发展，护理人员知识层次的提高，护士的工作不再是简单的护理身体疾病，而是在患者心理及精神方面的健康问题上做好有效地护理。音乐疗法不仅在医院适用于患者，而且在社区护理和健康教育中起着举足轻重的作用。

（三）书法护理

书法护理是指用书法艺术美去为护理服务对象进行心理护理、保健与治疗。患者既可以作为书法艺术美的主体——书法创作者，又可以作为书法艺术美的客体——欣赏者。无论是书法创作者还是书法欣赏者，皆能获得修身养性、疗疾健体之功效。

1. 提供必要的条件，帮助患者成为书法艺术美的主体——书法创作者

因为练习书法，必须通过脑、腕、指的高度协调运动来完成，所以，书法创作者在书写过程中，只有思想集中，排除一切杂念，做到境界专一，才能使高度兴奋或紧张的大脑皮质得到缓和与安定，写出来的字才称得上“得气”或“入法”。因此，书法创作能够减慢心率，降低血压，平稳呼吸，具有解除焦虑和放松精神的功效。

2. 提供必要的条件，促使患者成为优秀书法艺术美的客体——欣赏者

一幅优秀书法艺术作品，对欣赏者来说，既是自身审美情趣的散发，又是一项悦情怡性的活动。书法艺术美的实质，就是通过书法形象展示出来的本质——人的力量，令欣赏者通过书法的形体美，体会到人的本质的力量，不自觉地完成了从审美意识到审美措施再到审美理想的整个审美过程，从而看到了生命的希望，激起无比的精神愉悦和对生命的珍惜，以及对现实生活的爱和激情。这无疑有益于书法艺术美欣赏者的身心健康或康复。

（四）漫画护理

图画的特点是直观性比较强，特别是漫画。通过构图、造型和设色等表现手法，有针对性地创造出可以看得见的主体形象，给人以美的享受并加深对生活的认识、理解。一个下肢尚不能自主活动的康复期患者，当他看到表现“无脚飞将军”的顽强毅力的漫画时，会有什么样的感受呢？它能给他勇气，给他力量，给他战胜困难、重新站立起来的意志与信心。这就是漫画护理的魅力。

我国画家丰子恺在《漫画与人生》中说“一切美术，以图画为本位……图画兼有欣赏和实用两种效果。欣赏是美的，实用是真的，故图画练习必须兼顾‘真’和‘美’这两个条件……然后拿‘真’和‘美’应用在人的物质生活上，使衣食住行都美化起来；应用在人的精神生活上，使人生的趣味丰富起来。这就是所谓‘艺术的陶冶’。”漫画就具有振奋精神和陶冶情操的功效。

现代医学研究证明，漫画能直接作用于大脑两半球，起到安定作用。因此，漫画美具有较好的护理与保健价值。英国在300多家医院的候诊室、治疗室、走廊等处，挂起了形形色色的现代风格的漫画，使患者在候诊时不再为时光难熬而烦躁不安，让他们能自由欣赏、评论从而迷恋、陶醉，起到极好的心理护理作用。

湖北省孝感安陆市在2001年投资30余万元建起了2 000 m长的“漫画一条街”，展示了当地漫画作者的60多幅作品，既为城区增添了一道亮丽的风景线，又让人们在欣赏漫画中得

到了教育。这充分说明漫画美已经进入社会，直接影响人们的物质生活与精神生活。开展漫画艺术鉴赏活动，使人了解漫画，认识漫画，使用漫画去为护理工作服务。

（五）幽默护理

幽默护理是指护理人员有意识、有计划、有针对性地运用幽默欢乐美寓于心理护理过程中，并把所获得的幽默效果作为护理评价指标之一。护理人员必须掌握幽默欢乐美的潜在护理功能，增进修复和提高患者的免疫功能。同时，通过幽默欢乐还能改善患者的心理状态，消除患者的心理症结——不良的心理社会因素，创造一个良好、和谐的护理环境。

幽默是喜剧的一种独特形式，但幽默绝不同于讽刺，前者是针对存在于正面人物身上引人发笑的特点或缺点，以一种直率而风趣的形式加以表现，所引起的是一种轻微讽刺意味的笑；后者则往往更多地揭示反面人物的假象，常以夸张的手段表现，比较直接外露，严厉辛辣，常常引起讥讽的嘲笑。幽默所引发的大笑，突出地反映了人们洞察事物的本质和怀有高度自信与优越的乐观主义精神。因此，幽默是心理健康的标志，是语言的调料，智慧的火花，也是人们用以对抗心理压力的一种重要生理功能。同时，也可以算是一种“智力过剩”的表现形态，是高层次的超逸与潇洒。应该说幽默是一个人整体素质的重要体现。

幽默感与长寿之间是有关联的，幽默与痛苦之间也有一种逆转的关系。众所周知，幽默具有缓解精神压力的功效，幽默欢乐的情感可以消除焦虑，使愤怒与惊恐的患者安静下来，幽默可以减低在高度精神压力的生活状态下罹患心脑血管疾病的危险性。这是因为幽默可以放松肢体、缓和紧张、抑制惊慌，能获得正面情绪，增强自信和加强康复的希望。

（六）微笑护理

1. 微笑的美学含义

从美学的观点看，笑是喜剧的一种基本特征，成功的喜剧，无论是欢笑，或是嘲笑，都能使人“笑得开心”。因此，笑是对喜剧对象的一种最基本的心理反应，但它又是人的一种本能的生理反应，如婴儿的笑和由于某种生理刺激引起的笑等。同时，笑还是一种社会现象，它是人类在社会实践过程中情感和情绪的表现，是人们适应社会要求而产生的心理体验。

笑既充满了思想，又具有丰富的情感，它可以鼓舞斗志，传递正能量。

2. 笑与健康

笑，有益于健康。“笑一笑，十年少”“一笑舒忧”“乐则长久、笑可持续”，都充分说明笑与生命、健康密切相关。不少研究人员证明，借着大笑，可以给自身体内器官提供一个有益于健康的信息，它能直接起到按摩体内器官的作用，有学者把这种笑的效应称之为“体内按摩”，说明笑起着良好的保健作用。

大笑也是很好的运动，卡森称之为“内在的慢跑。”他的确说得很恰当，享誉世界的“笑星”生理学研究专家富莱写过这样的话：“和许多其他情绪比起来，欢笑会引起不少的重量运动。肌肉被牵动、心率加快、呼吸量扩大、氧气的交换也增加了，这些现象都和体能运动所希望得到的效果类似。”脸部、手臂、双腿和腹部的肌肉都做了一次小型的运动，甚至你的横膈膜、胸腔和循环、内分泌系统也都做了一次活动。

笑，可以自体放松，驱走压力，起到“体内按摩”或“体内慢跑”的作用，对增进健康极为有

益，这是毋庸置疑的。因此，有学者认为，微笑可以预防高血压的发生，认定微笑这个动作，可以使血压下降1.33～2.66 kPa。

3. 微笑的艺术

微笑，顾名思义，既不是故意掩饰做作的笑，也不是无缘无故的大笑，更不是毫无节制的狂笑。它是一种有意识而又很自然、有笑容而又无声音的嫣然含笑。微笑的笑态特点是：双眸柔和，笑肌轻度收缩，唇齿略露，情感真实温暖，无声。

在人际交往过程中所表现出来的各种各样的笑容里，最动情与最动人的是微笑。微笑的表情之所以动人，其主要原因一方面是由于微笑这种表情形态给人以确切的美感；另一方面更在于这种表情所表达传递的真实情感和喜人信息。这一切总是能给人带来热情和友好、欢乐和幸福，带来心理上的满足和精神上的愉悦。这里所指的能给人美感的微笑艺术美是那种甜蜜的微笑、天真的微笑、善意的微笑、欢快的微笑、迷恋的微笑、喜悦的微笑……而那些嘲讽的微笑、冷漠的微笑、敷衍的微笑、虚伪的微笑是不能给人以美感的。

微笑艺术美的特征具体体现在以下几个方面。

(1) 微笑是仪表美的内容　微笑能体现人的高雅气质与风度。因此，微笑能增进或补充仪表美，甚至它本身就是仪表美的重要内容。

(2) 微笑是礼貌的表达　每一个讲文明、懂礼貌的人，在他与人（相识或陌生）交往时，都能面带微笑，不失礼节，令人感到轻松、亲切。

(3) 微笑是乐观的象征　微笑象征着精力充沛、充满自信与乐观。只有热爱现实、热爱工作、热爱生活的人，才能保持微笑之花永开不败。

(4) 微笑是健康的标志　真诚的微笑是心理健康、人格成熟的重要标志。只有具有快乐心情和安全感的人，才能真正善于引发出真诚的微笑。

(5) 微笑是良好人际关系的反映　微笑是一种人际交往的手段，是人与人之间和睦相处的反映。能够与他人融洽相处的人，往往最能保持经常的微笑。在现实社会生活中，可以设想如果人人脸上都带有微笑，那么就能创造一种良好、和谐、融洽的人际关系氛围，这个世界就会变得更美好。

4. 微笑护理

(1) 微笑护理的意义　中国的“南丁格尔”——我国著名护理专家、全军首位国际红十字会“南丁格尔”奖获得者黎秀芳，一个曾在战争中护理伤员、救死扶伤，战士心目中的“女神”，为护理事业燃尽生命，更为护理教育事业鞠躬尽瘁，一生桃李芬芳。“保持微笑”是黎秀芳老人给学生必上的一课。黎秀芳老人经常说，南丁格尔精神的精髓是什么？就是“爱心”。试想一下，如果连一张笑脸都舍不得给患者，何谈其他？她要求学生们牢记南丁格尔的名言：“护士工作的对象，不是冷冰冰的石头、木头和纸片，而是具有热血和生命的人类。护士必须具有一颗同情心和一双愿意工作的手。”从黎秀芳老人的话语中，我们深切地感受到护理的真谛：微笑护理。

真诚而富有魅力的微笑，是一个人高尚品质和超人智慧的综合表露。在医疗护理中，医护人员除了白衣天使所应有的许多专业素质以外，那洋溢着智慧、自信、真诚的微笑，同样也能赢得患者的信赖和赞誉，让世界充满爱。

护患交往是一种人际关系在特殊环境中的具体体现，而且这种关系对护理人员来讲是长期性和经常性的。微笑作为一种非语言的沟通方式，洋溢出使人倍感亲切、富有内容的

情感。这种真挚的情感交流更容易促成和谐，并有利于融洽护理环境和改变护患关系。在护理过程中，护理人员对患者亲切的关怀、体贴、爱护以及耐心、负责的护理，患者对护理人员尊敬、赞扬、感谢、谅解、宣传等富于感情色彩的种种行为，都体现了交互关系。护理人员应在与患者的交往中，适时地报以微笑，以表示对患者合作的满意之情，这既有利于建立护患良好的交互关系，也有利于提高工作效率。

微笑能鼓励患者参与。患者参与就是患者能以主人姿态介入康复过程。微笑是一种对患者无声的支持和鼓励，它能激励患者渴求参与的热忱和住院康复过程中的自主性，消除以往的被动，积极主动地配合医护人员。

微笑能制止有害冲突。护理人员在与不同修养、不同类型的患者交往时，有可能会发生冲突。但作为医护人员应当有意识地避免、减少并消除冲突。当患者心情不畅时，运用微笑可使患者感到你和蔼可亲，因而平静下来，使得气氛得以缓和；借此可有意识地选择对方能接受的，或委婉或幽默或畅快或简洁的语言，并配合利落的操作，精湛的技术，这样既有利于患者消除对抗心理，避免冲突，更能增进患者对医护人员的理解、谅解，改变原有的态度。

微笑能使护士完善自我。真诚的微笑，是高尚人格和智慧的结晶，体现了作为提高护理效能的护理艺术，护理人员要依靠自身的品德修养和素质，牢记黎秀芳老人的谆谆教诲，善于在护理工作中经常地、真诚地、有意识地运用微笑，这样，就能不断地完善、锻炼和提高自己的护理水平，做好我们热爱的护理事业。

（2）微笑护理的方式　微笑护理的方式有自身微笑和逗人微笑。

自身微笑是指护理工作人员以乐观、欢快的微笑感染患者，令护理服务对象产生美感，消除焦虑或抑郁，促进身心康复。

逗人微笑是指通过护－患之间的情感交流与沟通，掌握护理服务对象的心理，有针对性地解除患者的顾虑，逗患者发笑，这样可以消除患者的紧张心理，有利于护－患信任与合作，有益于医疗护理质量的提高和患者的身心康复。因此，有学者认为"逗人微笑"是一种良好的心理护理方法。

（七）关爱护理

心理学肯定了爱是一种心理现象，是情感领域中的　种肯定性的情感。爱，从本质上讲是付出，是给予，是奉献，是一种最纯粹的亲社会行为——利他主义行为；爱，其生理、心理基础是关心对方。在相爱关系中，行为的动机往往是对对方利益的关心，而不是对自己利益的考虑。因此，在爱的社会实践中，就突出显示它的双向性的特征——人类有爱的需要，也有被爱的需要。在正常情况下，当爱的信息发出之后，就可以得到爱的正反馈。心理学认为，爱从属于"高级情感"，等同于高尚的道德情操。我国历来所提倡的"五爱"，就是这种高级情感的具体体现。这种高级情感反映了一个人的精神世界，是在人类社会生活中，由人际关系、人群关系和公共关系等社会关系引起的，是同人的社会需要紧密相连而产生的一种最坚定、最深厚、最稳固的高级社会情感。

我们在护理人际美中已经谈到了"爱"的魅力。所谓关爱护理，就是指护理工作人员充满爱心地去面对自己的服务对象。正如美国乔治梅森大学护理学院教授袁剑云博士所说："护理学是科学、艺术和爱心的结合。"爱与护理、保健和人类的健康、长寿是密不可分的。护理的爱是高尚的，是在同情或移情基础上的真、善、美的综合。关爱是生理性的。"要爱邻舍如同自己”这个诫命不只是道德上的,也是生理上的。

爱有一种降低压力的潜能。当人们有了密切的人际关系时,他们就不会感受到威胁、孤单,而会觉得更有信心、更有把握。知道自己有难时可以求助于某些人,这也能提供你一些十分重要的感觉:安全感、乐观和希望。这些都能成为压力的解毒剂!关爱护理就是要求护理人员以一颗诚实、圣洁的爱心去关心照料你所从事的事业的服务对象。

我们当中大多数的人偶尔会照料一个我们所关爱的人渡过一场疾病,即使只是流行性感冒或扭伤了脚踝。那么,对于身心不够健康的人,专业的我们要如何尽力帮助我们的伙伴呢?不同的专家使用不同的方法,但是他们都一致认为“爱”与“挚情”是一帖必开的处方。如果承认非专业人员都应该首先用“爱”与“挚情”去帮助患者渡过难关,那么,关爱护理就应该是专业护理人员的职业责任、职业道德和职业理智。

关爱护理的重要内容是具有对患者的深切同情心和高度责任感,以亲切、善良、美好的护理语言和行为,给患者以温暖、信心和力量,使患者产生安全感和信赖感,得以放松心理压力,振奋精神,增强抗病能力,使患者能处于一个支持、配合和接受医疗护理、促进身心康复的最佳心理状态。下面举一个通过关爱护理取得显著护理成果的例子。

全军模范护士、第三军医大学烧伤研究所病房护士伍素华,从事护理工作 27 年,以一颗滚烫的心,一双灵巧的手,为患者抚去痛苦,送来温暖和希望。一次重庆钢铁厂一位年轻工人被电击伤,因伤势严重,入院后,双臂被切除。当他从昏迷中醒来,看到自己失去了双臂,痛苦失望,几次想跳楼自杀。伍素华像对待自己的亲人一样,用母爱去温暖和感化他那颗冷却的心。她按时给他擦身、洗澡,照顾他大小便,还经常扶他散步,和他谈心,讲故事,鼓励他树立起生活的勇气。在伍素华的精心护理和开导下,小伙子打消了轻生的念头,积极配合治疗,很快伤愈出院。小伙子回到原单位以后,伍素华又多方做其家属和单位的工作,使他在单位和家里都受到了良好的照顾。

关爱护理是心理护理的重要内容与手段。没有爱的奉献,没有挚情的交往与沟通,就不可能有良好、和谐、亲密、融洽的护 - 患关系存在。但在目前,关爱护理仍未引起普遍重视,这可能是目前不少医院心理护理尚未取得成效的原因之一。

(八)芳香护理

气味对人的生理、心理都有着很大的作用和影响。芳香护理就是利用花草或植物精油的芬芳香气,刺激患者的嗅觉器官或皮肤、黏膜上的气味受体,并与之结合而使芳香信息传递到脑,在作用中枢神经系统的同时,芳香信息还可经血液循环传送到全身各个器官,以改善局部微循环,促进新陈代谢,达到美容、保健、护理治疗的目的。

鲜花的色彩美、形态美和清香美能使人(特别是患者)心旷神怡、心理愉悦。因此,一束鲜花既可增添护理环境美,又可起到芳香护理、促进身心康复的功效。所以在探视患者时,往往送一束艳丽夺目、清香飘逸的鲜花。

芳香护理具有良好的保健、康复功效。如玫瑰花香具有兴奋神经、令人畅悦而解除焦虑的功效,同时还具有镇痛作用,更适宜集体场所选用;天竺花香具有镇静、安定和催眠的作用;紫罗兰、柠檬和橘子的香气能使人兴奋,消除疲劳;茉莉花、荷花、水仙花的芳香能使人安静、舒适;迷迭香和熏衣草香能缓解支气管哮喘患者的呼吸困难。此外,紫薇香和茉莉香对多种细菌,如结核杆菌、白喉杆菌、痢疾杆菌等具有抑制作用。

(九)朗读护理

我国宋代文学家欧阳修喜爱读书,他感叹地说:"至哉天下乐,终日在书案。"抑扬顿挫的朗读,无论是朗读者还是受听者,都能获得轻快、愉悦的意境和心态,产生疏肝理气、调理情志的保健效果。

在美国许多医院和监狱里,诗歌朗读被用来当作帮助严重困扰的人面对现实的工具,著名心理学家勒纳还倡导了"诗歌朗读保健"活动。大量实践资料证明,吟诵诗歌能平衡和改善心理状态,有益于人体身心健康。在德国,不少医院为患者开设图书馆或阅览室,让一些慢性病的患者,尤其是那些神经系统和心理疾病的患者,阅读不同情感色彩的书刊,加快了患者的身心康复。在意大利,由医学家与文学家合作,成立"诗药有限公司",出版各种护理保健功能的诗集,专供各种心理障碍的患者选用。在我国,朗读护理,特别是诗歌朗读护理,在不少医院,特别是在康复医院,在家庭康复中,对患者的身心康复确实起到了良好的功效。

诗歌治疗师希曼说:"诗歌会拆毁掉围墙;不管它是存在人与人之间,或是在我们自己心里。"诗歌会给我们勇气去改变我们所能改变的,给我们力量去接受我们所无法改变的,给我们智慧去识别何为可变、何为不可变。锡瑞恩的一名病患在读了威廉·布雷克的《一棵毒草》后,受到影响。锡瑞恩说:"她对自己的愤怒情绪感到愧疚,所以她就憋在心里面,一再衍生更多的怨恨和罪恶感。这首诗帮助她了解到:虽然她无法控制自己的情绪,她却能掌握自己对情绪所做的事。而这就是最重要的一点。"下面摘录布雷克的《一棵毒草》。

我生我朋友的气;
我说出我的愤怒,愤怒止息。
我生我仇敌的气;
我没说出来,怒火中烧。

我在恐惧中浇灌它,
日日夜夜、用我的眼泪;
我以微笑暴晒它,
也用柔软的欺骗伎俩。
于是它昼夜生长,
直到它比苹果还明亮耀眼;
而我的仇敌在它背后发出光芒,
他知道那愤怒、怨恨是我的。
当黑暗笼罩极地,
他潜入我的花园;
翌日清晨,我高兴地看到,
我的仇敌手脚摊开、躺在树下。

朗读护理,在多类情况下是护士在不同病种、不同病情、不同病程、不同文化层次、不同心理状态的患者面前,充当朗读者角色。护士的姿态、表情和引人入胜的优美节奏伴随着悦耳的声调和感人的情感,吸引与融合患者的思绪,驱散了沉重的焦虑与忧伤,也可以为患者提供最佳的适应条件,让患者进入朗读角色,这就促使患者身临其境,诱发美感愉悦。这两种角色形态都离不开护士和患者之间的情感交流,这就是朗读护理的最显著功能。

(十)触摸护理

触摸(抚摸)是重要的情感信息交流手段。触摸护理是指护理人员将职业性触摸美感运用于护理实践工作中,来发挥其护理保健作用。

儿童早在学会说话与使用说明性体姿和示意性体姿之前,就已通过触摸来交流信息,这时父母与孩子之间的情感交流主要是通过这种富有情感性的触摸来实现。有学者把婴儿对触摸的这种先天性的心理需求称之为"皮肤饥饿"。在家庭中,儿童的这种"皮肤饥饿"可由父母等亲人的搂抱、抚摸等方式得以满足,而在儿童医院或儿科病房,儿童的"皮肤饥饿"现象就只有靠医护人员的触摸来满足。

前文提到费希尔的实验结果显示:抚摸对妇女有十分明显的积极影响。被抚摸过的女性患者从对问卷的回答表明她们很少有紧张和恐惧心理,而且血压也趋正常(男性患者的结果恰恰相反,护士短暂的抚摸却产生消极的影响,他们的反应比对照组要差,而且血压也比较高)。有学者指出"触摸"可以促使大脑两半球的兴奋与抑制过程平衡协调,因而创立了"触摸"护理——患者的亲人、知己、最信赖的医护人员等与之紧紧握手或触摸,可以使患者的呼吸平稳、心力增强、心态平衡、提高抗病能力,有利于身心康复。医护人员在医(护)患交往过程中,辅之以必要的职业性触摸,对医疗与康复效果是十分有利的。

克里格博士的研究和观察发现,触摸护理对患者的身心康复有着神奇功效。克里格说:"在治疗期间我有一个很好的机会,可以观察艾斯特巴尼(有名的治疗师)和别的患者的情况。我没有看到重大的变化,也没有任何戏剧性的事件发生,艾斯特巴尼并没有如我想象的使用什么不寻常的策略或魔法;他只是安静地坐在接受治疗的人旁边,把他的手放在患者身上的某个部位。20～25 min 后,治疗告一段落,患者就离开了。"

克里格又说:"这似乎是非常直接、简单——几乎是偶然的过程,因此,当随后的报告显示出其中为数可观的患者都已康复时,你可以想象得到我有多惊讶。"

克里格和其他研究人员得出一个具有现实意义的结论:每一个人都可能会释放出某种能量;健康的人较多,患病的人较少。护理时,健康的人必须能够将其能量转移到另一个人的患处,以产生一种能量的重新组合。

大量触摸护理显示,上述这种能量的转移与能量的重新组合动力,来源于触摸者对接受者的关爱程度。一个很成功的触摸护理师说:"唯有爱能够点燃医治之火。""我们必须关怀,我们必须深入地、迫切地、完全地、立即地关心他人;我们的心灵、我们的精神都必须与他们相会。"因此,触摸护理的功效潜力,完全取决于护理人员对护理服务对象的关爱程度。可以这样说,我们的生存有一部分是取决于我们的被触摸。触摸与被触摸是保持健康或恢复健康过程的一部分!

(十一)形状护理

"形状"同样能作为美学护理手段。这里所指的形状护理主要是护理服务对象的留治场所的建筑组合形状,如医院、社区或家庭的建筑组合形状,因为这些建筑形状对患者的身心健康维持或恢复,具有十分重要的作用和意义。

建筑是综合性艺术,是凝固的音乐。"对称式""方块式"和"组合式"的医疗保健康复建筑形状,能与护理服务对象所需求的心态平衡产生共鸣,从而获得情感上的安全与稳定感,同时,又能在视觉上使护理服务对象感到简洁明朗,产生平稳、和谐的视觉效应。

护理物质和心理环境总是对护理服务对象身心健康起着综合性影响,前者是固定的静态作用,而后者却是变化的动态影响。因此,要求前者在建筑艺术上应尽可能追求视觉上的完整美、协调美和开阔美,营造一种平衡、安全与和谐的物质环境氛围,这是十分有利于护理服务对象身心保健或身心康复的。

为了适应社会主义市场经济的发展与繁荣,社会医疗护理保健服务的市场竞争也日渐激烈,特别是那些营利性医学卫生组织机构,其建筑环境更应注重园林艺术的运用,造型保持自然景物美的形态,这能唤起护理服务对象的美好联想,尽情发挥与环境之间情景交融的护理美学效应。

思 考 题

1. 讨论护理美学在护理实践中的实用价值。
2. 试比较护理美学中哪一项护理效果最大?
3. 讨论色彩的特征及其实用价值。
4. 音乐艺术美在护理上有哪些作用?
5. 微笑为什么是一种护理美?微笑护理有何意义?
6. 芳香护理为什么能达到健康美容的目的?
7. 关爱护理的社会意义有哪些?
8. 书法护理和漫画护理的作用何在?
9. 试讨论:朗读护理的实用价值。
10. 你怎样理解触摸护理的功效?

(程跃英　纪敬敏)

第十章　医学护理美案例

[学习要点]

护理美案例的含义;护理美案例的构成要素;护理美案例的收集、编写方法及其意义;护理美在现实护理工作中的价值和意义。通过护理美案例的学习分析,进一步认识、理解护理美学的社会经济价值,从而树立爱祖国、爱人民、爱护理事业的高尚品德。

护理美学是一门内容极为丰富、应用性很强的学科,它旨在阐明代表每一个医学卫生组织机构的护理美学主体与客体之间的关系及其规律以及双方的审美感受,并依赖这种良好、完善、和谐的审美心理过程,促进护理美学客体的健康或康复以及护理美学主体的最佳心理状态,并有利于本医学组织的生存与发展。因此,每一个医学卫生组织机构,特别是护理专业,必须重视和及时收集与整理典型的护理美具体实例,对其性质、状态及其活动方式、方法等问题进行分析研究,从中找出带有普遍性、规律性和本质性的东西,并能发挥其推广价值。这也和其他应用性学科一样,是护理美学有效的研究方法和重要的实践方式之一。从这个角度出发,才能清楚地看到护理美学案例的分析与研究,在本学科系统中占有极其重要的位置。

在社会主义市场经济高速发展的今天,不少医学卫生组织机构(上自大、中型医疗卫生机构,下及医药个体营业者),特别是其中的营利性组织机构,正面临着医药卫生保健服务复杂而激烈的市场竞争,其中护理服务的优劣是竞争成败的关键因素。因此,掌握护理美学知识与技能,是创建良好的医学组织形象,促进自身组织发展与兴盛的因素之一。在现实社会生活和护理保健服务实践中,护理美案例可以说是层出不穷,既证实了护理美学的应用价值,同时也为其他医学卫生组织机构树立了学习的榜样。这就充分证明,在医疗、卫生和社会保健服务的市场竞争中,各级各类医学卫生保健组织机构的领导层,必须强化医学护理美意识,要特别重视学习和应用医学护理美的知识和技巧,积极、主动地开展“护理美”活动。同时还要充分地意识到,医学护理美技巧具有多样性、灵活性和情境性特征,只有通过医学护理美案例的分析,才能将其展示得更加清楚和生动。因此,每个医学卫生组织机构,要时刻关注和研究其他医学社会组织的护理美成功案例,灵活、恰当、适时地运用,为自身组织的生存和发展发挥良好作用,以取得最佳效果。

第一节　医学护理美案例概述

一、医学护理美案例的含义

案例又可称为事例、个例、实例或个案。案例一词本来就源于医学,其原意是指个别病案或医案。医学卫生保健组织机构对患者的病情描述、诊断及其依据和治疗程序与方法，必须做出记录，以便备案可查。这种有待分析整理且具有一定典型性和法律性的病历资料，谓之案例（病案）。

医学护理美案例是指医学卫生保健组织机构中，对某一特定的护理活动的内容、方式、情景、过程及其现实意义与价值，进行客观描述所记录的一种医学护理文献，就如同医院的病案一样。因其对医学护理事业有着历史和现实的指导意义，医学护理美案例也要像医院病案一样，必须备案以便查阅。因此，各医学卫生保健机构资料室或档案室，必须把医学护理美案例纳入文献档案内容。

具有一定指导性和典型性的医学护理美活动事例，在一般性（非专科性）医学卫生报纸杂志上随处可见，但却从未建立业务案例，更没有列入“医学文献”。要想促进医学护理事业的发展，首先必须建立医学护理美案例，并列入医学文献范畴，才能发挥其医学护理美的作用和价值。

二、医学护理美案例的构成

（一）市质要素

医学护理美案例要素是指案例本身所反映的主题思想和中心内容，包括七种要素，即主体要素、客体要素、目标要素、素质要素、策划要素、媒介要素和心理社会环境要素。

1. 主体要素

构成医学护理美案例的主体要素是指代表医学卫生组织机构的护理工作人员。护理工作人员是护理美学的主体，当然也就是医学护理美活动的主导方面，因而也必然是医学护理美案例中的主体要素。例如，一份医院护理美案例，无论是反映某一部门或科室的护理服务态度，还是描述医院内部的医护或护际关系美、医院内部或外部的护患关系美，这一切都是医院内部或外部护理美的具体反映，都是在医院党政组织的教育与策划下予以实施的，离开了医院这个社会组织机构或具体的护理人员，就难以构成医学护理美案例。

2. 客体要素

医学护理美案例的客体要素是指医学卫生保健组织机构的医疗护理服务对象——社会公众，即社会公众是护理美活动的对象。例如，医院护理美案例不能没有患者或求医者，社区护理美案例不能没有家庭及其成员这个客体要素。

3. 目标要素

医学护理美案例的目标要素是指医学卫生保健组织机构和护理工作人员的形象塑造，这可以说是护理美学的主要职能，也是开展医学护理美活动的基本目的，因此，塑造医学卫生保健组织机构和护理工作人员的良好形象是构成医学护理美案例的目标要素。

4. 素质要素

医学护理美案例中的素质要素是指护理人员的基本素质，包括专业知识结构、能力结构和职业品格结构，还要求有健美的体格以及对护理美学基本原理和实务技巧的掌握与灵活运用。护理人员具备符合要求的基本素质是构成护理美案例的重要条件。

5. 策划要素

护理美策划是一种有意识地设计医学护理美活动立案的过程，它是开展医学护理美活动的重心,是决定医学护理美活动成败的关键因素。所谓医学护理美活动策划,是指医疗卫生机构中的护理行政管理部门或护理工作人员,根据本单位护理工作现状和欲达到的护理美目标,从分析现有条件入手,设计最佳护理行动方案的过程。可以这样说,护理美活动策划的成败直接关系到医学护理美活动的开展与医学组织机构的声誉和形象。从护理美学的角度来说医学护理美案例所反映的是一种有计划、有目的的活动。因此,医学护理美策划也是构成医学护理美案例的本质要素之一。

6. 媒介要素

护理审美主体、客体之间的交往与沟通是医学护理美案例构成的重要因素之一,也是医学护理美形成的关键环节。交往与沟通是联结护理美学主体和客体两者之间的桥梁,是护理审美主体、客体双向情感信息交流的媒介。显然,在某一特定的医学护理美活动中,护理美学主体采用什么样的手段与方式,选择什么样的媒介和形式与客体进行交往或沟通,创立何种形式的护理美,让对方易于注意、理解与接受,从而产生精神愉悦,是事关医学护理美活动成败的关键。因此,研究医学护理美案例绝不能忽视对媒介要素的分析。

7. 心理社会环境要素

心理社会环境要素是指影响医学护理美活动的本单位以及社会经济、文化、风俗习惯等方面的条件。任何一种医学活动都是在特定的社会历史条件下进行的,因此,心理社会环境要素是构成医学护理美案例的一个客观现实要素。心理社会环境的优劣与差异,决定了医学护理美活动的内容与方法必然有所不同,由此可见,医学护理美活动和其他医学活动一样总是或多或少地带有时代与环境的烙印,这也充分说明护理美学的产生与发展存在着一定的历史根源和社会基础。因此,研究医学护理美案例时,不能离开对心理社会环境要素的分析。

(二) 外显要素

医学公共关系案例的外显要素是指案例编排程序与结构。因此,医学护理美案例的外显要素也称案例的格式要素。案例格式是指案例形式规范化,其形式必须适应并服从内容的要求。医学护理美活动方式是多种多样的,它所反映的有关护理服务的现实事例同样是多方面的,且内容也是丰富多彩的,要想把某一特定医学护理美事例编写成案例,常可因编写者的风格与目的不同而各具特色,又可因人因事不同而编写内容各异,因此,目前想统一医学护理美案例格式是较难办到的。不过,仍有一些约定俗成、普遍采纳的编写习惯可供借鉴。

1. 标题

医学护理美案例的标题是指案例的名称或题目。医学护理美案例的标题要求简单明了,直截了当地点明本医学卫生组织的名称或先进人物,如《提灯女郎——护理美的光辉典范》《护理美是××医院的生命》等。医学护理美案例的标题也可直接点明事例的主题内容,即护理美事例中的关键问题或焦点,如《病房里的爱心接力》《献身护理无怨无悔》等。

医学护理美案例命题时,要注意如下三个方面的问题:一是要注意做到既能概括整个护理美事例的关键问题,又能引人注目,但医学护理美案例的标题绝不同于文学作品,在标题上不能独出心裁地带有深厚的浪漫色彩;二是要注意医学护理美案例的标题不要过于概括,以致流于一般化,没有特色;三是要注意案例标题不宜冗长,以致难以记忆、引证或编入索引。

2. 正文

医学护理美案例的正文是案例的主体与精华，它是案例的基本内容。通常一定要把握住下列两个基本方面。

(1) 背景材料 背景是指与医学护理美活动事例相关的历史背景和现实环境条件，在背景材料中一定要把事件发生的时空条件交代清楚。

(2) 情节材料 情节是指描述医学护理美案例情节的变化和发展、事件本身的矛盾和冲突，以及解决问题的方式与方法，特别要注重描述护理美的感人性和感染力，能起到“催人泪下”的效果，还要有服务对象和社会各个方面的良好反映。

医学护理美案例正文的写作手法，应以朴实无华的文字叙述为主，尽可能将事件写得准确、鲜明、生动、精练，有可读性和适用性。特别应该重视的是医学护理美案例所引用的材料，必须真实可靠。

3. 结尾

结尾是指医学护理美案例的写作结局，即对案例正文的精辟总结，要求用词简短、简明扼要，确切表达案例全文的主要内容(中心思想、结论等)。根据需要还可在案例中加篇首、脚注、注释、图表及附录等。

三、医学护理美案例的意义

建立医学护理美案例的作用和意义实际上就是及时发现、传播、推广和发扬“护理美”精神，以适应现代化卫生保健事业的需要。随着社会主义生产力的发展，商品经济的繁荣，特别是我国加入世界贸易组织(WTO)以后，社会主义市场经济高速发展，人们生活水平大幅度提高，生命质量与身心健康的价值更加突出。在这个前提下，人们不再满足于温饱，而是对美的渴望越来越强烈，对美的追求越来越全面，对美的需要越来越高级。正如马克思曾经指出的：社会的进步，就是人类对美的追求的结晶。因此，现代医学护理服务不仅仅是完成一般性的躯体护理操作，如打针、发药，更重要的是运用护理审美观点和审美标准去影响服务对象的审美意识，为其创造美的物质与心理环境，尽善尽美地体现全方位的护理美，维护或促进服务对象的身心健康或康复，提高整个社会人群的健康水平和生命、生活质量。这就是现代护理美精神，也是建立医学护理美案例的现实意义。

四、医学护理美案例的分类

医学护理美案例可以从不同的角度进行分类。

(一) 根据医学护理美案例篇幅大小的分类

根据医学护理美案例篇幅的大小，可将案例分为小型和大型两类。

1. 小型案例

小型医学护理美案例是指篇幅短小精悍，反映事例较为单一，层次不繁，线索不杂，只是突出某一方面或某一特定的护理美实情的案例，其影响面或作用对象并不广泛。

2. 大型案例

大型医学护理美案例是指篇幅较长，反映事例较多样，可从多层次、多侧面、多线索地反映医学护理美的诸多问题,并能解决较为复杂的、难度较大的医学护理美问题,其作用和影响面较为广泛,并可获得较为满意的美的效果。

(二)根据案例的学习功能不同分类

根据案例的学习功能不同,又可将案例分为"描述/评审型"与"问题/探究型"两种。

这是一种比较实用的分类方法,对于案例学习者掌握实际工作技能,具十分重要的意义。

1. 描述/评审型案例

描述/评审型案例是指介绍某一医学护理美的全过程,有现成的方案或计划,要求使用、传播或推广案例的人对之进行评审,指出案例中的可取之处和好的方法以及其中的疏漏与不足,并以现代护理美学的基本理论作为论证依据。这种案例可以描述与表现护理美的全过程,起到让案例学习者扩大知识面、验证与加深理解医学护理美理论的作用。

2. 问题/探究型案例

问题/探究型案例是指在医学护理美案例的情境描述中隐含着一定问题或矛盾,要求使用案例的人把问题挖掘出来,分清主次,探究原因,拟定对策,最后做出决定,解决矛盾,有利于完善案例情境与质量,并能全面提高案例学习者的分析与判断能力。

第二节 医学护理美案例的收集与编写

医学护理美案例是由具体的案例材料构成的。在现实医疗保健护理实践中,存在着丰富多彩的有关护理美的案例材料,只是目前很多有价值的材料尚未整理成文。因为,从事医学护理美案例撰写的人士,应该深入到医疗护理实践中去,观察、体验、分析和研究具有现实意义的医学护理美事件,发现有价值的材料,从而得到所需要的医学护理美案例。同时从已整理的案例中探索出规律性,并向护理美学理论升华后指导护理美学实践,这样更有利于促进护理事业的发展与兴盛。

一、医学护理美案例材料的来源

医学护理美案例材料的来源,不外乎下列两种途径。

(一)直接来源

医学护理美案例材料的直接来源是指以案例编写者的直接经验作为基础,其素材取自于编写者的个人经历。这种根据真实材料所编写的案例,其优点是可信度强。因为,编写者不但对所发生的事例了如指掌,而且体会深刻,描述生动而富有情感。但值得注意的是,有个别直接来源的案例材料,容易产生一种个人意识(主观)偏向。编写者就是当事人,情况过分了解,不易体验局外人的心情与处境;且有些情况编写者认为无关紧要,可以忽略不提,而对读者、学习者或推广者来说却是重要的、必须了解的。况且,过分依赖案例材料的直接来源,不可能满足案例编写题材的多样化要求。编写者个人的经验往往是有限的,即使编写者具有丰富的实践经验,也难以穷尽多样化而又极其丰富的护理美学实践。所以,案例材料的直接来源应该重视,但绝不可对其过分地依赖。

（二）间接来源

医学护理美案例材料的间接来源是指案例编写者通过调查活动，了解和收集到的案例材料。这种材料虽不属第一手资料，但只要编写者态度端正，方法得当，并能善于对第二手资料去粗取精，去伪存真，进行合理的科学处理，其所得到的材料仍可作为案例编写的基本依据。案例材料的间接来源为编写者提供了视野更为开阔、内容更为丰富多彩的素材，是编写医学护理美案例的材料的主要来源。

二、医学护理美案例材料的收集

医学护理美案例材料的收集，尤其是间接来源材料的收集，实际上就是对某一医学卫生组织机构正确开展医学护理美活动的一个调查过程。在案例材料的收集过程中，要特别注意下列两点。

（一）正确地选择调查对象

选择什么样的调查对象，直接关系到医学护理美案例编写的质量。一般说来，调查对象的情况必须符合案例编写的目的与主题，同时调查对象有良好的合作诚意，表示愿意配合调查、积极提供案例材料。寻求调查对象，要靠各种信息与线索，调查者必须主动与各级各类医药卫生保健机构（特别是护理部门）建立经常性的信息交流渠道，保持密切联系，才能物色满意的调查对象，收集具有护理美学特色的实用性较强的案例编写材料。在选择调查对象的过程中，还必须克服一种偏见，就是调查者认为只有名声大、规模大、势力大或成功的先进单位与个人，才能作为所选的调查对象，才具有典型性；而那些名不见经传的小单位，没有“惊天动地”的护理美事迹的单位或个人不值得调查。其实这是一种偏见，这是因为，收集案例材料应从编写目的与主题着眼，而不应根据规模或名气大小来选取。

（二）诚恳地与被调查机构沟通

调查对象确定以后，在与之直接接触以前，必须要以各种间接手段诚恳地与被调查机构交流沟通，要及时了解和掌握对方的一般概况，同时还要对对方的心理状态做出初步估计。社会调查在我国还未能普及，特别是医学护理美案例的调查，人们更感陌生，因此，不少医学卫生保健机构对医学护理美案例资料收集的意义及调查方式不熟悉、不理解，难免会有一些疑虑，所以，在与被调查单位直接接触时，必须坦诚地说明意图，求得对方的理解与合作，并反复强调这种合作是有利于塑造单位和护理人员个人良好形象的，通过总结案例，可以帮助对方更深入、系统地了解自身医疗护理服务质量的优劣，存在问题的大小和问题产生的原因，能更透彻地认识以往所开展的医学护理美活动取得的成效。同时还要注意到少数医疗卫生单位往往担心提供资料会泄露组织机密，可能造成某些不利或被动局面，因此，案例材料收集者要反复交代案例收集的意义，消除被调查者的种种顾虑，并要向他们明确表示案例定稿前会送还原单位审核，不同意则不发表。这样被调查者充分了解案例收集者的诚意和案例的价值以后，便能积极、主动地进行支持与合作。

三、医学护理美案例的编写原则

医学护理美案例的编写是根据一定的使用目的,在护理美学基本原理的指导下,对所收集的零星而分散的案例材料进行周密思考和科学取舍,经过精心加工和系统整理,使原有材料形成一个完整的案例。

医学护理美案例编写的目的在于,整理评析具有医学护理美特色的种种范例,力图让读者通过众多实例深刻领会、牢固掌握护理美学知识及护理美学技巧,并受到启发而在实际工作中举一反三,充实自身组织的医学护理美活动策划,发展护理事业。因此,编写医学护理美案例必须遵循下列基本原则。

(一)思想性

医学护理美案例的思想性具体体现在突出社会主义市场经济的竞争机制上。必须强调,案例的思想性既不可纯粹顺应潮流、赶时髦,用政治术语来“穿靴戴帽”,但也不可违反社会主义基本原则与中国医学道德以及护理美学基本理论。

(二)科学性

医学护理美案例编写是一项紧跟时代发展的步伐,特别是紧跟现代医学和现代护理学发展的步伐而显得极其严肃的工作,因此,编写者必须具有严谨的科学态度,同时,案例内容也必须符合护理美学的基本理论,体现本学科的科学性。

(三)现实性

必须明白医学护理美案例是直接为现实医学护理事业的兴旺发达而服务的。总结历来的医学护理美活动的经验,进行正确分析和恰当评价,完全是为了指导和进一步完善现实的医学护理美实践。这就是医学护理美案例的现实性。如果脱离了这个现实性,即使是一个编写十分全面的案例,显然也没有什么实际意义。因此,要用敏锐、科学的眼光,把蕴藏在素材中的有益于现实护理实践的成分挖掘出来,完善医学护理美案例的现实性。

(四)实践性

医学护理美案例本身就是一种特定护理工作环境与美学活动过程的仿真模拟,因此,案例必须具有一种魅力——能使读者在研读案例时有身临其境的感觉,具有培养和训练读者的护理审美意识和护理审美能力的作用,并引导读者敢于实践。

(五)客观性

毫无疑问,案例是写实的,是对确确实实发生过的护理美活动、事实的记录。有的特定事例甚至来自于重复出现的日常工作,如医院的护患关系活动。这就是护理人际美案例的客观性。因此,在编写医学护理美案例时,要本着实事求是的原则,既不饰美,也不讳过,把事实真相介绍给读者与同行。

（六）典型性

医学护理美案例不同于一般的事例，这是因为它更能体现出医学护理美的现象与本质。因此，在编写过程中，可以对原始资料进行典型化处理，使之能够引起人们的思考，并有普遍的指导意义。

（七）可读性

医学护理美案例的叙述要有一定的情节表达技巧，以增强对读者的吸引力。但医学护理美案例，毕竟不同于一般文学作品，它必须具有指导护理实践和获得社会经济效益的实用价值，这样才能提高医学护理美案例的可读性。

（八）系统性

医学护理美案例要围绕规定的目的编写，经过编写者的反复斟酌，精心设计，使之条理化，把平淡的护理工作或日常护理保健生活中无序的事件编排有序，让读者看清看懂，同时，做到内容相互衔接，表述富有逻辑性、完整性。

总而言之，医学护理美案例的编写是一项极为严肃且科学性较强的工作，但只要遵循一定的编写原则，经过努力，是完全可以编写出优秀的医学护理美案例的。

四、医学护理美案例的内容

医学护理美案例的内容非常丰富，可以从不同的角度进行收集整理，但也必须根据案例编写目的有所侧重。且某一具体事例必须具备一定的特殊性、典型性、代表性和适用性；同时，某一护理美活动策略的完成标志着明显的社会效益和经济效益，对本医学保健组织的发展发挥显著功效。在医疗护理保健服务实践中的护理美活动多种多样、五彩缤纷，但从本质上看有下列几个方面。

（一）开创局面的医学护理美意识

医学护理美意识含义深刻、内容广泛，它由一系列的行为意识系统所组成。从医学护理管理行为的角度看，医学护理美意识可体现为护理目标意识、护理形象意识、护理投入意识和护理超前意识等；从医学护理美行为的角度看，医学护理美意识可体现为护理审美意识、人际美意识、信息美意识和情感交流意识等；从医学护理美活动的角度看，医学护理美意识反映在护理职业道德意识、护理服务意识、护理协作意识和护理民主与法制意识等方面。任何一个医学卫生保健组织开创医学护理美意识时，既要目标远大，追求竞争优势，更要洞察市场时势，随机应变。这种意识不可避免地包含有追求经济效益的目的，但同时必须重视社会效益，甚至有时候，社会效益要高于经济效益。

目前关键的问题在于增强各级各类医学卫生组织机构中领导集团的医学护理美意识，特别是那些对医学护理美理论和实践还相当陌生的领导们（其中不少人直到目前为止，还是用传统的观念对待护理工作及从事护理工作的人员）。要使医药卫生界人人明白，只有具有全面的医学护理美意识，并使其在实践中达到高度的科学性和能动性，实现医学空间全面护理美化，才能活跃与繁荣医疗、保健护理服务市场，使本医学卫生保健组织机构于激烈的市场竞争中获得优胜。因此，在收集、整理和编写医学护理美案例时，应将“开创局面的医学护理美意识”作为主要内容。

（二）运筹帷幄的医学护理美策划

医学护理美策划的意义在于增强开创护理美活动的计划性、目的性、有序性和有效性。换句话说，医学护理美策划是指医学护理人员协助本组织领导者根据组织形象的现状和组织目标的要求，细致分析组织现有条件，设计出最佳的护理美行动方案的过程。因此，可以看出人的作用，特别是医学护理人员的作用，在医学护理美活动中是第一位的。如果没有医学护理人员的精心策划与安排，就不会有任何称心如意的医学护理美现象的出现。在社会主义市场经济发展的大潮中，人们越来越清楚地看到医学护理美策划是多种多样、五花八门的。由于策划主体的才能不同及其服务对象性质的差异，医学护理美策划的方法也就各有千秋，其效果也就千差万别。因此，护理人员的审美教育就显得特别重要。要不断地运用正确的审美观点和审美标准去培养与训练护理人员的审美意识，提高审美素质，特别要不断地提高护理美学理论知识和实践操作技艺，只有这样才能适应医学护理美策划的需要。由于护理美策划人员的风格不同，就会出现种种不同的医学护理美策划方法。这就更需要收集、整理现实中典型而实用的医学护理美案例，以便于学习、传播、推广，扩大护理美学理论和实践的影响，促进医学护理美事业的发展与壮大。

（三）塑造形象的医学护理美技巧

实践证明，塑造护理人员自身以及本医学组织的良好形象是开展医学护理美活动的根本目的。良好的医学组织和医学护理人员形象是无形的财富。在医疗护理保健服务进入社会市场的条件下，医学卫生保健组织机构，特别是其中的营利性组织机构的生存与发展，以及在为此而展开的激烈的市场竞争中，塑造自身良好的组织形象，具有重要的现实意义。

如何树立医学组织及护理人员自身的良好形象，是医学组织和医学护理人员努力追求的目标。或气派恢弘，技压群芳；或与众不同，鹤立鸡群；或先声夺人，独领风骚；或标新立异，匠心独运。如此等等，都必须显示出富有特色的护理美现象。总而言之，无论采取何种方式方法，其旨在使护理服务对象享受到护理美的精神愉悦，维护或促进护理服务对象的身心健康或康复，从而树立护理服务对象心目中的良好组织形象。只有这样才能使自身组织机构在商品经济竞争的大潮中永远立于不败之地。要塑造医学组织及护理人员的良好形象，必须具备独特的医学护理美技巧。因此，在收集、整理医学护理美案例的过程中，也应根据编写目的，把塑造医学组织和护理人员良好形象的医学护理美技巧列为案例主要内容。

（四）竭诚服务的医学护理美情感

任何一个医学卫生保健组织机构的存在价值就在于它能够竭诚为社会公众服务，满足求医者的身心需要，促使其早日康复，这也是医学组织应当承担的社会责任。护理美或美学护理的全部情感就是竭诚为社会公众服务。

（五）交往沟通的医学护理美手段

医学护理美活动，特别是其中的护理人际美，是通过交往沟通手段来进行活动的。美的信息的传播与交流是沟通护理美学主体与客体的中介。没有交往与沟通就不可能建立良好、和谐的护理人际美。因此，必须了解与懂得交往沟通是创建护理美的重要手段，也是护理美学中的基本知识与技巧。实质上护理人员的人际交往与沟通，其核心就是护理美信息的传递，它能发挥满意的护理效果。因此，在收集、整理和编写医学护理美案例时，必须把护理美信息的传播作为重要内容。

第三节　医学护理美案例的分析

医学护理美案例分析是整个案例工作中最重要的组成部分与最关键的程序阶段。通过剖析案例、探索规律、阐明理论、引导思考、提出结论，指导医学护理美实践。

一、医学护理美案例分析的目的

首先，通过对医学护理美案例的分析，揭示医学护理美案例的本质内涵，从而达到探索医学护理美活动的规律。

其次，通过对医学护理美案例的分析，找出医学护理美活动的规律性，为医学护理美的理论升华提供实践经验依据。

再次，通过对医学护理美案例的分析，达到进一步探讨与研究医学护理美活动形成及其与内容的联系。

最后，通过对医学护理美案例的分析，总结医学护理美工作方法与技巧，指导医学护理美实践，促进护理美事业的发展与兴盛。

二、医学护理美案例分析的意义

医学护理美案例分析是为了探索医学护理美活动的规律，研究护理美的各种形式，探寻这些形式与内容的联系，借以抓住其本质，总结护理美工作方法和技巧。因此，医学护理美案例分析的意义在于以下几点。

（一）理论意义

这是指通过个别医学护理美案例的解剖分析，探索护理美学规律，阐明医学护理美活动事例，从而从具体的医学护理美案例中推导出护理美学的一般原理，揭示医学护理美案例中蕴含的丰富思想，探寻某一特定的医学护理美理论或实践的普遍意义，这也是医学护理美案例分析的根本目的所在。

（二）实践意义

一个具有代表性和典型性的医学护理美案例必定具有示范的价值和功能。从典型医学护理美案例中总结出来的护理美学基本原则与方法、经验与教训，必能反映出特定时期的医学护理美活动的规律。这些护理美学规律与方法对其他医学卫生保健组织机构的护理美实践有着不同程度的指导和示范价值,这就是医学护理美案例分析的典型示范的实践意义。

(三)理论联系实际

医学护理美案例分析是护理美学理论联系实际的桥梁,具有较强的启发、教育作用。医学护理美案例用于护理美育教材最突出的优势之一,便是采集大量真实事例作为教学内容。一则优秀的医学护理美案例,往往以现实问题为研究对象,以事实和数据为依据,并将护理美学理论知识寓于护理美案例之中,启发读者或护理美育对象通过对各种类型案例的剖析,将大量的感性体验升华为理性认识的高度,以指导本组织机构的医学护理美活动的开展。

(四)知识转为能力

医学护理美案例具有提供医学护理美基本理论与基本知识的功能,可使广大公众读者通过案例分析,启发与调动读者的潜在智能,并将已有的护理美学知识,转化为工作的能力。总而言之,医学护理美案例分析的目的,不仅在于把案例的本质内涵科学地揭示出来,而且要教会读者懂得如何去寻找、发现和剖析案例,并通过对案例的具体分析,丰富自己的护理美学理论知识,掌握护理美学实践操作的基本方法,提高自己的护理美学理论水平和实际工作能力,促进护理事业的不断发展。

三、医学护理美案例分析的程序

(一)阅读案例,发现问题

要分析案例,首先要阅读案例。阅读案例不仅是为了了解护理美案例,更重要的是为了发现案例中可供分析的素材及其依据。因此,阅读案例的过程,也是发现护理美现象的过程,是分析医学护理美案例的前奏。阅读医学护理美案例的步骤有二:一是粗读而知其概貌,二是精读而究其细节。粗读是指从开头到结尾迅速浏览,做到心中有数;细读则态度认真,专心致志,搞懂弄清整篇中每一个细节,这样很容易受到美的感染,更能体验到护理美的魅力及其价值。这里可以看出粗读为精读奠定基础、调动情感,精读则为粗读做最后的补充和总结。

(二)确定重点,提出思考

在阅读案例、形成护理美表象的基础上,确定内容重点,提出案例思考。应抓住正文的主要矛盾,从医学护理美的各个角度质疑,以便在案例分析时,应用护理美学的基本理论去剖析、解决问题。

(三)深入分析,得出结论

对医学护理美案例的分析与结论是案例分析最重要、最关键的一道程序。所谓深入分析,是指案例研究者运用护理美学独特的分析方法,针对案例本身所反映的各种医学护理美现象,进行全面系统的分析和研究,这是从现象逐渐深入到本质的过程。分析的作用是将客观整体现象,通过思维分解为相互联系的不同方面或不同部分,其目的是从诸多方面把握整体,透过现象看本质，从特殊中找出一般，从分析中得出结论。

四、医学护理美案例分析的方法

（一）专题型分析方法

这是较为常用的一种医学护理美案例的分析方法。这种分析方法的特点是侧重于研究分析一个或几个护理美现象，特别是对研究者所熟悉的某个问题，做出深入而透彻的分析。如目前各医疗保健机构之间的"业务量"差异较大，这种现象出现的原因何在？究竟对医学组织的形象有何影响？如何解决这个问题？研究者可以组织这方面的专家，对这方面的典型医学护理美案例进行专题研究分析，找出解决问题的有效办法。研究者还可带着这些问题，选择在这方面已经解决了问题的医疗机构进行调查，收集案例材料，编写专题案例，进行专题分析，重点提出解决问题的方法，为其他医疗机构提供可参照的资料。案例"患者在我心中"就是从开展护理优质服务活动来增加本医学组织"业务量"，从而收到明显的社会效益和经济效益的（见本章第四节案例三）。

（二）率先型分析方法

率先型分析方法其实也是一种专题分析方法。其特点是根据案例研究的某些需要，率先分析某些具体问题，并得出结论。如目前关于医院护理美活动中的护理美信息传播，对医院良好形象的塑造、业务量的增加究竟有多大效果？这就是案例分析需要率先解决的问题。

（三）信息型分析方法

这种分析方法是对案例的一种辅助性或补充性分析。它依据案例之外其他渠道所得到的护理美信息，如从报纸、杂志、医学文献或组织的总结报告乃至个人及其亲友的经历中获悉的护理美信息，进行分析，以加深对案例的理解。这种分析方法对某一特定问题的深入分析是十分有利的。

第四节　医学护理美案例选析

案例一　提灯女郎——护理美的光辉典范

（一）案例

大家已经知道许多关于男人由于他们的工作而成为伟大人物的事情，而这里要讲的一个故事是关于医学史上一位杰出的妇女——南丁格尔。她于1820年生于意大利佛罗伦萨的一个富有的移民家庭，掌握英、法、德、意四种文字。她不顾父母的反对而毅然选择了当护士。1907年，英王颁发命令，授予南丁格尔功绩勋章，成为英国历史上第一个接受这一最高荣誉的妇女。南丁格尔年轻的时候，不止一次地听到父、母亲说："要成为一个贵夫人，这是我们的心愿。"但她并不满足于贵妇生活。当她还是小孩的时候,她就感到看望患者是一种责任和乐趣。她喜欢助人为乐,经常照顾患者。有时,她宁可留下来照料生病的亲友,也不跟家人参加那些无聊的社交活动。她尽量多地访问其他国家的医院,她看到了许多患者遭受痛苦,她觉得必须照顾他们。最后她决心选择从事一项以"助人为乐"而为之奋斗终身的事业——护士。她的父亲对她说:"护理工作对一个贵夫人来讲是不适合的。"但她微笑着说:"那么我就要使它适合于贵夫人。"于是,她选择了护士职业。从照料患者的实践中,南丁格尔认识到,护理工作并不像她原先想象的那么简单,是需要学习、需要知识的。

在 1854 年克里米亚战争中,英国军队医疗救护条件非常差。当这一缺医少药的消息传到英国,南丁格尔立即写信给作战指挥部表示要到那里去当护士。请求被采纳后,她与 38 名妇女组成了一个小分队来到了克里米亚的医疗救护站。当她们到达那里时,南丁格尔发现情况比她所想象的还要坏得多。一切东西都缺少,如家具、衣服、毛巾、肥皂、叉子、碟子,没有绷带,也没有用来做绷带的布料。药物少得很,几乎没有适合患者的食物。因此,她和护士们不得不踏实忘我地工作。

南丁格尔比其他任何护士更为勤劳,她夜以继日地工作以便保证伤员能得到良好的护理和合理的治疗。她每天晚上提着一盏小油灯在病房里来回巡视。在战士们的眼里她就是"提灯女郎"或"油灯小姐"。他们都很尊敬她,其中一个战士这样写道:"看到她从我们身边走过就是一种安慰。她只对一个伤员讲话,而对另外更多的人微笑。你知道她不可能对所有的人都讲话,因为我们有数以百计的人躺在那儿,但我们都可以吻她映在墙上的影子。"当然,这只是其中的部分情况,这位"油灯小姐"也是一位严格实干的女性,她和护士们跪着用手擦洗地板和墙壁。她组织护士为伤员做饭、洗衣,改变了原来不佳的烹调、不良的服务质量,为战士们提供精细烹调的均衡饮食。她将混乱的局面治理得井井有条,通过她的辛勤劳动,伤员的死亡率从 42% 下降到 2.2%,为国家作出了卓越的贡献。战争结束后,南丁格尔回到了英国,她受到人们热烈的欢迎。由于出色的工作,她受到维多利亚女王的嘉奖。而她认为自己的工作才刚刚开始。1860 年,她在伦敦开办了一所"南丁格尔护士学校",以自己的护理思想培养护士。此后,南丁格尔在培养护士人才上倾注了毕生精力,为近代护理学的形成奠定了基础。1910 年,这位 90 岁高龄、劳累一生的妇女在睡眠中安详地与世长辞。

(二)案例分析

16—19 世纪是护理发展史上最黑暗的时代,当时的一些宗教把疾病视为对罪恶的惩罚。因此,对患者的照顾也就被认为是一种非仁慈的行为,而从事护理工作的人被称为"奴仆"。那时从事护理工作的往往是那些出身卑贱、工资微薄,甚至是被认为道德不好的妇女。南丁格尔出身贵族家庭,她不图豪华、安逸、舒适的生活,不顾世俗的偏见和家庭的阻挠,以她渊博的知识、远大的目光和高尚的品格,投入护理事业,这是因为她有一颗比金子还要美、还要亮的心和纯粹的利他主义精神;她的一生是闪烁着护理美光辉的一生,是护理美的典范。南丁格尔完善地满足了人生最高层次的美感需要——自我实现需要。她提出"护理学既是科学又是艺术。""护理是精细艺术中最精细者。"因此,她既是护理学伟大的奠基人,也是护理美学伟大的奠基人。

南丁格尔开创了科学的护理专业,功绩卓著。为了纪念她,在英国的伦敦和意大利的佛罗伦萨都铸有她的铜像,英国还建立了南丁格尔基金社,专供各国护士留学英国之用。同时,国际红十字会还设立了南丁格尔奖章,作为各国优秀护士的最高荣誉奖,每两年颁发一次。1999年5月12日,南丁格尔铜像在中国中日友好医院落成,“护理女神”的伟大形象是千千万万护理工作者心中的偶像,她手中的“油灯”照耀了一代又一代护理工作者,为中国护理事业的发扬光大指明了方向。

南丁格尔是尽善尽美的护理美的化身,是护士心灵美和仪表美融为一体的象征,是现代合格护士心中的偶像,是现代优秀护士护理美光辉的典范和学习榜样。这就是这例医学护理美案例的主题和中心思想。

案例二 献身护理无怨无悔——护理心灵美

(一)案例

医院是救死扶伤的地方,我爱它,因为这里有我深深热爱的岗位——护理工作。我用自己的方式在护理园地辛勤耕耘了26个春秋,将人生最美好的时光和精力倾注在这平凡的事业上。年复一年,送走黑夜,迎来黎明;无影灯下,连续站数小时,洒下多少汗水,无法用数字来计算;病房内、走廊中留下多少足迹,无法用公里来衡量!蓦然回首,一件件往事历历在目,那是酸与甜的结合,是苦与乐的交织。

我的丈夫是部队军官,至今两地分居,儿子在外地上大学,两家四位多病的老人需要我照顾。26年来我除了出满勤、干满点外,不知牺牲了多少休息日,探亲假也很少休。可对四位老人及孩子,我关心得太少。我亲生父母患病期间,我没请一天假侍候,而是用八小时以外的时间,加倍尽女儿之职,父亲临终的最后几天,恳求我陪在他身边,而我连最后一次尽孝的机会都放弃了,因为患者需要我,父亲带着遗憾永远离开了我。母亲也是如此。儿子小时候感冒发热是常有的事,每次我只能亲亲儿子滚烫的面颊,一步三回头地告别孩子和家人。每当想到这些,十分歉疚,可是为了我钟爱的护理工作,只能在心里对家人说一声“对不起……”可我的丈夫和儿子却在今年春节吃团圆饭时,举杯为我庆功,说我“26年敬业无差错,支持了一名部队军官,培养了一名大学生,伺候了四位老人,劳苦功高”。我听后不知是高兴还是难受。26年的耕耘,让我真正体会到了护理工作的艰辛、烦琐、无私、博大。

每当我穿着白大褂走进病房时,看到那一张张被病痛扭曲了的脸,面对着一双双对生命充满渴望的眼睛,我的心就会一阵阵莫名的难过,我别无选择,只能暗暗告诫自己,尽心尽职,尽善尽美,让微笑重新洋溢在患者的脸上。医学家吴运恺曾说过“医德是本质,医风是表现。”遵循这一教诲,在护理中,我严格遵守各项规章制度,准确、及时无误地做好各项护理工作,以高度的责任心、一丝不苟地投入到工作中去,因为我手中握着患者的生命线,一片药、一支针能够救人,也能害人。

在内科工作期间,我迎接了不知多少个痛苦呻吟的患者,送走了无数张康复的笑脸。记得12床曾住着一位老年肺源性心脏病女患者,输液、吸氧、吸痰、雾化吸入等各项工作我都认真负责,基础护理细微周到,使她病情明显好转。老大娘感动地叫我闺女,其女儿们也称我大姐。这就是护士对真善美至诚至爱追求的回报。

记得有一天下午我下班,刚走出手术室,同时来了3个因车祸受伤的急诊患者。病情就是命令，我急速返回手术室，与夜班人员一起全身心地投入抢救工作。此时只有一个想法——争分夺秒，抢救患者的生命，绝不能有丝毫疏忽！当最后一个患者被安全推出手术室时，时针已指向零点，极度的疲劳使我瘫坐在椅子上。当面对着患者那渴望生存，充满企求、信任和期待的目光时，我别无选择！再苦再累，我无怨无悔。

26 年来，我用满腔热情融化患者心中的冰凌，用炽热的爱拯救在痛苦中煎熬的生命，我获得了被拯救者的赞誉，也有太多的不被理解，太多的委屈、失意、彷徨也曾在我心头袭过，但是对事业的追求，献身护理的决心，使我抛开了种种杂念。我没有豪言壮语，却奉献着自己的一切，并以此诠释生命。

今后，无论前方是风是雨，我仍一如既往，潇洒往前走，依然钟爱这份神圣的职业，无怨无悔！①

（二）案例分析

这是一则感人肺腑的护理心灵美的佳作，一曲扣人心弦的护理情操美的音乐。作者李汶阑 26 年如一日，用发自内心的关爱和微笑护理“迎接了不知多少个痛苦呻吟的患者，送走了无数康复的笑脸。”她的行为动机就是“尽心尽职，尽善尽美，让微笑重新洋溢在病者的脸上。”她曾说“当面对着患者那渴望生存，充满企求、信任和期待的目光时，我别无选择！再苦再累，我无怨无悔。”这是多广的胸怀、多高的品格、多壮的语言、多美的心境！

本案例的最后一段与结语是值得反复读的。“26 年来，我用满腔热情融化患者心中的冰凌，用炽热的爱拯救在痛苦中煎熬的生命……我没有豪言壮语，却奉献着自己的一切，并以此诠释生命。”是的，这恰恰就是千万献身祖国护理事业的护士共同的、发自内心的豪言壮语。

案例全篇彰显着护理心灵美，它的核心就是一种至高无上的爱。李汶阑爱祖国、爱人民、爱护理事业、爱自己的服务对象，胜过爱自己的家庭和亲人，她用爱的忠诚、爱的圣洁、爱的欢乐和爱的魅力融化服务对象心中的“冰凌”，换取了他们脸上的微笑。因此，她能在护理事业中创造出辉煌业绩。

案例三　细节管理——在服务的细微处下工夫——护理美的价值

（一）案例

在先后荣获“全国百佳医院”“全国放心示范医院”“黑龙江省医德医风示范医院”等重量级荣誉，连续 17 年被命名为“省级文明单位标兵”之后，2008 年 8 月，大庆油田总医院再传捷报，荣获卫生部“医院管理年先进单位”称号。这是卫生部开展的“以患者为中心，以提高医疗服务质量为主题”的医院管理年活动 3 年来，首次在全国范围内对医院的管理工作进行评比，而全国仅有 46 家医院获此殊荣，大庆油田总医院则是我省唯一一家获奖的医院。

大庆油田总医院是一家位于黑龙江西部地区的三甲医院。那么，这样一家企业医院凭借什么样的管理在全省独树一帜，从全国脱颖而出呢？这家医院又是以什么样的医疗服务质量

---

① 李汶阑．献身护理无怨无悔．护理学杂志，2001，(9)．

赢得了如此高的荣誉呢？

细节决定成败。大庆油田总医院的管理层深知，医疗行为归根到底是一种服务，而服务的高下之分在于细节。因此，近两年，医院始终将细节管理放在首位，在医疗服务中最容易被忽视的细节上下工夫，一点一滴地改进和完善服务质量。

大庆市民张大爷是一位有着26年高血压病史的慢性病患者，常年需要服用一种降压药。以前到大庆油田总医院开药时，张大爷也要和其他人一样排队挂号，到内科诊室请医生开药，再到药房取药，每次楼上楼下折腾下来，老人家就感觉特别难受，天气炎热或赶上就诊患者多的时候，张大爷的身体就更不舒服了。自从医院在一楼大厅开设“便民门诊”以来，张大爷就再也没遭过这罪。

“便民门诊”是医院为那些只开药或者做常规检查的人专设的门诊，这样原来至少1 h的就医过程，现在仅用10 min就完成了。为此，张大爷每次到医院开药都禁不住赞叹医院细致入微的服务。据在“便民门诊”工作的老年病科主治医师宫淑娟介绍，“便民门诊”日最高患者量已达300多人，它的成立极大地方便了那些高血压、心脏病等慢性病患者群。

在大庆油田总医院，无论多小的事，只要是群众需求，就都是大事。为防止院内交叉感染，医院的ICU病房，即重症监护病房一般是不允许患者家属进入的。但患方家属在病房外的焦急和担忧，让医护人员看到了他们的渴求。为此，在医院护理部最近组织的金点子活动中，护士长孙翠梅提出“ICU每天对患者家属开放两段探视时间”的建议后，医院立即采纳了。这样，每天上午10:30—11:00时，下午15:00—16:00时，医院为患者家属提供防护隔离服，然后由监护室的护理人员引领他们轮流进入监护室内进行探视。

这种探视服务措施虽然很细微，却受到了广大患者家属的热烈欢迎，他们纷纷称赞道“油田总医院的人情味越来越浓了！”患者家属王先生说：“自从我父亲住进ICU后，我们家人每天都在担心，虽然每天医生都会和我们沟通父亲的情况，但不能亲眼目睹老人的病情变化，心里总觉得不踏实。现在好了，我们可以近距离地守护父亲了。”

据了解，自从ICU心脏监护中心实施探视制度以来，监护室在管理流程上更加贴近患者，更加人性化。它一方面安慰了重症患者，使其能坚定信心养病；另一方面，让外面的家属更加安心。患者家属的满意度因此不断上升，医患沟通也更加顺畅了。

“十一”前夕，来自安达市的心脏病患者郭女士就要出院了。临行时她拉着护士长夏丽娜的手说：“医院的护士太好了，一住进医院她们就细致地叮嘱我饭前、饭后都吃什么药，有哪些注意事项，并且每天早上都来查房，现在又替我联系好了出院的事。”实施患者“预约出院”制度，是大庆油田总医院细化服务的新措施，即患者在准备出院时，病区医护人员会与他们提前沟通，确定出院的时间，通知相关部门做好准备，这样就缩短了患者办理出院手续的时间。

医院还借鉴星级宾馆的服务模式，为住院患者免费提供了印刷精美的《住院患者服务指南》《后勤保障服务指南》两本手册。手册对入、出院手续办理、咨询电话、就餐、购物等20多个服务项目进行了详细介绍，形成了环环相扣、立体交叉的服务网络，起到了指点迷津的作用，使患者就医更加方便。

为提升医院管理水平，完善医疗服务质量，大庆油田总医院率先在国内建立起ISO9000质量管理体系，又根据医院管理年活动内容先后4次对该体系进行修改。在这个过程中，他们创造性地实行了质量内审制度,即抽调医疗、护理、感染等科室专家,组成8个内审小组分别深入临床科室和后勤班组,从临床初步诊断、辅助检查、合理用药到出院回访;从后勤保障、环境卫生到机关、医技科室为临床服务等各个细节和环节进行全面检查,并将检查结果向全院通报,要求问题负责人限期整改。同时加强对问题的跟踪检查,实行下次内审通报制度,使整改措施落到实处,质量控制形成"闭环"。

张晓友院长认为,医院的管理只是措施,其真正的目的是"让医院适应患者,不让患者适应医院",为社会提供让百姓满意,让群众受益的高品质的医疗服务。油田总医院诞生于大庆油田,是油田职工和群众的医院,医院的"公益心"永远不会改变。在大庆精神和铁人精神的激励和感召下,医院一直以"以患者为主导,以创新为动力",将解决群众"看病难、看病贵"视为己任,不断降低收费,持续优化服务。广大医护人员始终秉承"以人为本""宁愿自己麻烦千遍,不让患者一事为难"的服务理念,无怨无悔地超负荷工作,为广大患者默默地奉献着。

大庆油田总医院以不懈的努力和真诚的服务赢得了患者的普遍认可。近3年医院年门诊量每年都递增15%左右,2007年高居黑龙江省第一,达到180.6万人次,日均门诊量6 000人次,高峰时到达8 280人次;开放床位使用率一直保持在95%以上;平均住院日连年递减,到2007年降到8.4天,在全国大型综合性三级甲等医院中基本为最低。①

(二)案例分析

卫生部前部长陈敏章曾指出"卫生改革的立足点要始终贯穿方便患者、贴近患者这个问题,给患者以高质量的服务。"这就一针见血地指出了以同情、关爱为核心的护理美服务活动,是医院改革的重点与关键。医院只要能抓住护理美优质服务这一关键性的一环,就能收到较好的社会效益和医院经济效益,这就充分显示了护理美的实用价值。

每个医学社会组织,都必须竭诚为医学公众服务,这是医学社会组织的存在价值。护患关系是医学外部公共关系中最重要、最关键的人际关系。创建和开展护理美服务活动的目标,就是造就一种良好、和谐的护理人际美氛围,有利于患者的身心康复。对待与处理护患关系的原则是"患者永远是正确的",正如该医院所倡议的"让医院适应患者,不让患者适应医院","以患者为主导,以创新为动力""宁愿自己麻烦千遍,不让患者一事为难"的服务理念。护理人际美直接关系到医院的声誉,影响着医院的形象,与医院的生存和发展息息相关。该医院正是通过正确、有效的细节护理美服务活动,获得广大医学公众的信任与好评,树立了医院的良好形象,充分体现出护理美的社会价值。

案例四　心的希望——护理语言美

(一)案例

2009年7月12日,由ICU转入心外科的一名1岁3个月患有心脏特大型房间隔缺损、动

① 管理制胜——大庆油田总医院创新管理改善服务纪实. 大庆油田总医院网. 2008-10-10.

脉导管未闭合并重症肺炎并发 MSOF 的患儿。经特级护理，逐渐调整心功能后，对其进行了 ASD 心内修补术 + PDA 结扎术，手术相当成功。术后，在全体医护人员的精心治疗和护理下，该患儿持续机械通气多天后成功拔除气管插管，于近日康复出院。

回想起和这个小患儿在一起的日日夜夜，辛酸与悲伤交集着，牵挂与焦虑缠绕着。多少次呼喊着她的名字在梦中惊醒，“小嫚”这个原本平凡的名字，现在却无时无刻不在牵挂着全科室人员的心。在这些天里，你会经常听到这样的话“小嫚，好孩子，吃饭了”“小嫚，好样的”“加油小嫚，你可真勇敢”“小嫚真乖”，在心外科住院的 35 天里有 30 天她是跟护士阿姨在监护室里度过的，每当在做治疗和护理时又会听到这样一段话“小嫚，阿姨给你擦擦小脸，变漂亮了好见妈妈”“小嫚，现在阿姨要给你吸吸痰了，有点不舒服稍微忍一下，一下就好，听话啊”，也许她躺在那里根本听不懂我们在说些什么，但是我们一定要通过努力让她感觉到除了爸爸妈妈以外还有很多人喜欢她、关心她，她不会孤独的，我们始终和她在一起跟病魔作斗争。和小嫚在一起时间久了，全科的医护人员自然就把她当成了“家里”的一分子。大家无论是下夜班还是休息后，来到科里的第一件事，就是首先问问“小嫚今天怎么样啦”，赶紧过来看看这个小家伙。30 多天来，这句话时常挂在我们每个人的嘴边，已经成为我们的口头禅。在小嫚病情反反复复的时候，我们每个人的心情也随之起起伏伏、战战兢兢，生怕这个幼小的生命再遇到一点点的伤害，全科人员每天都在祈祷她能够早日康复。

记得小嫚在刚入监护室时，精神反应很差，面色灰黄，口唇发绀，双肺痰鸣音和血性痰，消化道出血，肝功严重受损，心前区隆起，四肢肿胀，PO_2 一度低于 50 mmHg。医生紧急处理，心电监护，持续呼吸机辅助通气，桡动脉测压，强心利尿剂静脉注入，扩血管药持续静脉泵入。经调整 18 天后，小嫚经口气管插管成功手术。术后生命体征平稳，各项生化指标正常。由于带管时间长且术前曾患有重症肺炎，小嫚的气管分泌物特别多，并为黏稠状。除了先天性心脏病术后护理之外，呼吸道护理成为小嫚日后能否康复的关键，雾化、拍背、吸痰，每小时更换一次体位，吸痰时严格执行无菌操作，定时进行空气消毒……每名医护人员心里都十分清楚，把好每一个小细节将是决定小嫚性命的绝顶大事。各项指标都表明小嫚的身体在一天天好转，痰液的性质也由当初的血性变成黏白，术后第 8 天成功拔管脱机。刚刚脱掉机器的小家伙还有些不适应，“第 1 天精神饮食差，SPO_2 85% ~93%，心率 150 ~170 次/min。第 2 天精神饮食一般，第 3 天精神饮食好，SPO_2 95% ~99%”，我们在特护记录单上详细记录着这个由我们自己所创造的奇迹的点点滴滴。

眼看着小嫚的身体在逐渐的康复，一直为她担心焦急的父母脸上也露出了久违的笑容。但随之而来的是巨额的医疗费用，又为这个原本就不富裕的家庭蒙上了一层阴影。医院有关领导在了解了有关情况后主动为其减免了一部分医疗费用，并买来了可爱的毛绒玩具和漂亮裙子，科里的医护人员还从自己家里拿来了崭新的书包和小人书。看到眼前发生的一切，小嫚的父母早已是热泪盈眶，“想不到我们会遇到这么多的好人啊，你们就是她的再生父母，她长大记事后我会让她记你们一辈子的”。

8 月 16 日，历经 35 天浴血奋战并饱受病痛折磨的小嫚终于带着众人的祝福出院了，相送的所有医护人员脸上都挂着泪水，难舍的是这么多天以来的患难与共，情牵的是小嫚的漫漫人生路，在此，我们只能用最衷心的祝福希望她健康快乐的成长。[①]

（二）案例分析

本案例中面对着只有1岁3个月大的小嫚，山东齐鲁大学儿童医院心外科的医护人员把她当作家人一样牵挂在心上，像珍爱自己的女儿一样爱护着柔弱的小嫚，“小嫚，好孩子，吃饭了”“小嫚，好样的”“加油小嫚，你可真勇敢”“小嫚真乖”虽然小嫚还很小，或许她不知道护士阿姨们的良苦用心，但她一定会感受到一种爱的力量。“在心外科住院的35天里，有30天她是跟护士阿姨在监护室里度过的，每当在做治疗和护理时又会听到这样一段话“小嫚，阿姨给你擦擦小脸，变漂亮了好见妈妈”“小嫚，现在阿姨要给你吸吸痰了，有点不舒服稍微忍一下，一下就好，听话啊”正如案例中所说的，也许小嫚根本听不懂护士阿姨在说些什么，但是她一定会感觉到除了爸爸妈妈以外还有很多人喜欢她、关心她，她不会孤独的，因为有很多人在帮助她一起跟病魔作斗争。小嫚是不幸的，小小年纪就要承受如此大的病痛折磨，小嫚又是幸运的，有一群如天使般温柔、善良的护士阿姨呵护着她，关爱着她，让她在爱的氛围中治疗身体上的病痛。

古希腊著名医生希波克拉底曾说过“医生有两样东西能治疗疾病，一是药物，二是语言。”护士也是一样，护理工作的对象也是有思想有情感的人。特别是现代整体护理模式，要求护士运用心理学、社会学等多学科知识对患者实施全方位护理，其中语言的作用非常重要。诚恳、体贴、文雅、谦虚、幽默、善良的语言能刺激人的听觉器官，使人舒服愉快，给人以美的感受，缩短护患之间的距离，对患者来说犹如一剂良药。而粗鲁、冷淡、生硬、刻薄的语言使人感到沮丧、气恼，会疏远护患之间的距离，是护患关系中产生矛盾、冲突的重要原因，甚至会成为疾病发作和加重病情的因素。本案例中的护士具有良好的语言修养，促进了护患之间的沟通，密切了护患关系。

案例五　遭遇“红包”——护理情操美

（一）案例

今晚来了5个患者，其中有2个下了病危通知书。我跑了一晚上，连水都没时间倒一杯，更别说是喝上一口了。这两天天气特别热，咽喉早就冒火了。看看墙上的大钟，已经是凌晨1:00时了，住ICU的那个因为和丈夫吵架，偷偷从大沥跑回小塘乡下服灭蚊液自杀的大娘，病情基本上已经稳定下来；那个肺癌晚期，性情变得特别古怪，来的时候坐在轮椅上，由一大帮家人前呼后拥着，转了几圈病房，才勉强选了一个没人住的房间住下来的老婆婆，也已经在止痛针的作用下，暂时安静地睡着了。走了一圈病房，看着患者大部分都很安静，回到办公室，长长地舒了一口气，刚想倒一杯水慰劳慰劳自己，不想，办公室的窗口突然伸进来一副面露难色的面孔“姑娘，23床的患者说她想拉大便，那、那该怎么办呢？”“哦，你把厕所里的便盆给她就行了，千万不能让她下床。”“这样……这样……”看他三十来岁，一副难为情的样子，我马上明白是怎么一回事，“哦，你

① 郑延玲. 心的希望. 山东大学齐鲁儿童医院网. 2007-09-01.

是她儿子，不方便，是吧？那我来帮你好了。”家属马上像遇到了救星一样欣喜。

我像往常一样快步来到23床大娘的床前，把便盆帮大娘放好，把注意事项给大娘交代清楚，又回到办公室写我的病情记录。不一会儿，大娘的儿子闪了进来，一边往我的病历底下塞东西一边说：“小姐，谢谢您，您拿去吃夜宵吧。”接着，还没等我反应过来，人就已经一转身走了。我赶紧拿出来一看，原来是两张一百元的大钞。我知道，大娘一家是真心感激我们的，这从今天晚上他们多次赞许我们的工作，对我们救死扶伤精神的肯定可以知道。的确，对于大娘，我承认，我们的抢救工作是无可挑剔的：洗胃、擦浴、洗头、换衣服，设法找到中毒物的“残余”，根据说明找出拮抗剂、解毒药，守在床前，直到大娘病情稳定下来。我想，如果我是患者或家属，我也会感动，我也会做出一点表示，就像当初我妈妈做手术一样。我很能理解家属的这种想法。可是，作为医务人员，自己却由始至终都不能说服自己收下患者的这种“表示”。我总觉得，医院给我报酬，我付出劳动；而患者交了钱，到医院来看病，医务人员给予治疗和护理，这是天经地义的事情。患者额外给我们红包，是不正常的。再者，即使是我付出了超工作以外的热诚，是否就有理由收取患者感激的红包呢？不！虽然患者是本着感谢而掏的钱，而且掏得心甘情愿，有时候你不拿他反而不高兴，可是，当我拿着钱的时候，却分明感到了它对我的污辱，让我觉得自己今天晚上的所有工作，甚至对患者的每一个笑容，每一句问候，每一项治疗，都只为了讨好他，得到他的“小费”。这钱，不仅污辱了我的人格，而且污辱了我的劳动，让我自己也看不起自己，让我觉得自己再不能在患者面前抬起头来。“哟！为什么发呆？”来接班的小余打断了我的沉思。“哦，你来啦？请你稍等我一会儿。”说着，我捏紧那两张钞票，毫不犹豫地走到23号病床前，把钱郑重地放在大娘的儿子手中，说：“这钱我不能收，我们对每一个患者都一样，你不必觉得不好意思。”“姑娘，我老太婆太麻烦你们了，这点钱你就收下吧。”大娘有气无力地说。我连忙紧握大娘那只冰凉的、粗糙的大手，说：“大娘，您别想那么多，安心养病，这是我的工作，您没有麻烦我，您快点好起来就是对我最大的帮助，您拉完了就按呼叫铃叫我，我再来帮您。”大娘含着泪点了点头。我转身出了病房。交好了班，我让小余先去查房，自己到23床看一看大娘，因为她拉大便已经拉了有半个小时了，我怕她拉不出来，太用力会引起虚脱；也怕她是不是因为我不肯收她的钱而不好意思叫我帮忙。来到大娘床前，只见大娘还是那个姿势。“大娘，您拉完了没有？”“我好像想拉又拉不出来。”“哦，这样，我给您一个开塞露吧，拉大便能够帮助您排出毒素。”说着，我回治疗室拿了一个开塞露，准备给大娘用时却发现大娘已经拉了一大堆大便。“大娘，其实您已经拉了很多，可以不用开塞露，现在您拉完了吗？”“拉完了。”“那我帮您把便盆拿出来吧。”这时，一直在阳台上“回避”的大娘的儿子赶紧走过来，要接过我手中的便盆。我很巧妙地避开了，嘴上说：“不，让我来吧。”心里在暗暗称赞这是一个很有孝心的儿子，可以为娘清理大便。处理完了，走出厕所，大娘的儿子却不知什么时候站在门口。“姑娘，你叫什么名字，让我把你的名字写到意见表上。”他一边说，一边又把钱往我口袋里塞。“别，这是我的分内事，你不用挂在心上，我每天都这样干，你的好意我心领就是了，快回去看好你妈妈。”我一边躲，一边说。说完了，也不管大娘的儿子还站在那里发呆，转身走出了病房。在走出病房的那一刻，我分明觉得所有的疲劳都消失得无影无踪，内心充满着骄傲与自豪。[①]

---

① 黄小淳．遭遇红包．当代护士，2001，(12)．

（二）案例分析

本案例通过事件中主人公的一次夜班，仅仅是这一次夜班，这普通、平凡而又经常进行的工作，就足以充分展示那感人泪下的“白衣天使”的心灵美、行为美。在市场经济的大潮中，患者给医务人员送红包，这早已经是司空见惯的事。然而，在红包面前，存在着两种截然不同的态度：一是像本案例作者所说的“我总觉得，医院给我报酬，我付出劳动；而患者交了钱，到医院来看病，医务人员给予治疗和护理，这是天经地义的事情。患者额外给我们红包，是不正常的。再者，即使是我付出了超工作以外的热诚，是否就有理由收取患者感激的红包呢？不！虽然患者是本着感谢而掏的钱，而且掏得心甘情愿，有时候你不拿他反而不高兴，可是，当我拿着钱的时候，却分明感到了它对我的污辱，让我觉得自己今天晚上的所有工作，甚至对患者的每一个笑容，每一句问候，每一项治疗，都只为了讨好他，得到他的‘小费’。这钱，不仅污辱了我的人格，也污辱了我的劳动，让我自己也看不起自己，让我觉得自己再不能在患者面前抬起头来。”而一种是认为患者给医务人员送红包是一种“感情投资”，主动与医务人员加强联系与“沟通”，以求得医务人员的重视“别人都送了，我不送，定会遭到医务人员的冷遇，会吃亏的”。当然也有的是出于感激之情，不管它是什么原因，不收白不收。”可以说对待红包的两种态度，是检验医务人员职业道德以至品格素质优劣的重要标准。前一种态度道出了护理心灵美的全部实质内涵，是高尚护理职业道德的行为规范和准则。

马克思曾经说过：一种美好心情，比十服良药更能解除生理上的疲惫和痛楚。一个护理职业道德高尚的护士，她的心灵是美的，充分表现在护理情感美、情操美、宽容美与诚实美上，集中体现在对服务对象的深切同情、关爱和高度的责任感上，以善良、美好、亲切的语言和行为去温暖、鼓励与关切，给服务对象以信心和力量，能使患者及其家属产生信任感和安全感，促使患者减少不必要的心理负担，使之处于一个接受医疗护理维护健康的最佳心理状态，增加抗病能力，促进康复。本案例充分说明了这个道理。

案例六　为患者带去福音的天使——临终护理美

（一）案例

在市人民医院宁养院，有这样一群白衣天使。他（她）们奔波在鹏城的大街小巷，为晚期癌症患者送上充满爱心的服务，舒缓患者身体的痛苦。他（她）们陪伴着患者走到生命的尽头，并从一程程送行中，感受着生命的脆弱与坚强。

这是一个宁静的小院落，花木扶疏的小径通往被晚期癌症患者们亲切地称为“生命尽头宁静的港湾”的深圳市人民医院宁养院。这是一个特殊的世界，一个临终关怀的世界，一个萦绕着人间真情的世界。

翻开宁养院的服务登记表，记者看到在短短10个月的时间里，宁养院已为鹏城近200位患者提供了周到的服务，在医务人员的陪伴和服务下，100名癌症患者在宁静中有尊严地走完了他们的人生道路。

上门提供家居式服务的护士有小卢和阿韦。小卢原来一直在市人民医院妇产科做护士，每天接触的都是新生婴儿，一个个健康的生命就如同初生的朝阳，让小卢的工作中充满着喜悦和阳光。阿韦尽管一直在肿瘤科工作，但以前毕竟有许多患者经过治疗，健康地走出医院的大门。

刚到宁养院，她俩都非常不习惯这份角色的变换，每天接触的都是晚期癌症患者，在他们面前的是一条条“不归路”。明明知道患者生命中所剩的时间不多了，可还得强颜欢笑，用最美好的语言鼓励他们，让他们树立起活下去的信心。患者的生活条件都很差，每次上门服务，都得忍受各种气味。她俩常常觉得心情压抑，每当听到自己服务过的患者去世，就会难过得吃不下饭。

然而，在体会生命脆弱的同时，那些坚强面对死神，将恐惧、哭泣抛至脑后的患者让她们对生命的价值有了更深的理解。如今，她俩对自己的职业有了一份新的认识和理解：能够为一个个身心被病魔折磨的人送上一片止痛药，给予一丝温暖和关爱，让他们肉体的痛苦减轻，心灵同时也得到滋润，这是何等尊贵的工作啊！

陪伴着一个又一个晚期癌症患者一道经历生命最后阶段后，宁养院的医生护士们面对的仍是生活中一个又一个平常的日子，但她（他）们似乎更加珍惜生命，热爱生活。[①]

（二）案例分析

要分析这一案例首先得把临终护理和临终护理美的概念认识清楚。临终护理是临床整体护理中的一种特殊护理，是针对无治疗意义，估计只能存活6个月以内（除昏迷、无法交谈者以及活不到24 h者）的垂危患者进行的一种特殊护理。通常也可称为终末护理或安息护理。

日本学者池见酉次郎在《终末护理的概念》中指出“临终护理的目的是以整个人为对象，生理上解除肉体上的痛苦，心理上缓和死亡的恐惧与不安，社会上使其具有社会成员的感觉，协助其完成社会义务，社会伦理方面则使其提高尚存的生命质量，保持人的尊严。”同时，他还提出了下列八条临终患者护理原则。

（1）不必过多地考虑价值观，对患者微小的愿望亦加以重视。

（2）临终患者大多数（84%）所希望的是解除痛苦，应尽量使之获得满足。

（3）不要回避患者的目光，应做出有求必应的姿态。

（4）语言交流与非语言交流并用（实际上65%为非语言交流）。

（5）注意患者平素饮食的习惯与嗜好。

（6）通过生活方式的改善，指导患者做自我护理，可在这种生活方式中平稳地完成临终护理。

（7）直到最后，要使患者一直抱有可能恢复的希望。

（8）临终护理良好的重点是理解患者，倾听患者的叙述。

临终护理美具体体现在通过医护人员，特别是护理人员的同情、关爱、诚挚的人道主义精神和护理职业的崇高和尊严，为处于临终阶段的服务对象，从生理上减轻或解除躯体上的痛苦，尽可能提高患者在有限时间内的生命质量；从心理上缓和或消除焦虑、恐惧等消极情绪，能安详、慰藉、从容地面对临终阶段这一现实；从社会适应上解除家属精神上的抑郁和痛苦，实现患者与其家属及亲友之间的和谐互动氛围，促进和提高患者重新认识生命的价值，理解自己生

① 深圳晚报. 2002－01－05.

命弥留之际生存的意义,能高质量地、安详地、自重而尊严地度过生命的最后时光。

临终护理美的实践主要体现在两个方面,即护理人员和患者,而主体方面在护理人员一方。

首先,护理人员除了运用常规护理美技巧外,心理上必然承受较大的压力,因为护士面对的服务对象——患者及其家属都知道患者是将要告别人世的人,还必须用微笑、关爱护理为服务对象带来温馨、安慰和力量,护理的直接目的不是为了服务对象更好地生存,而是为了更好地离去。这对护理人员的生理、心理和社会适应能力上都是一个严峻的考验,同时,也是对护理人员的心理素质,特别是品格结构的一次严格检验。本案例中的小卢和阿韦都成功地接受了这种考验和检验,这种考验和检验不是任何一个护士都能接受得了的,因为她们本身就必须具备护理心灵美这一基本条件与特征。其次,护理人员在临终护理美的实践过程中,还应做到如下几点。

(1) 认识处于临终阶段的患者是无治疗意义即医生治疗无望的患者,因此,护士是患者的主要依靠者和责任者。

(2) 及时了解和掌握患者的病情、病程和患者及其家属的心态变化。对临终患者所处的心理状态的理解是做好护理美的关键。

(3) 学会与这类患者"聊天"及其交往技巧。

(4) 表情热情、温柔、关爱;眼神同情、亲密、凝注;语言真挚、亲切、柔和;语音浑厚、轻细;动作轻巧、稳健、敏捷。

案例七　总医院病房文化开满墙——护理环境美

(一) 案例

"牢固树立以'患者为中心,质量为核心'的服务理念,牢固树立以'科技求发展'的新观念,瞄准心内科技术领域前沿,不断创新进取。"这是日前记者在大庆油田总医院,住院处四病区文化墙上看到的一句话。

在为病友营造温馨、舒适的就医环境的同时,总院积极开展病房文化,通过自发创办病区文化墙的方式,营造医患之间的和谐氛围。经过几番努力,如今这已经成了医院里一道亮丽的风景线,只要有人路过,一定会停下脚步,驻留在这文化墙面前仔细品味。

一个板块有一个故事,在三病区的文化板上,贴满了医护人员的照片,每一张照片有一段回忆,上面有最美丽的笑容和最骄傲的成绩。

走进四病区,一个名为"生命守护"——用彩色卡纸剪成的帆船状作品,在"医护园地"一栏中,显得格外醒目。

病区护士长夏丽娜介绍说:"这个船上的帆船是由两颗爱心组成,它分别代表着两颗果实,同时也代表了我们医院对病友的爱心、耐心和关心,承载着祝福,乘风破浪,扬帆远航,我们把自己和病友在生活中的照片放在上面,记录了我们与病友在工作外的点点滴滴,期望笑容能感染每一位病友,让他们在这里能感受家的温馨。"

"病友之家"一听就是为病友准备的,"我行我秀"一栏中,病友可以充分展示自己的才华,病友们巧手完成的书法、剪纸、国画……每一笔、每一画都饱含着他们的真诚。

一位病友在知道医院设了文化墙后兴奋不已，特地让家人把自己的书法作品从家拿到医院，并对护士说："你看大爷没生病前的书法练得也不错吧？可现在就是有这个心，手也不好使了！能不能把这些作品留在医院，给来的病友们看看，告诉大家爱惜生命，珍惜好现在的每一天。"

一位大妈在病床上完成了一幅名为"晚年"的剪纸作品，并寄予深深的祝愿，希望所有的老年人都有一个健康幸福的晚年。

除此之外，文化墙上医护人员还为病友准备了"百问百答"和"健康教育"，由病友提问，医护人员进行解答，使更多的病友通过这个小小的板块了解更多疾病知识。

留言栏是病友用来提意见和建议的板块，可走近一看却写满了病友对医护人员的感激与赞美。夏丽娜介绍说："这个版面经常变动，好多病友会偷偷把自己的留言给挪到最前面，像孩子一样。"

没有华丽的装饰，没有精美词藻的渲染，可也就是这样的平实与真切，构架起病友与医护间的款款真情。每一次交流，仿佛一个脚印，深深印在每一位病友和医护人的心里。一种文化，一段回忆，饱含着总医院待患如亲的理念和不能用言语代替的真诚。①

（二）案例分析

环境美对患者的心理有直接影响，良好的环境使人身心舒适、愉快，适当调节环境可提高患者抗病能力，促进疾病转归，因此环境美是促进患者康复不可忽视的必要条件。随着社会进步和人们生活水平的提高，人们对医疗服务的需求也相应提高。在医院全力打造的人性化的和谐环境中，让人感受到宾至如归的温馨与温暖。

本案例的中心内容是通过自发创办病区文化墙的方式，营造医患之间的和谐氛围，衬托出医院开展护理物质环境和心理环境美及人际美活动的意义与价值。这不仅体现出医院"以患者为中心"的理念，而且"文化墙"恰恰迎合与满足了广大医学公众的心理需要。人人都渴望自我价值的实现，患者也不例外。医院主动运用"文化墙"这一信息载体，满足了患者的心理需求，同时也把关爱情感洒在医学公众的心坎上，正如文中所说"一种文化，一段回忆，饱含着总医院待患如亲的理念和不能用言语代替的真诚。"这既温暖了服务对象，也提高了医院自身的知名度与美誉度，有利于塑造在医学公众心目中的良好形象。

思 考 题

1. 怎样理解护理美案例在现实护理事业发展中的意义和价值？
2. 设计或摘录一份医学护理美案例并进行剖析。
3. 剖析下列两则护理美案例。

案 例 一

相"医"为命——护理家庭美

我和妻子共同生活了 17 个春秋，虽然难免有磕磕碰碰，感情却日渐加深，生活也越来

---

① 总医院病房文化开满墙．大庆油田总医院网．2008-06-04.

越好。我们有个共同的想法:除了相依为命,还要相“医”为命,因为关心对方的健康既是自己的责任,也是幸福的基础。

刚结婚时,妻子在一家针织厂上夜班,天长日久,落下个神经衰弱的毛病,天天靠吃安眠药才能入睡。为了让她戒掉药瘾,我费尽心机,听说有一种保健茶能促进睡眠,趁着出差的机会,我背回了一大包保健茶。经过几个疗程的饮用,效果还不错。后来,妻子下了岗,干起了推销工作,一天下来常累得腰酸背疼,加上坐月子落下的后遗症,腰疼得难以忍受。按摩自然就成了我急需掌握的一门医术。可按摩是有章法的,为了这“章法”,我特地买了两本按摩书,照着书本勤学苦练,功力日渐长进,妻子每天回来被我“捶”了一顿后,总是情不自禁地说:“真舒服,这是我一天中最好的享受。”由于平房住了几十年,风湿性关节炎成了我的老病根。在许多医治方法都无效的情况下,妻子千辛万苦为我请了一位针灸师,经过两三个疗程的治疗,炎症明显好转,为了巩固“战果”,妻子每天不辞辛劳,手把手地教我跳保健操,让我的身子骨越来越舒服,腿脚也越来越利索。她为我医,我为她医,我们相互调节情绪,分担忧乐,生活就这样变得有滋有味起来。①

讨论:

(1) 本案例的描述哪些地方突出了护理家庭美?
(2) 本案例的情节给护理美活动提出了什么启示?
(3) 你是如何理解护理家庭美的?

案 例 二

上海出现“聊天护士”——护理人际美

不久前,上海宝山社区卫生服务中心设立了一个“聊天室”,20多位具有爱心、同情心、有较强人际沟通能力的中青年护士成为“聊天护士”,她们在每天完成日常护理工作之余,专门陪伴有心理需求的患者聊天说话。

72岁的患者齐爱兰说:“‘聊天护士’比安眠药还要灵光!以前每天晚上我都要吃两颗安眠药才能睡着,现在有人陪我聊天,心情开朗多了,睡觉也踏实了。”原来,齐妈妈她“什么都不缺,就是小辈忙,没人说话。”齐妈妈最爱拉着护士回忆她年轻时的美好时光,身患重病的她虽然病情无法减轻,但“聊天护士”给了她许多温暖和慰藉。

“聊天护士”甚至还能用形体语言“聊天”,“聊天护士”於玉芳说“对于一些说不出话的老年患者来说,拍拍他的肩膀他会非常高兴。你请他吃点东西,他会用眼神表达他的感激。”

“聊天护士”正在做的不是锦上添花,而是雪中送炭。因为,在护理专业中一直有门课叫做“心理护理”,但在生活中,护士在打针送药之外,能够经常和患者做沟通实施“心理

① 尹发跃.相“医”为命.楚天都市报.2002-01-08.

护理”的，实在是少之又少。宝山社区卫生服务中心总护士长徐筱莉告诉我们“聊天护士”对满足患者心理需求、消除患者不良心理有很好的效果，“聊天护士”就职后患者中出现忧郁症和自杀倾向的明显减少，如今，该院已经实施责任制，如果病区内的患者因为心理原因而出现自我伤害行为的，医院则要追究“聊天护士”的责任。[①]

讨论：

(1) 什么是护理人际美？
(2) 护理人际美的意义和体现是什么？
(3) 通过本案例如何理解护理人际美的发展前景？

（孙 畅　梁超兰　邹路琦）

① 朱晓芳. 上海出现“聊天护士”. 新闻晨报. 2004-09-24.

附录　护士条例

（中华人民共和国国务院令第 517 号）

第一章　总　　则

第一条　为了维护护士的合法权益，规范护理行为，促进护理事业发展，保障医疗安全和人体健康，制定本条例。

第二条　本条例所称护士，是指经执业注册取得护士执业证书，依照本条例规定从事护理活动，履行保护生命、减轻痛苦、增进健康职责的卫生技术人员。

第三条　护士人格尊严、人身安全不受侵犯。护士依法履行职责，受法律保护。

全社会应当尊重护士。

第四条　国务院有关部门、县级以上地方人民政府及其有关部门以及乡（镇）人民政府应当采取措施，改善护士的工作条件，保障护士待遇，加强护士队伍建设，促进护理事业健康发展。

国务院有关部门和县级以上地方人民政府应当采取措施，鼓励护士到农村、基层医疗卫生机构工作。

第五条　国务院卫生主管部门负责全国的护士监督管理工作。县级以上地方人民政府卫生主管部门负责本行政区域的护士监督管理工作。

第六条　国务院有关部门对在护理工作中做出杰出贡献的护士，应当授予全国卫生系统先进工作者荣誉称号或者颁发白求恩奖章，受到表彰、奖励的护士享受省部级劳动模范、先进工作者待遇；对长期从事护理工作的护士应当颁发荣誉证书。具体办法由国务院有关部门制定。

县级以上地方人民政府及其有关部门对本行政区域内作出突出贡献的护士，按照省、自治区、直辖市人民政府的有关规定给予表彰、奖励。

第二章　执业注册

第七条　护士执业，应当经执业注册取得护士执业证书。

申请护士执业注册，应当具备下列条件：

（一）具有完全民事行为能力；

（二）在中等职业学校、高等学校完成国务院教育主管部门和国务院卫生主管部门规定的普通全日制 3 年以上的护理、助产专业课程学习，包括在教学、综合医院完成 8 个月以上护理

临床实习,并取得相应学历证书;

（三）通过国务院卫生主管部门组织的护士执业资格考试;

（四）符合国务院卫生主管部门规定的健康标准。

护士执业注册申请,应当自通过护士执业资格考试之日起3年内提出;逾期提出申请的,除应当具备前款第(一)项、第(二)项和第(四)项规定条件外,还应当在符合国务院卫生主管部门规定条件的医疗卫生机构接受3个月临床护理培训并考核合格。

护士执业资格考试办法由国务院卫生主管部门会同国务院人事部门制定。

第八条　申请护士执业注册的,应当向拟执业地省、自治区、直辖市人民政府卫生主管部门提出申请。收到申请的卫生主管部门应当自收到申请之日起20个工作日内做出决定,对具备本条例规定条件的,准予注册,并发给护士执业证书;对不具备本条例规定条件的,不予注册,并书面说明理由。

护士执业注册有效期为5年。

第九条　护士在其执业注册有效期内变更执业地点的,应当向拟执业地省、自治区、直辖市人民政府卫生主管部门报告。收到报告的卫生主管部门应当自收到报告之日起7个工作日内为其办理变更手续。护士跨省、自治区、直辖市变更执业地点的,收到报告的卫生主管部门还应当向其原执业地省、自治区、直辖市人民政府卫生主管部门通报。

第十条　护士执业注册有效期届满需要继续执业的,应当在护士执业注册有效期届满前30日向执业地省、自治区、直辖市人民政府卫生主管部门申请延续注册。收到申请的卫生主管部门对具备本条例规定条件的,准予延续,延续执业注册有效期为5年;对不具备本条例规定条件的,不予延续,并书面说明理由。

护士有行政许可法规定的应当予以注销执业注册情形的,原注册部门应当依照行政许可法的规定注销其执业注册。

第十一条　县级以上地方人民政府卫生主管部门应当建立本行政区域的护士执业良好记录和不良记录,并将该记录记入护士执业信息系统。

护士执业良好记录包括护士受到的表彰、奖励以及完成政府指令性任务的情况等内容。护士执业不良记录包括护士因违反本条例以及其他卫生管理法律、法规、规章或者诊疗技术规范的规定受到行政处罚、处分的情况等内容。

第三章　权利和义务

第十二条　护士执业,有按照国家有关规定获取工资报酬、享受福利待遇、参加社会保险的权利。任何单位或者个人不得克扣护士工资,降低或者取消护士福利等待遇。

第十三条　护士执业,有获得与其所从事的护理工作相适应的卫生防护、医疗保健服务的权利。从事直接接触有毒有害物质、有感染传染病危险工作的护士,有依照有关法律、行政法规的规定接受职业健康监护的权利;患职业病的,有依照有关法律、行政法规的规定获得赔偿的权利。

第十四条　护士有按照国家有关规定获得与本人业务能力和学术水平相应的专业技术职务、职称的权利;有参加专业培训、从事学术研究和交流、参加行业协会和专业学术团体的权利。

第十五条　护士有获得疾病诊疗、护理相关信息的权利和其他与履行护理职责相关的权利,可以对医疗卫生机构和卫生主管部门的工作提出意见和建议。

第十六条　护士执业,应当遵守法律、法规、规章和诊疗技术规范的规定。

第十七条　护士在执业活动中,发现患者病情危急,应当立即通知医师;在紧急情况下为抢救垂危患者生命,应当先行实施必要的紧急救护。

护士发现医嘱违反法律、法规、规章或者诊疗技术规范规定的,应当及时向开具医嘱的医师提出;必要时,应当向该医师所在科室的负责人或者医疗卫生机构负责医疗服务管理的人员报告。

第十八条　护士应当尊重、关心、爱护患者,保护患者的隐私。

第十九条　护士有义务参与公共卫生和疾病预防控制工作。发生自然灾害、公共卫生事件等严重威胁公众生命健康的突发事件,护士应当服从县级以上人民政府卫生主管部门或者所在医疗卫生机构的安排,参加医疗救护。

第四章　医疗卫生机构的职责

第二十条　医疗卫生机构配备护士的数量不得低于国务院卫生主管部门规定的护士配备标准。

第二十一条　医疗卫生机构不得允许下列人员在本机构从事诊疗技术规范规定的护理活动:

(一)未取得护士执业证书的人员;

(二)未依照本条例第九条的规定办理执业地点变更手续的护士;

(三)护士执业注册有效期届满未延续执业注册的护士。

在教学、综合医院进行护理临床实习的人员应当在护士指导下开展有关工作。

第二十二条　医疗卫生机构应当为护士提供卫生防护用品,并采取有效的卫生防护措施和医疗保健措施。

第二十三条　医疗卫生机构应当执行国家有关工资、福利待遇等规定,按照国家有关规定为在本机构从事护理工作的护士足额缴纳社会保险费用,保障护士的合法权益。

对在艰苦边远地区工作,或者从事直接接触有毒有害物质、有感染传染病危险工作的护士,所在医疗卫生机构应当按照国家有关规定给予津贴。

第二十四条　医疗卫生机构应当制定、实施本机构护士在职培训计划,并保证护士接受培训。

护士培训应当注重新知识、新技术的应用;根据临床专科护理发展和专科护理岗位的需要,开展对护士的专科护理培训。

第二十五条　医疗卫生机构应当按照国务院卫生主管部门的规定,设置专门机构或者配备专(兼)职人员负责护理管理工作。

第二十六条　医疗卫生机构应当建立护士岗位责任制并进行监督检查。

护士因不履行职责或者违反职业道德受到投诉的,其所在医疗卫生机构应当进行调查。

经查证属实的，医疗卫生机构应当对护士做出处理，并将调查处理情况告知投诉人。

第五章 法律责任

第二十七条 卫生主管部门的工作人员未依照本条例规定履行职责，在护士监督管理工作中滥用职权、徇私舞弊，或者有其他失职、渎职行为的，依法给予处分；构成犯罪的，依法追究刑事责任。

第二十八条 医疗卫生机构有下列情形之一的，由县级以上地方人民政府卫生主管部门依据职责分工责令限期改正，给予警告；逾期不改正的，根据国务院卫生主管部门规定的护士配备标准和在医疗卫生机构合法执业的护士数量核减其诊疗科目，或者暂停其6个月以上1年以下执业活动；国家举办的医疗卫生机构有下列情形之一、情节严重的，还应当对负有责任的主管人员和其他直接责任人员依法给予处分：

（一）违反本条例规定，护士的配备数量低于国务院卫生主管部门规定的护士配备标准的；

（二）允许未取得护士执业证书的人员或者允许未依照本条例规定办理执业地点变更手续、延续执业注册有效期的护士在本机构从事诊疗技术规范规定的护理活动的。

第二十九条 医疗卫生机构有下列情形之一的，依照有关法律、行政法规的规定给予处罚；国家举办的医疗卫生机构有下列情形之一、情节严重的，还应当对负有责任的主管人员和其他直接责任人员依法给予处分：

（一）未执行国家有关工资、福利待遇等规定的；

（二）对在本机构从事护理工作的护士，未按照国家有关规定足额缴纳社会保险费用的；

（三）未为护士提供卫生防护用品，或者未采取有效的卫生防护措施、医疗保健措施的；

（四）对在艰苦边远地区工作，或者从事直接接触有毒有害物质、有感染传染病危险工作的护士，未按照国家有关规定给予津贴的。

第三十条 医疗卫生机构有下列情形之一的，由县级以上地方人民政府卫生主管部门依据职责分工责令限期改正，给予警告：

（一）未制定、实施本机构护士在职培训计划或者未保证护士接受培训的；

（二）未依照本条例规定履行护士管理职责的。

第三十一条 护士在执业活动中有下列情形之一的，由县级以上地方人民政府卫生主管部门依据职责分工责令改正，给予警告；情节严重的，暂停其6个月以上1年以下执业活动，直至由原发证部门吊销其护士执业证书：

（一）发现患者病情危急未立即通知医师的；

（二）发现医嘱违反法律、法规、规章或者诊疗技术规范的规定，未依照本条例第十七条的规定提出或者报告的；

（三）泄露患者隐私的；

（四）发生自然灾害、公共卫生事件等严重威胁公众生命健康的突发事件，不服从安排参加医疗救护的。

护士在执业活动中造成医疗事故的，依照医疗事故处理的有关规定承担法律责任。

第三十二条　护士被吊销执业证书的，自执业证书被吊销之日起 2 年内不得申请执业注册。

第三十三条　扰乱医疗秩序，阻碍护士依法开展执业活动，侮辱、威胁、殴打护士，或者有其他侵犯护士合法权益行为的，由公安机关依照治安管理处罚法的规定给予处罚；构成犯罪的，依法追究刑事责任。

第六章　附　　则

第三十四条　本条例施行前按照国家有关规定已经取得护士执业证书或者护理专业技术职称、从事护理活动的人员，经执业地省、自治区、直辖市人民政府卫生主管部门审核合格，换领护士执业证书。

本条例施行前，尚未达到护士配备标准的医疗卫生机构，应当按照国务院卫生主管部门规定的实施步骤，自本条例施行之日起 3 年内达到护士配备标准。

第三十五条　本条例自 2008 年 5 月 12 日起施行。

参考文献

[1] 杨辉,王斌全. 护理美学. 北京:人民卫生出版社,2006.
[2] 孙宏玉. 护理美学. 北京:北京大学医学出版社,2010.
[3] 吴先娥. 护理美学. 北京:高等教育出版社,2003.
[4] 林俊华,刘宇. 护理美学. 北京:中国中医药出版社,2005.
[5] 韩继明. 护理美学. 北京:清华大学出版社,2006.
[6] 姜小鹰. 护理美学. 北京:高等教育出版社,2010.
[7] 李晓文. 护理服务礼仪与沟通. 北京:人民军医出版社,2006.
[8] 任小红. 护理美学. 长沙:湖南科学技术出版社,2014.
[9] 郑弘. 现代护理美学. 杭州:浙江大学出版社,2010.
[10] 张新宇. 护理美学与礼仪. 北京:人民军医出版社,2007.
[11] 李春卉,张晓明. 护理美学与礼仪. 2 版. 西安:第四军医大学出版社,2012.